データで読み解く 発達障害

総編集●**平岩　幹男** Rabbit Developmental Research

専門編集●**岡　　　明** 東京大学
　　　　　神尾　陽子 国立精神・神経医療研究センター
　　　　　小枝　達也 国立成育医療研究センター
　　　　　金生由紀子 東京大学

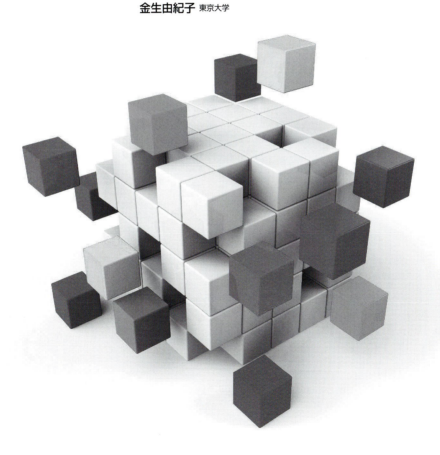

中山書店

序
発達障害―science と practice の間

　本書は子どもから成人までの幅広い年齢層の中で，主として子どもたちを対象として発達障害について，さまざまな側面からまとめることとなった．まずは本書の執筆にご助力いただいた多くの先生方に心から感謝の意を表したい．

　臨床的には発達障害では，自閉症スペクトラム障害（ASD）であれば言語発達の遅れを主訴として受診することがある．臨床は practice なので，診断をすることだけではなく，どのようにして主訴に対応するかを考え，それを実践することが使命でもある．しかしながら何ができるかが practical に知りたい受診者と，検査や診断に走りがちな医療者との間にはしばしば溝が存在する．たとえば身体障害を抱えていても義足の装用により歩けることができるようになれば，障害そのものは治らなくとも社会生活上の困難は大幅に軽減される．ASD においても，国際的には個別の適切な療育によって大きく発達面の改善を示す子どもたちが少なからず存在することが明らかになってきたが，わが国ではまだまだ診断や経過観察，質的担保の乏しい療育などにとどまっていることも多く，その意味では practical な対応が普遍的にできているとは言い難い．

　しかし一方では，個別に適切な療育を行うことはいわば経験則の中での積み上げであり，である以上すべての子どもたちに有効とは限らない．実際に筆者が3歳で単語レベルの発語の子どもたちにさまざまな療育的対応を試みても，約半数は通常学級への就学が可能になるが，十分な発達が得られない群も多い．その意味では practice のみの積み重ねでは明確に限界がある．

　最近では ASD の遺伝子検索やモデルマウスの作成，MRI での fiber tracking のデータの集積など，毎年数多くの報告がなされている．これらは経験則ではなく，evidence に基づいているが，その結果から何を practical に行うかが明らかになるまでの science としての寄与ができるまでには至っていない．今後は特定の遺伝子異常や fiber の走行に対して特定の療育方法が有効であることが証明される可能性もあるし，超早期診断による超早期介入の可能性もある．遺伝子治療も夢ではないかもしれない．

　臨床家は practice だけではなく science の進歩から practice のヒントを掴むことが可能な場合もあるし，研究者は science だけではなく practice に目を向けることによって science の広がりに繋げられる可能性がある．すなわち発達障害にかかわっていくうえでは，practice も science も意識しておく必要があるのではないだろうか．

　最後にわが国の子どもの発達障害診療においては「受診時」の対応にのみ力点が置かれ，将来像をも合わせて考えるという視点が乏しいと感じることがある．子どもたちにとって子どもの時代は長くても20年であり，その間に治療や療育を含めて十分な対応をしておかなかったとすれば，その後50年にわたってそれを抱えたまま生きていくことになる．その意味でも子どもたちへの発達障害臨床は緊張感を要求されている．

2016年4月

Rabbit Developmental Research

平岩　幹男

CONTENTS | データで読み解く 発達障害

発達障害を理解する

発達障害とは　　　　　　　　　岡　明 …… 2

自閉症スペクトラム障害（ASD）
診断をめぐって　　　　　　神尾陽子 …… 6
疫学　　　　　　　　　　　土屋賢治 …… 11
ゲノム研究と家族歴
　　　　　　　　　宍戸恵美子，尾崎紀夫 …… 14
自然経過・成人移行　　　　神尾陽子 …… 16
必要な検査　　　　　　　　柏井洋文 …… 20
治療と療育　　　　　　　　平岩幹男 …… 23

ADHD
診断をめぐって　　　　　　石井礼花 …… 26
疫学と家族歴　　　　石井礼花，桑原　斉 …… 32
遺伝子研究　　　　　石井礼花，桑原　斉 …… 34
自然経過・成人移行　　　　広瀬宏之 …… 36
必要な検査　　　　　　　　広瀬宏之 …… 39
治療と療育　　　　　　　　広瀬宏之 …… 41
コンサータとストラテラ　　広瀬宏之 …… 44

学習障害（LD）
診断をめぐって　　　　　　小枝達也 …… 46
疾患としての学習障害　　　小枝達也 …… 50
疫学と家族歴　　　　　　　若宮英司 …… 53
遺伝子研究　　　　　　　　若宮英司 …… 55
自然経過・成人移行　　　　若宮英司 …… 56
必要な検査　　　　　　　　小枝達也 …… 58
治療と療育　　　　　　　　小枝達也 …… 60

Tourette 障害
診断をめぐって　　　　　　金生由紀子 …… 64
疫学と家族歴　　　　　　　江里口陽介 …… 68
遺伝子研究　　　　　　　　江里口陽介 …… 70
自然経過・成人移行　　　　八木智子 …… 72
必要な検査　　　　　　　　松田なつみ …… 76
治療と療育　　　　　　　　松田なつみ …… 78

発達性協調運動障害（DCD）
診断をめぐって　　　　　　中井昭夫 …… 80
自然経過，他の神経発達障害との関連
　　　　　　　　　　　　　中井昭夫 …… 82
必要な検査　　　　　　　　中井昭夫 …… 85
治療と療育　　　　　　　　中井昭夫 …… 88

選択性緘黙
診断をめぐって　　　　　　八木智子 …… 90
疫学と病因，家族歴　　　　八木智子 …… 94
自然経過　　　　　　　　　八木智子 …… 96
評価と治療　　　　　　　　八木智子 …… 97

表出性言語遅滞
診断と考え方　　　　　　　木村育美 …… 102

主な検査
聴力検査　　　　　　　　　木村育美 …… 107
画像検査　　　　　　　　　木村育美 …… 110
染色体・遺伝子検査　　　　星野英紀 …… 112
脳波検査　　　　　　　　　星野英紀 …… 114
内分泌・代謝検査　　　　　星野英紀 …… 116
発達検査，知能検査　　　　瀬尾亜希子 …… 118
M-CHAT　　　　　　　　　神尾陽子 …… 122
PARS-TR　　　　　　　　　安達　潤 …… 126

二次障害への対応
不登校　　　　　　　　　　児島正樹 …… 128
ひきこもり　　　　　　　　児島正樹 …… 130
いじめ　　　　　　　　　　児島正樹 …… 132
うつ病　　　　　　　　　　児島正樹 …… 134
強迫性障害　　　　　　　　金生由紀子 …… 136
パニック障害　　　　　　　児島正樹 …… 139

診断の説明（告知）　　　　吉田友子 …… 141

社会的対応

発達障害者に対する行政的支援
　　──関連法・制度等　　　　日詰正文 …… 146

教育的対応
　障害児保育と加配　　　　平岩幹男 …… 156
　就学相談　　　　　　　　長谷川博之 …… 158
　就学時健康診断　　　　　長谷川博之 …… 160
　適正就学　　　　　　　　長谷川博之 …… 162
　就学猶予　　　　　　　　長谷川博之 …… 164
　特別支援教育　　　　　　長谷川博之 …… 166
　特別支援学級　　　　　　長谷川博之 …… 170
　特別支援学校　　　　　　長谷川博之 …… 172
　通級指導教室　　　　　　長谷川博之 …… 174
　月経指導　　　　　　　　長谷川博之 …… 176

治療と療育の原則

治療と療育の原則　　　　汐田まどか …… 178

かかりつけ医による発達障害診療
　　　　　　　　　　　　　秋山千枝子 …… 183

薬物療法と注意点
　ASD　　石飛　信, 小坂浩隆, 神尾陽子 …… 186
　ADHD　　　　　　　　　広瀬宏之 …… 191
　Tourette 障害　　　　　　梶　奈美子 …… 195

療育とは
　SST　　　　　　　　　　平岩幹男 …… 198
　PT　　　　　　　　　　　平岩幹男 …… 200
　LST　　　　　　　　　　平岩幹男 …… 202
　TEACCH　　　　　　　　平岩幹男 …… 204
　PECS　　　　　　　　　　平岩幹男 …… 206
　ABA とは　　　　　　　松田幸都枝 …… 208
　ABA の資格──BCBA と BCaBA
　　　　　　　　　　　　　松田幸都枝 …… 210
　ABA/VB（Verbal Behavior）　松田幸都枝 …… 212

　ABA のティーチング・ストラテジー
　　──DTT とロヴァスの研究に関して
　　　　　　　　　　　　　松田幸都枝 …… 215
　NET の種類と DTT との比較　松田幸都枝 …… 217
　ABA の教育的ストラテジー
　　──学校での利用と積極的行動支援
　　　　　　　　　　　　　松田幸都枝 …… 219
　認知行動療法（CBT）　　石川信一 …… 222
　療育と医療の探し方　　　平岩幹男 …… 224

ディスレクシアの療育的対応　関あゆみ …… 226

補充代替療法　　　　　　平岩幹男 …… 233

▶ Column
　☑ 自閉症療育　　　　　　　平岩幹男 …… 25
　☑ 多動さまざま　　　　　　広瀬宏之 …… 40
　☑ 治療がうまくいかないとき　広瀬宏之 …… 43
　☑ インフォーマル算数　　　小枝達也 …… 54
　☑ 大学生の学習障害と支援　　若宮英司 …… 57
　☑ 漢字のイラスト化　　　　小枝達也 …… 63
　☑ 発展途上のトゥレット研究　江里口陽介 …… 69
　☑ 子どもの時宜段階に即した助言を
　　　優先度を絞って伝える　木村育美 …… 106
　☑ 女性の ASD　　　　　　　神尾陽子 …… 125
　☑ 就学相談　　　　　　　　平岩幹男 …… 159
　☑ 就学時健診　　　　　　　平岩幹男 …… 161
　☑ 原級留置　　　　　　　　長谷川博之 …… 165
　☑ 特別支援教育　　　　　　平岩幹男 …… 169
　☑ 現時点では　　　　　　　平岩幹男 …… 190
　☑「気が散る」と「気がつく」　広瀬宏之 …… 194
　☑ CRISPR/Cas9　　　　　　平岩幹男 …… 197
　☑ 夏でも手が赤い　　　　　平岩幹男 …… 214
　☑ DTT とロバース法　　　　平岩幹男 …… 216
　☑ 感覚統合療法，漢方薬，鍼灸　平岩幹男 …… 235
　☑ 藁をもつかむ　　　　　　平岩幹男 …… 236

付表「乳幼児の定型発達の目安」　木村育美 …… 237
索引　　　　　　　　　　　　　　　　…… 240

執筆者一覧 (執筆順)

岡　　　明	東京大学大学院医学系研究科生殖・発達・加齢医学専攻小児医学講座
神尾　陽子	国立精神・神経医療研究センター精神保健研究所児童・思春期精神保健研究部
土屋　賢治	浜松医科大学子どものこころの発達研究センター
宍戸恵美子	名古屋大学大学院医学系研究科精神医学・親と子どもの心療学分野
尾崎　紀夫	名古屋大学大学院医学系研究科精神医学・親と子どもの心療学分野
柏井　洋文	東京大学大学院医学系研究科生殖・発達・加齢医学専攻小児医学講座
平岩　幹男	Rabbit Developmental Research
石井　礼花	東京大学大学院医学系研究科脳神経医学専攻総合脳医学講座こころの発達医学分野
桑原　　斉	東京大学バリアフリー支援室
広瀬　宏之	横須賀市療育相談センター
小枝　達也	国立成育医療研究センターこころの診療部
若宮　英司	藍野大学医療保健学部看護学科
金生由紀子	東京大学大学院医学系研究科脳神経医学専攻総合脳医学講座こころの発達医学分野
江里口陽介	東京大学大学院医学系研究科脳神経医学専攻総合脳医学講座こころの発達医学分野
八木　智子	東京大学大学院医学系研究科脳神経医学専攻総合脳医学講座こころの発達医学分野
松田なつみ	東京大学医学部附属病院こころの発達診療部
中井　昭夫	兵庫県立リハビリテーション中央病院子どもの睡眠と発達医療センター
木村　育美	心身障害児総合医療療育センター
星野　英紀	帝京大学医学部小児科
瀬尾亜希子	こども発達支援室 OZ
安達　　潤	北海道大学大学院教育学研究院
児島　正樹	東京大学大学院医学系研究科脳神経医学専攻総合脳医学講座こころの発達医学分野
吉田　友子	ペック研究所
日詰　正文	厚生労働省社会・援護局障害保健福祉部障害児・発達障害者支援室
長谷川博之	NPO 法人埼玉教育技術研究所
汐田まどか	鳥取県立総合療育センター
秋山千枝子	あきやま子どもクリニック
石飛　　信	国立精神・神経医療研究センター精神保健研究所児童・思春期精神保健研究部
小坂　浩隆	福井大学子どものこころの発達研究センター
梶　奈美子	東京大学大学院医学系研究科脳神経医学専攻総合脳医学講座こころの発達医学分野
松田幸都枝	チルドレン・センター
石川　信一	同志社大学心理学部
関　あゆみ	北海道大学大学院教育学研究院

発達障害を理解する

発達障害とは

岡 明

発達障害に含まれる疾患群

本書では，発達障害として，自閉症スペクトラム障害(ASD)，注意欠陥多動性障害(ADHD)，学習障害(LD)，Tourette症候群(障害)(TS)，発達性協調運動障害(DCD)，表出性言語発達遅滞を中心として，選択性緘黙を類似した状態として含めている．ちなみにわが国では2004(平成16)年に制定された発達障害者支援法の中で，ASD，ADHD，LD，TS，DCD，吃音症が，法律の対象となる障害とされている．

わが国での発達障害の概念は，DSM-5(2013年)の中での神経発達症群/神経発達障害群(neurodevelopmental disorders)としてまとめられている診断コード群にほぼ該当する(選択性緘黙は別の不安症群に分類されている)．DSM-5でのこの疾患群に関する定義からは，①発達期に発症する，②典型的には発達期早期から学童期に明らかとなる，③機能の障害を引き起こす(個人的，社会的，学業，職業等における)，④しばしば併存症を伴う，などがポイントであると考えられる．

大きな違いは知的障害の扱いで，DSM-5では神経発達症群の筆頭の項目として知的能力障害群(intellectual disabilities)が記載されている．しかし，わが国で発達障害とする場合には，法律的にも知的障害を含めないのが一般的となっている．

わが国では発達障害に知的障害が含まれていないその一つの理由として，ASDやADHDが次第に認知され，新たな障害として個別の対応の必要性が認識されてきたなかで，発達障害者支援法が作成され，そこで法律的に福祉等の対象となる発達障害が定義されたという事情も背景にある．たとえば知的障害者福祉法が1960(昭和35)年にすでに制定されていることからもわかるように，障害といえば知的，身体，そして視覚や聴覚などに分けられていた．

発達障害は周囲に障害として理解されにくく「見えにくい障害」として，最近になるまで医学的にも社会的にも認知されていなかったことから，改めて発達障害という概念で社会的にも医学的にも大きく見直しがなされ，今後，力を入れて対応する必要がある疾患群として意識されてきたというのが，わが国の動向ではないかと考えられる．

なお，英語の一般的な用語であるdevelopmental disabilitiesは，脳性麻痺や視覚障害，聴覚障害を含む広い概念で，生まれつきの障害の総称と考えてよい．

発達障害の定義とは

Rutterは，早期に発症する疾患を神経発達症群の概念でまとめることについて，8つのポイントをあげている[1,2]．以下に要約する．

① 神経組織の成熟に関わる心理学的な特徴における遅れ，あるいは偏りである(認知や運動機能の発達の障害)．
② 寛解と再発を特徴的としない恒常的な経過を示す．
③ 障害は年齢とともに軽減はするが成人期にも持続するもので，単に"normal variation"とはいえない．
④ どの疾患もある程度の特異的あるいは全般的な認知の障害を伴う．
⑤ 含まれる疾患群は重要な特徴をもつが，他の疾患とオーバーラップがある．
⑥ 程度は個々にさまざまだが遺伝的な素因がある．
⑦ しかし環境の影響もおそらく関与している．
⑧ 男子に多い．

この定義が現在のわれわれの発達障害の認識に最も合致するのではないかと思われる．

なお，遺伝子レベルの原因が明らかな場合や，

周産期要因などの原因が明らかな場合は，発達障害一般には通常は含まれない．ただし，DSM-5では，障害の病因に関連するような既知の医学的または遺伝学的疾患，あるいは環境要因に関連する疾患を併記するとしており，脆弱X症候群，結節性硬化症，Rett症候群などの遺伝性疾患，てんかんなど医学的疾患，低出生体重および胎児期のアルコール曝露などが例としてあげられている．実際の療育や治療では，同様のアプローチをとることから，その特性を発達障害の用語を用いて表現し対処していくことが実際的である．

成人期に持ち越される課題としての認識

発達の経過には個人差が大きく，成熟のパターンとして最初はゆっくりで後で追いつく場合もある．臨床現場では発達のマイルストーンに遅れる場合には，真の遅れなのか後で追いつくものかどうかが常に問題となる．

しかし，前述のRutterによる神経発達障害の定義の③にもあるように，軽症の特異的な言語障害を除くと，一般的に発達障害の特性や課題は成人期にも持ち越されると考えられている．たとえばADHDの場合でも注意機能などの脳機能の特性は成人期にも認められる．

この考え方は，予後を悲観する見方というよりも，これまでは見逃されてきた発達障害の成人に対しても支援を行うことで，より社会生活でトラブルが少なく生活できるようにするという前向きな見方でもある．小児よりもさらに成人での発達障害は「見えにくい障害」であり，実際の生活場面での困難をきたす場合がある．その際に，発達障害の特性にも配慮して，より積極的な対応につなげるべきである．

また，幼児期の発達障害の行動特徴は小児期に教育を受ける場で課題となり，最終的には成人期には社会的あるいは職場などで適応の困難さにつながる可能性があるが，ライフステージに沿った観点から早期からの支援を行うことで，成人期の生活上の困難さが軽減され，特性は残っていても障害には該当しなくなっている場合も多い．現在の発達障害医学・医療は，成人期での社会的な適応を目標として，ライフステージに沿った視点での支援が必要である．

「発達障害は増えているのではないか？」という社会の不安に対して

発達障害は，遺伝的素因プラス環境因子による修飾が病態に関与していると考えられており，現在の生活環境が影響して発達障害を増やしているのではないかという懸念は保護者に強い．さらには，一部の医療者の意見がその不安を必要以上に助長しているように思われる場合がある．診断基準の明確化と周知，介入や治療の有用性の認識による医療者と社会の関心の高まりもあり，診断に至る率が高まり，診断数が多くなってきていることは紛れもない事実である（詳細は各疾患の「疫学と家族歴」参照）．たとえば，ASDと診断される子どもの少なくとも一部は，以前は知的障害としての診断を受けていたとするカリフォルニアの疫学研究もある．

実際に，筆者が医師となった1980年代では，ASDの子どもたちはてんかんなどの併存症に対しては医療機関を受診していたが，発達障害自体に対する医療の介入は例外的であった．また，ADHDに対する薬物療法なども保険の対象外であり一般的ではなく，そもそもが医療の課題とは考えられていなかった．

このため，当時の小児科医等でASDやADHDのことを知っている医師は，その領域の専門家に限られていた．仮に「昔はこのような子どもはいなかったのでは？」という疑問を呈する医師がいたとしても無理もない状況であり，たとえば知的障害を伴うASDであるKannerタイプの自閉症であれば重度知的障害と診断され，福祉サービスなどを受けていた．その後，診断基準が明確化され，診断基準の中で用いられている用語を医療者が学習することによって，目の前の発達障害者の行動を少しずつ理解し説明することができるようになってきて，さらに発達障害の認識が医療者の中で広がってきたというのが実際であろう．

発達障害が現在の環境によるのではないかとい

う社会の不安は，エビデンスのない補充代替療法に依存する保護者が多いことにも反映されている．アメリカ児童思春期精神神経学会やアメリカ小児科学会のASDのガイドラインの中では，医療者に隠れてそうした健康へのリスクを伴う補充代替療法等に頼る保護者が実際には少なくないことを医療者は認識したうえで，補充代替療法について保護者が直接質問をする機会をつくり，正確な科学的情報を提供するべきことを，項目の一つとしてわざわざ記載している[3]．裏づけのない情報がメディアやインターネットなどで流れている現状の中で，医療が丁寧に保護者の疑問に答えて，有害な補充代替療法などに決して頼ることがないようにすることも重要な役割である．

発達障害医療のピットフォール ─診断と治療

発達障害の診断には，身体面も含めた総合的な評価が必要であり，医療が主体となって責任をもって行う必要がある．たとえばADHDについてアメリカ小児科学会では，示唆する症状がある場合には，プライマリケア医が保護者，教育関係者などから十分な情報を得るとともに，他の除外診断も行い，DSMに基づいて診断を行うべきだとしている[4]．その際には，他の発達障害や身体疾患の併存についても評価することを求めている．

その際に，英国のNICEガイドラインでも，たとえば行動評価スケールでの○×や，行動観察のみで診断をすべきでないことが，独立した項目としてわざわざ明記され強調されている[5]．多忙で心理職などの医療資源が限られている一般臨床の中で発達障害医療が行われてきているわが国の状況下で，診断と評価に十分な時間をかけて確実に行われることを保証していくことが，今後の非常に重要な課題である．評価が不十分なまま，漫然と薬物治療を行うことなどがないようにすることが必要である．

発達障害の診断分類の限界

発達障害に含まれる疾患相互のオーバーラップが大きく，個々の診断カテゴリーの独立性自体を疑う議論にもつながっている．報告によるばらつきが非常に大きいが，Rommelseらのこれまでの研究のレビューでは，ASDの児の30〜80％はADHDの基準に合致し，ADHDの児の20〜50％がASDの基準に合致するとの報告がある[6]．さらに病因についても，Petterssonらによるスウェーデンでの双生児研究では，最も大きな因子は疾患特異的な素因ではなく，神経発達障害全体に共通する因子の影響が大きく，やはり個別の診断カテゴリーの独立性に疑問を投げかける結果となっている[7]．そもそも精神疾患の特徴でもあろうが，診断の厳密なバイオマーカーを確立することが難しく，発達障害の各疾患相互の境界が不明瞭なのは致し方ないのかもしれない．

今の診断分類は，先人たちが苦労して研究し分類してきたもので，現時点でのものと割り切って利用することになる．臨床家としては，単に診断基準の項目に合致するかどうかというだけでなく，児の特徴をよく把握したうえで，介入に最も適した診断名を選んでいくという作業が必要である．たとえば，ASDとADHDの2つの基準に合致する児でも，そのどちらかが最も特徴を示しているものとして1つを選択すべき場合もあれば，2つの診断名を併記することが最も療育指導の際に適している場合もある．そこは臨床の場での洞察力が求められるポイントとなっている．

標準的な治療介入に向けて─行動療法的な視点での行動介入の重要性

発達障害の中で，ASDとADHDについてのエビデンスに基づいた海外の診療ガイドラインでは，行動療法がきわめて重要視されている．

たとえばASDのガイドラインでは，治療として適切なエビデンスに基づいた療育および行動療法的介入を提供すべきであるとしている．特に応用行動分析などの行動療法は，問題となる行動に対しても非常に有効であり，学習，適応行動，コミュニケーション，ソーシャルスキルなどにも有効性がある．問題行動を機能的に分析して，誘因を除去し望ましい行動へとつなげることによって，改善を図るというアプローチが強く推奨され

ている(詳細は本書「療育とは」⟨p.198〜225⟩参照).

またADHDについても,北米のガイドラインでは薬物療法と行動療法の両者が,英国のNICEガイドラインでは,重症例を除いて行動療法が第1選択となっている[2].こうした違いには文化的な差異なども影響すると思われるが,わが国では,薬物療法が普及しているのに比較して,標準的な行動療法的指導が十分でない点が懸念され,今後の大きな課題であると考えられる.

行動介入の視点は,どうして発達障害者がそのように行動するのかを,理解することから始まる.その行動は望ましくない行動だが,発達障害のために生じている行動であり,なぜそうした行動をとるのかを理解することによって,発達障害自体へのまなざしも変化し,家庭や教育での対応法も適切になってくる.上手に行動を否定することと,望ましい行動に誘導していくために上手にほめることが基本であり,単に行動を改善するだけでなく,情緒的な安定と心理的な二次障害の予防にもつながる.

● 文献
1) Rutter M, et al. Continuities and discontinuities in psychopathology between childhood and adult life. J Child Psychol Psychiatry 2006; 47: 276-95.
2) Thapar A, et al, editors. Rutter's Child and Adolescent Psychiatry. 6th edition. Oxford: Wiley-Blackwell; 2015.
3) Volkmar F, et al. Practice parameter for the assessment and treatment of children and adolescents with autism spectrum disorder. J Am Acad Child Adolesc Psychiatry 2014; 53: 237-57.
4) Subcommittee on Attention-Deficit/Hyperactivity Disorder; Steering Committee on Quality Improvement and Management. ADHD: clinical practice guideline for the diagnosis, evaluation, and treatment of attention-deficit/hyperactivity disorder in children and adolescents. Pediatrics 2011; 128: 1007-22.
5) National Institute for Health and Care Excellence. Attention deficit hyperactivity disorder: diagnosis and management. Published in 2008. NICE guidelines [CG72] https://www.nice.org.uk/guidance/cg72
6) Rommelse NN, et al. Shared heritability of attention-deficit/hyperactivity disorder and autism spectrum disorder. Eur Child Adolesc Psychiatry 2010; 19: 281-95.
7) Pettersson E, et al. Different neurodevelopmental symptoms have a common genetic etiology. J Child Psychol Psychiatry 2013; 54: 1356-65.

自閉症スペクトラム障害（ASD）
診断をめぐって

神尾陽子

自閉症の発見から発達障害と位置づけられるまで

　児童精神科医 Leo Kanner（1943）が，生まれたときから人や状況に普通の方法で関わりをもてず，同一性保持の強迫性欲求を有する児童症例を最初に報告して以来，Kolvin（1971）が自閉症と統合失調症の分離を実証的に示すまでは，統合失調症の早期発症の一亜型とみなされていた（DSM-I〈American Psychiatric Association, 1952〉，ICD-8〈WHO, 1967〉，DSM-II〈1968〉）．さらに1950年代から1960年代にかけて米国の精神医学界で優勢だった精神分析学派が提唱する母原説（冷蔵庫のように冷たい母親の養育が原因とされる）のもとで心理療法が中心であった．

　しかしながら，自閉症が独立した一臨床単位として認知されてからは，英国を中心に疫学研究，双生児・家族研究，認知研究などが進み，心因説は否定され遺伝的要因が想定される神経生物学的病態として，DSM-III（1980）では，自閉症は精神病カテゴリーからはずれて，広汎性発達障害（pervasive developmental disorders：PDD）という新しく誕生したカテゴリーに位置づけられた．その際，中核症状は Kanner のそれを引き継ぎ，三領域（対人交流の障害，話し言葉の特異性，反復的儀式的行動）に集約された．PDD は，Kanner タイプの幼児期自閉症のほかに，小児期発症 PDD，非定型 PDD の亜型を含むものとされた．

自閉症概念の独自性の確立に向けて

　PDD という概念構造は，DSM-III から DSM-IV-TR，ICD-9 から ICD-10 まで複数回の改訂を経て引き継がれた一方で，高機能群に拡張しつつ，PDD 診断の増大を緩和するために小訂正がいくつか加えられた．ICD-10（1993）には Asperger 症候群が，DSM-IV（1994）では Asperger 障害が PDD 下位カテゴリーとして初めて登場した．DSM-IV-TR（2000）ではほかに，Rett 障害，小児期崩壊性障害も亜型として PDD に含められた．PDD としての診断の科学的妥当性と病態解明に向けて自閉症研究が領域を拡大し，進展した時期でもあった．

　膨大なデータの集積の一方で，"木を見て森を見ず"と表現されるように，自閉症そして PDD の病態をいくつかの原因遺伝子，責任脳部位で説明することが困難であることが明らかになってきた．つまり，診断単位としての独自性，固有性を追求すればするほど，臨床像や経過，認知機能などにおいて個人差が大きいことがはっきりしてきた．その結果，PDD 下のどの診断基準にも完全には合致しない NOS（not otherwise specified）診断症例数や合併障害の複数併記が増え，当初の目的と逆の結果を招いた．

国際的診断分類 DSM-5 への ASD の登場

　2013年に改訂された DSM-5 では，PDD カテゴリーは，PDD に代わって採用された ASD カテゴリーに置き換えられ，新設された「神経発達症群/神経発達障害群」クラスター（日本の発達障害とほぼ同義）内に配置されている（）．さらに ASD の診断基準には DSM-IV からの変更がいくつか加えられた．

スペクトラムとしての診断単位

　DSM-IV では PDD の下位診断単位とされた自閉性障害，Asperger 障害，特定不能の広汎性発達障害（PDD not otherwise specified：PDD-NOS）の区別は撤去され，新たに ASD と名称を替えて引き継がれた．小児期崩壊性障害は症例数が少ないため，Rett 障害は原因遺伝子が特定され病因が既知となったため診断単位そのものが撤廃

❶ DSM-5 における自閉スペクトラム症/自閉症スペクトラム障害の診断基準〔299.00（F84.0）〕

A. 複数の状況で社会的コミュニケーションおよび対人的相互反応における持続的な欠陥があり，現時点または病歴によって，以下により明らかになる（以下の例は一例であり，網羅したものではない；本文参照）
  (1) 相互の対人的-情緒的関係の欠落で，例えば，対人的に異常な近づき方や通常の会話のやりとりのできないことといったものから，興味，情動，または感情を共有することの少なさ，社会的相互反応を開始したり応じたりすることができないことに及ぶ
  (2) 対人的相互反応で非言語的コミュニケーション行動を用いることの欠陥，例えば，まとまりのわるい言語的，非言語的コミュニケーションから，視線を合わせることと身振りの異常，または身振りの理解やその使用の欠陥，顔の表情や非言語的コミュニケーションの完全な欠陥に及ぶ
  (3) 人間関係を発展させ，維持し，それを理解することの欠陥で，例えば，さまざまな社会状況に合った行動に調整することの困難さから，想像上の遊びを他者と一緒にしたり友人を作ることの困難さ，または仲間に対する興味の欠如に及ぶ
  ▶現在の重症度を特定せよ
  重症度は社会的コミュニケーションの障害や，限定された反復的な行動様式に基づく（❷参照）

B. 行動，興味，または活動の限定された反復的な様式で，現在または病歴によって，以下の少なくとも2つにより明らかになる（以下の例は一例であり，網羅したものではない；本文参照）
  (1) 常同的または反復的な身体の運動，物の使用，または会話（例：おもちゃを一列に並べたり物を叩いたりするなどの単調な常同運動，反響言語，独特な言い回し）
  (2) 同一性への固執，習慣への頑ななこだわり，または言語的，非言語的な儀式的行動様式（例：小さな変化に対する極度の苦痛，移行することの困難さ，柔軟性に欠ける思考様式，儀式のようなあいさつの習慣，毎日同じ道順をたどったり，同じ食物を食べたりすることへの要求）
  (3) 強度または対象において異常なほど，きわめて限定され執着する興味（例：一般的ではない対象への強い愛着または没頭，過度に限局したまたは固執した興味）
  (4) 感覚刺激に対する過敏さまたは鈍感さ，または環境の感覚的側面に対する並外れた興味（例：痛みや体温に無関心のように見える，特定の音または触感に逆の反応をする，対象を過度に嗅いだり触れたりする，光または動きを見ることに熱中する）
  ▶現在の重症度を特定せよ
  重症度は社会的コミュニケーションの障害や，限定された反復的な行動様式に基づく（❷参照）

C. 症状は発達早期に存在していなければならない（しかし社会的要求が能力の限界を超えるまでは症状は完全に明らかにならないかもしれないし，その後の生活で学んだ対応の仕方によって隠されている場合もある）

D. その症状は，社会的，職業的，または他の重要な領域における現在の機能に臨床的に意味のある障害を引き起こしている

E. これらの障害は，知的能力障害（知的発達症）または全般的発達遅延ではうまく説明されない．知的能力障害と自閉スペクトラム症はしばしば同時に起こり，自閉スペクトラム症と知的能力障害の併存の診断を下すためには，社会的コミュニケーションが全般的な発達の水準から期待されるものより下回っていなければならない

注：DSM-Ⅳで自閉性障害，アスペルガー障害，または特定不能の広汎性発達障害の診断が十分確定しているものには，自閉スペクトラム症の診断が下される．社会的コミュニケーションの著しい欠陥を認めるが，それ以外は自閉スペクトラム症の診断基準を満たさないものは，社会的（語用論的）コミュニケーション症として評価されるべきである

▶該当すれば特定せよ
知能の障害を伴う，または伴わない
言語の障害を伴う，または伴わない
関連する既知の医学的または遺伝学的疾患，または環境要因（コードするときの注：関連する医学的または遺伝学的疾患を特定するための追加のコードを用いること）
関連する他の神経発達症，精神疾患，または行動障害（コードするときの注：関連する神経発達症，精神疾患，または行動障害を特定するための追加のコードを用いること）
緊張病を伴う（定義については，他の精神疾患に関連する緊張病の診断基準を参照せよ）〔コードするときの注：緊張病の併存を示すため，自閉スペクトラム症に関連する緊張病 293.89（F06.1）の追加のコードを用いること〕

（American Psychiatric Association. 日本精神神経学会 日本語版用語監修, 髙橋三郎, 大野 裕監訳. DSM-5 精神疾患の診断・統計マニュアル. 医学書院；2014）

❷ DSM-5 自閉スペクトラム症の重症度水準

重症度水準	社会的コミュニケーション	限局された反復的な行動
レベル3「非常に十分な支援を要する」	言語的および非言語的社会的コミュニケーション技能の重篤な欠陥が，重篤な機能障害，対人的相互反応の開始の非常な制限，および他者からの対人的申し出に対する最小限の反応などを引き起こしている．例えば，意味をなす会話の言葉がわずかしかなくて相互反応をほとんど起こさなかったり，相互反応を起こす場合でも，必要があるときのみに異常な近づき方をしたり，非常に直接的な近づき方のみに反応したりするような人	行動の柔軟性のなさ，変化に対処することへの極度の困難さ，またはあらゆる分野において機能することを著しく妨げるような他の限局された反復的な行動．焦点または活動を変えることへの強い苦痛や困難さ
レベル2「十分な支援を要する」	言語的および非言語的社会的コミュニケーション技能の著しい欠陥で，支援がなされている場面でも社会的機能障害が明らかであったり，対人的相互反応を開始することが制限されていたり，他者からの対人的申し出に対する反応が少ないか異常であったりする．例えば，単文しか話さず，相互反応が狭い特定の興味に限られ，著しく奇妙な非言語的コミュニケーションを行うような人	行動の柔軟性のなさ，変化に対処することへの困難さ，または他の限局された反復的な行動．事情を知らない人にも明らかなほど高頻度に認められ，さまざまな状況で機能することを妨げている．焦点または活動を変えることへの苦痛や困難さ
レベル1「支援を要する」	適切な支援がないと，社会的コミュニケーションの欠陥が目立った機能障害を引き起こす．対人的相互反応を起こすことが困難であるし，他者からの対人的申し出に対して非定型のまたはうまくいかない反応をするような事例がいくつもはっきりとある．対人的相互反応への興味が低下しているように見えることもある．例えば，完全な文章で話しコミュニケーションに参加することができるのに，他者との会話のやりとりに失敗したり，友人を作ろうとする試みが奇妙でたいていうまくいかないような人	行動の柔軟性のなさが，1つ以上の状況で機能することに著しい妨げとなっている．いろいろな活動相互で切り替えをすることの困難さ．組織化や計画の立案をすることでの問題（自立を妨げている）

（American Psychiatric Association. 日本精神神経学会　日本語版用語監修，髙橋三郎，大野　裕監訳．DSM-5 精神疾患の診断・統計マニュアル．医学書院；2014）

された．

その結果，ASDは多様性の大きな集団（前3者）を一括りにするカテゴリーとなり，それぞれ各人の重症度に応じて自閉症スペクトラム上のどこかに位置づけられることとなる．各人で異なる治療ニーズを明細化するための工夫として，症状程度（❷），知的障害，言語障害，カタトニア症状などの併存の有無，関連病態や環境要因の有無などについて，特定子（specifier）として別途記録することが推奨されている（❶）．

スペクトラムの根拠は，ロンドンでの疫学研究に基づいて高機能群と古典的自閉症を統合的にとらえたWingの自閉症連続体概念に遡るが，近年では自閉症症状は一般集団において罹患・非罹患の境界なくゆるやかにその程度を増減させて連続分布することがどの文化圏でも共通して示されている[1,2]（❸）．つまり罹患・非罹患の絶対的境界を見出せず，また下位診断間の独立性のエビデンスも見出せなかった．

社会的コミュニケーション障害と行動，興味，活動の限局

ASDと診断するには症状が❶のA，B二領域の要件を満たさなくてはならない．A領域（社会的コミュニケーション障害）からは3項目すべてを，B領域（行動，興味，活動の限局）からは4項目中少なくとも2項目を，計5項目を最低限満たす必要がある．すなわちASDはKanner以来の対人，コミュニケーション，限局的反復行動の3徴候を必ず有することになり，原点回帰といえる．限局的反復行動の問題のない人（DSM-IVで

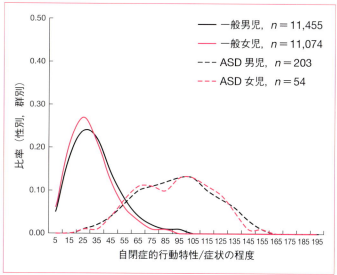

❸ 全国の小中学校通常学級に通う一般児童集団（n＝22,529），ASDと診断された児童（男児203名，女児54名）の自閉症的行動特性/症状程度の分布

実線で示したのが，一般児童，破線で示したのが，ASDと診断された児．いずれも男児は黒で，女児はピンクで示した．横軸は，対人応答性尺度（Social Responsiveness Scale：SRS）で測定した自閉症的行動特性/症状程度を示し，尺度得点が高くなるほど特性/症状程度が強いことを意味する．縦軸は，集団内の比率である．分布図が示すように，一般集団内に分布する自閉症的行動特性/症状は，なめらかな連続的な分布を示し，恣意的なカットオフ値で障害の有無を区分することは非常に困難であることがわかる．またASD児の得点分布も，この群内での多様性を示している．わが国での分布は，Constantinoらの報告[1]による米国の児童集団での分布と酷似する．

(Kamio Y, et al. 2013[2])

PDD-NOS診断に該当した人の一部）はDSM-5では，コミュニケーション障害カテゴリー内に新設された「対人（語用的）コミュニケーション障害（social〈pragmatic〉communication disorder：SCD）」と診断される．

B領域の診断基準として初登場したのは，感覚反応の亢進/低下である．感覚の異常は客観的にとらえにくいが，ASDにしばしば伴い，主観的な苦痛は大きい．限局的反復行動がしばしば感覚への異常反応と関連して生じることから，B領域に含められた．診断基準に採用されたことから，ていねいな聴取や行動観察をルーティンに行うことで潜在的なニーズの発見につながる可能性がでてきた．

DSM-5診断をサービスにつなげるための変更点

一つは，発症時期の年齢制限の撤廃である（❶のC項目）．児童期早期の発症を前提としながらも，対人トラブルが少なく，学業成績が良い場合には学校卒業までは問題視されることなく過ごし，就職して「周囲からの社会的要求が能力の限界を超え」て初めて顕在化する．こうした青年期以降のケースでは，幼児期の決定的な情報が得られないことがしばしばあるが，決してサービスが必要ないわけではない．発達歴が入手できないからといって診断を除外しないために，臨床家が柔軟に判断できる余地が残されている．

次に，二重診断の禁止の撤廃である．神経発達

障害内の症候群の併発・重複が多いという事実をふまえて，DSM-IV では二重診断を禁じていた注意欠如多動性障害や発達性協調運動障害の併記が認められるようになった．

DSM-5 には「DSM-IV で自閉性障害，Asperger 障害，PDD-NOS の診断がなされていた人々には ASD 診断が引き継いでなされるべき」と明記されてはいるが，この改訂によって，これまで PDD 診断を受けていた人が ASD 診断からはずれ，その結果，これまでのサービスを継続できなくなるのではないか，という懸念がある．実際のところは，今後の臨床データの蓄積をもとに判断する必要があるが，韓国の一般母集団を対象とした疫学研究時の記録をもとにしたシミュレーションでは，自閉性障害の 99％，Asperger 障害の 92％，PDD-NOS の 63％のケースは ASD の診断基準に該当することが予測された[3]．

これらより，DSM-5 ではこれまでは必ずしも確認していなかった感覚症状を記録するように習慣が変わること，また診断に含めなかった発達情報不詳のケースのなかからも未診断ケースが見つかる可能性があること，などから，真の影響は今後に注目したい．

臨床現場での ASD 診断

ASD が疑われる人への対応は，適切な検査や十分な行動観察に加え，診察室の外の日常生活の困難に関する情報を家族や学校教師から得て，DSM-5 の特定子にあげられた個別的特徴を明細化することで，個別のニーズの全体像を把握することを基本とする．ASD 診断の基本的構えや手続きは，これまで多くの教科書などで述べられている内容と原則は変わらない[4,5]が，特に小児科診療では受診経路や受診児の年齢，医療機関が地域で担う役割によってはプライオリティに応じて手順を修正する必要もあろう．

DSM-5 では，ASD のどの下位診断に分類されるかではなく，目の前の患者がどのような ASD をもっているのかを評価する努力と工夫が診断者には求められる．良質の臨床情報は患者や家族にとっても納得でき，自己理解や患者理解を深め，処遇方針の話し合いの際にも役立つはずである．

ASD は児童期早期から生涯を通じて，小児科医，児童精神科医，一般精神科医，心理職，言語の専門家，教師，ケースワーカーなど子どもと家族に関わる多職種の専門家の支援を要する．一つの医療機関のみで対応できるものではなく，地域内で多機関，多領域でケアすることが重要である．地域のプライマリケアは，診断感度を上げて，臨床経験を蓄積し，できるだけ地域内あるいは全国で共有できる情報収集を行い，システム整備につなげていく役割も期待されている．そのためにはケースに関わる多職種の専門家の間で，理解を共有できる共通言語として診断情報が活用されることが望ましい．

● 文献

1) Constantino JN, Todd RD. Autistic traits in the general population: a twin study. Arch Gen Psychiatry 2003; 60: 524-30.
2) Kamio Y, et al. Quantitative autistic traits ascertained in a national survey of 22 529 Japanese schoolchildren. Acta Psychiatr Scand 2013; 128: 45-53.
3) Kim YS, et al. A comparison of DSM-IV pervasive developmental disorder and DSM-5 autism spectrum disorder prevalence in an epidemiologic sample. J Am Acad Child Adolesc Psychiatry 2014; 53: 500-8.
4) 神尾陽子．自閉性障害 a. 乳幼児期．現代児童青年精神医学．改訂第 2 版．山崎晃資ほか編．東京：永井書店；2012．p.125-34．
5) Volkmar F, et al. Practice parameter for the assessment and treatment of children and adolescents with autism spectrum disorder. J Am Acad Child Adolesc Psychiatry 2014; 53: 237-57.

自閉症スペクトラム障害(ASD)

疫学

土屋賢治

自閉症および自閉症スペクトラム障害(ASD)の広がり具合を論ずる根拠となっているのが，有病率である．「有病率(prevalence)」とは，ある疾病にかかった人が一定人口のなかでどのくらいの割合を占めるかを示した数値であり，疫学的研究でよく使われる指標である．❶に，自閉症およびASDの有病率を報告した重要な研究を一覧にまとめた．

自閉症・ASDは増えているか？

20世紀の自閉症の有病率の報告値はたかだか0.1〜0.2％であり，自閉症はまれな疾患と考えられてきた．しかし，2000年頃を境にこの数値が1％に迫る勢いを示している．また，自閉症よりもより広範な診断カテゴリーであるASDの有病率は，2000年以降1％を超える報告が相次いでいる．試算によれば，2000年以降，有病率が毎年約1.1倍ずつ上昇しているとの報告もある[1]．ただし，これをもって「自閉症やASDが増えている」と直ちに考えるべきではない，という理解が2015年現在の主流である．その理由は以下のようにまとめられる．

有病率は数値の大小を比較する指標として適していない

そもそも，有病率という数値は地域のサービス需要を見極めるのに有用な公衆衛生指標である一方，その数値の大小を相互比較することに適した指標ではない．なぜならば有病率は，分子であるASD診断のある人員数を，分母である診断評価の対象となる全人員数で除して得られるので，複数の有病率を比較するためには分子どうし・分母どうしが同一の方法で得られた数値であることが必要条件となる．したがって，たとえば❶に示された有病率の経時的変化を検討するならば，個々の研究の「分子」「分母」の算出方法について詳細な検討が不可欠であるはずである．

有病率の分子算出に外的要因が影響を及ぼす

Elsabbaghら(2012)は，「分子」の算出方法に影響を及ぼす以下のような外的要因が近年の有病率の増加傾向を説明すると論じた[2]．

その一つは，自閉症やASDの診断カテゴリーの概念的拡大であり，ICD-10およびDSM-IVの登場に伴う自閉症および類縁疾患の診断基準の変更に由来している．もう一つの外的要因は，人々の意識の変化・母子保健システムの変化・診断習慣の変化である．このことは，自閉症やASDと初めて診断される年齢(age at diagnosis)が近年になればなるほど低くなっていること[3]，従来なら知的障害と診断され精査を受けなかったケースが近年になるほど自閉症・ASDと診断される傾向にあること[4]などによって支持されている．

すなわち，これらの外的要因の関与に伴って有病率の計算の根拠となる「分子」が大きくなり，結果として有病率を高める方向に働いてきたと理解されている．なお，「分子」が大きくなったことが真の値に近づいたことを意味するのか，過剰評価を意味するのかについて，議論が進行中である[5]．

近年の疫学的研究の展開―環境的危険因子研究

有病率は外的要因に左右されやすい数値であるが，その外的要因の影響を定量化することも困難である．したがって，自閉症・ASDの有病率の上昇傾向が真の増加を反映しているとはいえない一方，真の増加の可能性を否定することもできない．近年，この可能性に注目した研究が増えている．すなわち，2000年以降の自閉症・ASDの有病率の上昇が実際に罹患者の増加を反映しているならば，「近年ヒトへの曝露リスクが高まっている危険因子」のなかに自閉症・ASDの発症に関与

❶ 自閉症・自閉症スペクトラム障害の有病率を報告した代表的研究

研究	対象者の年齢	有病率(10,000 対) 自閉症	ASD	診断基準	文献
Lotter (1966), 英	8〜10歳	4.1		Kanner	Lotter V. Soc Psychiatry 1966; 1: 124-37
Wing (1976), 英	5〜14歳	4.8		Kanner	Wing L, et al. Psychol Med 1976; 6: 89-100
Gillberg (1984), ス	4〜18歳	2.0		Rutter	Gillberg C. J Autism Dev Disord 1984; 14: 214-7
松石 (1987), 福岡	4〜12歳	15.5		DSM-III	Matsuishi T, et al. J Child Neurol 1987; 2: 268-71
杉山 (1989), 愛知	1.5歳	13.0		DSM-III	Sugiyama T, et al. J Autism Dev Disord 1989; 19: 87-96
Gillberg (1991), ス	4〜13歳	7.0	9.4	DSM-III-R	Gillberg C, et al. Br J Psychiatry 1991; 158: 403-9
本田 (1996), 神奈川	5歳	21.1*		ICD-10	Honda H, et al. Br J Psychiatry 1996; 169: 228-35
Fombonne (1997), 仏	8〜16歳	5.4		ICD-10	Fombonne E, et al. J Am Acad Child Adolesc Psychiatry 1997; 36: 1561-9
Chakrabarti (2001), 英	2.5〜6.5歳	16.8	62.6	DSM-IV	Chakrabarti S, et al. JAMA 2001; 285: 3093-9
本田 (2005), 神奈川	5歳	41.2*		ICD-10	Honda H, et al. Dev Med Child Neurol 2005; 47: 10-8
Baird (2006), 英	9〜10歳	38.9	116	ICD-10	Baird G, et al. Lancet 2006; 368: 210-5
河村 (2008), 愛知	5歳		181	DSM-IV	Kawamura Y, et al. Psychiatry Clin Neurosci 2008; 62: 152-9
Baron-Cohen (2009), 英	5〜9歳		157	DSM-IV-TR	Baron-Cohen S, et al. Br J Psychiatry 2009; 194: 500-9
Kim (2011), 韓国	7〜12歳		264	DSM-IV-TR	Kim YS, et al. Am J Psychiatry 2011; 168: 904-12
CDC (2012), 米	8歳	34.3	113	DSM-IV-TR	Centers for Disease Control and Prevention (CDC). MMWR Surveill Summ 2012; 61: 1-19
CDC (2014), 米	8歳		147	DSM-IV-TR	Centers for Disease Control and Prevention (CDC). MMWR Surveill Summ 2014; 63: 1-21
Randall (2015), 豪	6〜7歳		250	(指定なし)	Randall M, et al. Aust N Z J Psychiatry 2015
Idring (2015), ス	6〜12歳		174	DSM-IV/ICD-10	Idring S, et al. J Autism Dev Disord 2015; 45: 1766-73

ス：スウェーデン, ＊：累積発生率．

する危険因子があるのではないか,と考える一群の研究(自閉症・ASDの環境的危険因子の研究)に注目が集まっている.

たとえば,出生時の両親の年齢はよく知られた危険因子である.わが国では,近年「挙児年齢」(児出生時の両親の年齢)の上昇が進んでいる.一方,出生時の両親の年齢が高ければ高いほど,その子どもが自閉症・ASDに罹患するリスクが高い[6,7].

最近では胎生期の化学物質曝露が危険因子たりうるか,大規模研究で繰り返し検討されているが,2015年現在,確かな結果は得られていない.

● 文献

1) Van Naarden Braun K, et al. Trends in the prevalence of autism spectrum disorder, cerebral palsy, hearing loss, intellectual disability, and vision impairment, metropolitan atlanta, 1991-2010. PLoS One 2015; 10: e0124120.
2) Elsabbagh M, et al. Global prevalence of autism and other pervasive developmental disorders. Autism Res 2012; 5: 160-79.
3) Parner ET, et al. Autism prevalence trends over time in Denmark: changes in prevalence and age at diagnosis. Arch Pediatr Adolesc Med 2008; 162: 1150-6.
4) King M, Bearman P. Diagnostic change and the increased prevalence of autism. Int J Epidemiol 2009; 38: 1224-34.
5) Lord C. Epidemiology: How common is autism? Nature 2011; 474: 166-8.
6) Sandin S, et al. Autism risk associated with parental age and with increasing difference in age between the parents. Mol Psychiatry 2015. [Epub ahead of print]
7) Sandin S, et al. Advancing maternal age is associated with increasing risk for autism: a review and meta-analysis. J Am Acad Child Adolesc Psychiatry 2012; 51: 477-86 e1.

自閉症スペクトラム障害(ASD)
ゲノム研究と家族歴

宍戸恵美子, 尾崎紀夫

遺伝率と遺伝子研究

双生児研究による疾患一致率は, 近年の報告において, 一卵性双生児で60〜88%, 二卵性双生児で13〜30%となっている. より広い表現型を包含する診断基準を用いれば, 双生児間の一致率が高くなることが想定される. さらに遺伝率を算出する場合, 一般に双生児研究による場合は家族研究による場合より高くなる. したがって, 遺伝率は, 報告により37〜90%とバラツキがあるが[1], ASD発症に遺伝的要因が強く関与していることがうかがえる.

2010年頃より, ASD患者ゲノムを対象に, 全ゲノムにわたり探索がなされ, 数百の, 発症に関係するゲノム変異が同定されてきた. たとえば, 近年の全ゲノムエキソーム解析によると, ASDの発症に関わる de novo single nucleotide variants (SNVs)としては, ①神経のシナプス形成や機能(ANK2, PTEN, SYNGAP1 など), ②遺伝子の転写制御に関わるタンパク質, ③染色体のクロマチン構造(CHD8 など)に関わる遺伝子に多く, さらに④他の疾患, 統合失調症(RELN, SHANK3)や循環器疾患(CACNA1D)とオーバーラップする遺伝子も多数確認されている[2]. 現在までに, 主に疾患モデルマウスにおいて, それら遺伝子の神経発達における役割が研究されてきている.

ASDに関連するゲノム変異は, 親から子に伝わる場合もあれば, 患者にのみ生じた de novo 変異である場合もあり, どちらであるかを調べるためには両親のゲノムを合わせて解析する必要がある. 昨今, 遺伝学的に疾患との関係性が明確化しやすいことから, de novo 変異とASD発症の関連について検討されていることが多い[3]. ただし, ゲノム研究による報告を解釈する際に気をつけたいのは, ASDが, ほとんどの場合で単一の遺伝的要因で起こる疾患ではないということと, たとえば口唇裂のような古典的な多因子遺伝モデルによっても説明がつかない複雑なものだということである[2].

症候性ASD

特定のゲノム変異が原因となって発症する疾患の患者においてASD様症状を呈することがあり, それらを症候性ASDと呼ぶことがある.

2014年, 「難病の患者に対する医療等に関する法律」が制定され, 「新たな公平かつ安定的な医療費助成の制度の確立」, 「療養生活環境整備事業の実施」が明確化されると同時に, 「指定難病」が, 従来の110から306に拡大し, ASDをしばしば伴う, 脆弱X症候群, 結節性硬化症, 22q11.2欠失症候群などが, 含まれた. たとえば, 脆弱X症候群では, 約20%でASDの症状を示すことが知られる. 脆弱X症候群の患者のゲノムでは, FMR1遺伝子にCGG塩基対の繰り返しが多数あり, これが場合によっては200を超えることが知られる. この異常なCGGの繰り返しによってFMR1遺伝子の機能が抑制され, 脳内にあるシナプス結合に変化が起こり, ASD症状の原因となることが考えられている[3]. また, Timothy症候群では, カルシウムチャネルをコードするCACNA1C遺伝子に変異が起こり, QT延長などとともにASD様の症状を呈することがある[3]. このほかにも, 結節性硬化症, CHARGE症候群などで, ASD様の症状が併存する場合がある[4].

染色体構造や染色数の異常

ASDの数%には, 染色体上の, 特定の部位(15q11-q13, 16p11.2, 22q11.2 など)における, おおむね50万塩基対以上の, 比較的大きなコピー数変異(CNV: copy number variation)が見つかる. これらCNVは, 主にアレイCGHによって

検出可能であるが，こうしたCNVをもつ人は，ASD以外にも多様な表現型を示し，それぞれのCNVに特徴的な症状を呈することがある．たとえば，15q11-q13重複CNVは，ASD患者の約1％に見つかり，この領域のCNVはASD症状以外に知的障害やてんかんに関係することが知られる[5]．16p11.2欠失CNVは，ASD患者の約1％に見つかり，軽度の知的障害や肥満と関連する．一方で，16p11.2重複CNVは統合失調症と関連することが知られる[4]．22q11.2欠失CNVをもつ人では，20〜50％でASD様の症状を示すことが知られ[5]，なおかつ，統合失調症などの精神疾患のリスクが非常に高いことが知られる．

ただし，ヒトゲノムにはより規模の小さいCNVが多数あることが知られ，最近の研究では，アレイCGHによる検出限界以下の，小規模なCNVについても，発症リスクとの関係が研究されている[6]．さらに，染色体数に異常が見つかるケースでASD様症状を呈することがある．Down症[4]では7％にASDの症状がみられ，Turner症候群[4]にもASD様の症状がみられることがある．

まとめ

現在，ASD患者の大多数の場合では，ゲノム上の特定の遺伝子に疾患の原因があるのではなく，患者がもともと遺伝的にもっているさまざまなゲノム変異や *de novo* 変異が影響し合い，総合的に，ASD発症の要因となる，と推定されている[4]．これは，ASDの病態が，主に行動によって診断・定義されることと深く関わっており，行動の根底にある脳神経のシステムが単純ではなく，多数の遺伝子の機能や発現制御が関わっていることや，発達期には環境との相互作用を通じて変化しうることにあると考えられる．

●文献

1) Talkowski ME, et al. Autism spectrum disorder genetics: diverse genes with diverse clinical outcomes. Harv Rev Psychiatry 2014; 22: 65-75.
2) De Rubeis S, et al. Synaptic, transcriptional and chromatin genes disrupted in autism. Nature 2014; 515: 209-15.
3) Krumm N, et al. A de novo convergence of autism genetics and molecular neuroscience. Trends Neurosci 2014; 37: 95-105.
4) Carter MT, Scherer SW. Autism spectrum disorder in the genetics clinic: a review. Clin Genet 2013; 83: 399-407.
5) Willsey AJ & State MW. Autism spectrum disorders: from genes to neurobiology. Curr Opin Neurobiol 2015; 30: 92-9.
6) Krumm N, et al. Excess of rare, inherited truncating mutations in autism. Nat Genet 2015; 47: 582-8.

自閉症スペクトラム障害（ASD）

自然経過・成人移行

神尾陽子

　初めてわが子がASDと診断されたときに，親が，ASDのエビデンスに基づく長期的な見通しのなかで具体的な目標をもつことができれば，子どもに向き合うときの希望となるであろう．ASDの予後については多くの報告があるが，児童期に診断されたASD児が，その後どのように症状が経過するのか，成人期，さらに老年期まで追跡した研究は少なく，あまりわかっていない．さらに，青年期や成人期で初めて顕在化するようなASDの大半を占める知的障害のない人々の幼児期から児童期にかけての発達経過については依然，わからない部分が多い．

自閉症症状の発達的変化

　児童期にASD診断を受けたケースを成人期まで長期追跡した最近の英国での予後研究[1]をもとに結果を紹介する．90人の児童（非言語性IQ≧70）のうち，60人（平均年齢44歳[29～64歳]，平均初診時年齢6.75歳[2～13歳]）が追跡可能であった．ASD診断は全員，追跡時にも該当した．症状レベルでみると，おおむね改善傾向がみられた．

　自閉症症状の児童期における発達的変化のパターンには複数あることが，米国のコホート研究[2]から示されている（❶）．この研究は，カリフォルニアで出生し，自閉性障害（ASD全体ではない）の診断が行政記録で確認できた約7,000人を対象とする大規模なものである．対人，コミュニケーション領域の症状は，大部分の自閉症児で伸びがみられ，伸びは6歳未満でそれ以降よりも大きかった．初期の対人，コミュニケーションの水準が高い子どもほど改善が大きい傾向はあったが，約1割の子どもで低水準から急速に著しい伸びがみられた．この急速改善群は知的な遅れがなく，母親の高学歴を特徴とした．この研究では行動，興味，活動の限局領域のうち，反復行動（自己刺激的な感覚や常同行動への没頭）に限定してその頻度を調べており，約8割のケースでは出現頻度にあまり変化はなかった．

　自閉性障害以外のASDも対象に含め，常同行動のほかに，自傷行動，強迫的行動，儀式/同一性保持行動（個人のルーティンや環境の些細な変化に混乱，環境の変化に抵抗，儀式的行動），限局的興味の発達的変化を調べた研究によると，知的障害のある群では常同行動の変化が少ない一方で，行動，活動，興味の限局領域のうち他の症状では改善傾向がみられ，なかでも限局的興味は最も改善度が大きかった．これらの症状が強いと，対人，コミュニケーション症状も強く，自閉症症状全体はより重い傾向があることが示されている[3]．

　カナダの421人のASD児の幼児期の発達経過を調べた研究（Pathways in ASD Study）によると，11％は軽度症状を示し，著しい改善がみられたが，残りの89％では症状は重度のまま，その程度にあまり変化はなかった．

成人期の予後

　一般にASD者の長期予後は，独立して社会人としての役割を果たしているかどうかに関心があるため，就労，独居，友人・異性関係などの指標を総合して段階評価される（very poor - poor - fair - good - very goodなど）．これまでの研究結果はそれが実施された地域や時代，対象によって著しく異なるが，おおむね約半数はpoorで，goodは1～2割程度にとどまっている．たとえば，社会のインクルージョン化が進んだ結果，1980年以降の研究では施設入所者の割合が低下し，就労の割合は増加した．また日本では欧米と比べて家族と同居する割合が一般に高いなど，これらの指標を異なる地域間で単純に比較することには慎重となる必要がある．

自閉症スペクトラム障害(ASD)：自然経過・成人移行　17

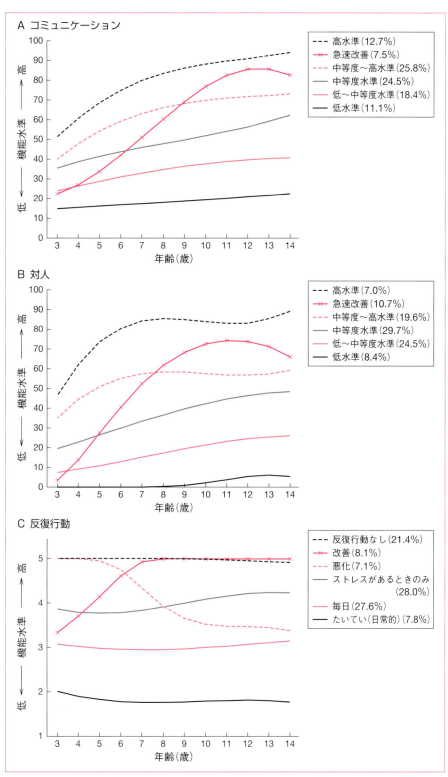

❶ カリフォルニア発達サービス局の発達評価データベースに基づくコミュニケーション (A)，対人 (B)，反復行動 (C) の症状の年齢による変化

(Fountain C, et al. 2012[2])

前述の英国の予後研究[1]では，ASD 成人の症状は概して軽減していたにもかかわらず，全般的予後は very good 7％, good 10％に対し，poor 27％, very poor 33％と過半数が不良であった．このギャップの理由の一つは，予後判定指標が，独立した社会人であるか，を重視しているためと思われる．知的障害のある人々は，たとえ完全な独立は難しくても地域支援を受けながら本人なりにもてる能力を発揮して社会参加することは十分期待され，またそのように充実した暮らしを送っているケースも少なくない．逆に ASD の過半数を占める平均知能以上を有する人々にとって，就職，結婚，独居はゴールのある側面に過ぎず，達成したとしても孤独や不満を抱えやすい．こうした主観的な側面も含めた予後判定が必要と考えられる．

筆者ら[4]は国内各地の発達障害者へのサービス提供をしている施設を利用している ASD 者（407人，平均年齢30.3歳［18〜49歳］）とその家族，スタッフの協力を得て社会参加に関する主観的な側面を評価する試みを行った．職場や学校など家庭以外でどの程度うまく参加して暮らしていると思っているかを5段階（かなりうまくいっている，うまくいっている，普通，あまりうまくいっていない，まったくうまくいっていない）で養育者に尋ねた．対象のうち「うまくいっている」または「かなりうまくいっている」と回答したのは14％で，これは従来の全般的予後について報告されている数値とほぼ一致する．言語水準によって分けた2群（低水準群：就学時2語文レベル以下，高水準群：文章レベル以上）で比較すると，社会参加得点の分布は有意に異なり，低水準群では「普通」をピークとしたのに対し，高水準群では二峰性の分布を示し，最頻値は「あまりうまくいっていない」であった．

知的障害のない ASD 者（154人，平均年齢27.6歳［18〜49歳］）群に限ると，本人回答のQOLは，その高い生活機能とは無関係に，日本人成人の標準値よりも有意に低かった[4]．ASD 者の予後を評価する際には，従来の自立指標や生活機能に加えて，QOL を主観的側面の指標として含めて検討することが重要であろう．

予後の良好な一群（最適予後）

自閉症者の一部に，自閉症症状が軽快し最終的に診断がつかなくなる人々がいることは Kanner の時代から観察されていた．当時とは早期支援や自閉症児をめぐる状況は大きく変化した今日も，そのような最も良好な予後を獲得する一群は3〜25％に報告されている．最終的に ASD 診断からはずれ，平均 IQ を獲得し，支援のない状況で通常学級で適応できるようになる，こうした子どもたちがたどる経過が最適予後（optimal outcomes：OOs）として注目され，複数の領域で定型発達児の水準まで改善していることが報告されている[5]．

OOs が自然に起きるのか，早期療育の結果，生じるのか，おそらく両者が関係すると考えられるが，まだ結論は出ていない．児側の要因として，2〜3歳頃の自閉症症状が軽度であること，下位診断が PDD-NOS であることなどがあげられている．このように幼児期に確実に ASD3 徴候を呈していた子どもの一部において数年間で急速な症状消失が起きる現象は，前述のカリフォルニアやカナダのコホート調査結果とも一致する．

ASD の予後に影響する要因

IQ
先行の予後研究では，IQ の予後予測力が繰り返し指摘されてきたが，近年の研究[1,4]では IQ および言語水準は予測力をもたなかった．重度知的障害の水準では IQ が日常生活に及ぼす制約はきわめて大きいのは事実であるが，平均知能群の予後に関しては，IQ 以外の要因の影響が大きいことは明らかで，IQ の重要性は過去，過剰に強調されすぎていたと指摘されている[1]．

対人機能
平均知能の ASD に対象を絞ると，対人，コミュニケーション，限局的反復行動の中核症状のうち，児童期早期の対人的領域の症状が軽度であることが良い予後と関連する，と複数の研究で報告されている[1,5]．

家族機能
母親の教育水準やメンタルヘルスとの関連はしばしば指摘される．

早期支援
ASDに対する療育効果には個人差が大きいが，療育の早期開始が共通して指摘されている．

合併精神障害
合併精神障害があると予後は悪くなる．このことからもASD治療の重要なターゲットは合併精神症状であることがわかる．英国のSNAP（the Special Needs and Autism Project）コホート研究によると，ASD児の7割はDSM診断によるASD以外の精神障害を罹患し，4割は2つ以上の非ASD精神障害を有するという．また合併精神障害の種類は，不安障害（42％），反抗挑戦性障害（30％），ADHD（28％）の順に多かった．これは日本の調査結果とも酷似する．これらの合併精神障害は発達経過中持続しがちであることから，ASD児者の予後を良好にするためには，ASD以外の精神症状への感度を高くして早期対応する必要がある．

要約と臨床的示唆

発達過程において，ASD症状は軽快する．大部分のケースにおいてはその変化の大きさは小さく，ASD診断内にとどまるが，約1割には最適予後といわれる著しい改善/回復が認められている．ASDはヘテロな症候群であり，発達経過の個人差も大きく，予後関連要因は多数想定されている．成人期の予後という観点からは，必ずしもASD症状程度だけで決まらない．IQ（平均知能群に限れば，IQに予測力はなさそうであるが），合併精神障害の有無や種類といったASDとは別の要因のほか，療育の早期開始，家族要因なども重要である．近年は，成人期の予後を評価する際，生活機能や適応だけでなく，主観的側面を反映するQOLも含める方向に進んでいる．そうなると，多面的にみた予後を良くするための介入ポイントはさらに多くなるであろう．ASD固有の症状だけでなく，合併症状や家族機能も含めたニーズ評価に応じた対応は，短期的だけでなく長期的にも当人と家族の予後を良くするのに役立つだろう．

● 文献
1) Howlin P, et al. Social outcome in mid- to later adulthood among individuals diagnosed with autism and average nonverbal IQ as children. J Am Acad Child Adolesc Psychiatry 2013; 52: 572-81.
2) Fountain C, et al. Six developmental trajectories characterize children with autism. Pediatrics 2012; 129: e1112-20.
3) 神尾陽子．自閉症の限局的反復行動．Clinical Neuroscience 2014；32：101-3.
4) Kamio Y, et al. A nationwide survey on quality of life and associated factors of adults with high-functioning autism spectrum disorders. Autism 2013; 17: 15-26.
5) Fein D, et al. Optimal outcome in individuals with a history of autism. J Child Psychol Psychiat 2013; 54: 195-205.

自閉症スペクトラム障害（ASD）
必要な検査

柏井洋文

はじめに

自閉症スペクトラム障害（ASD）はその名の通り臨床像が幅広く，またおそらくは病因についても多因子で，異質性に富む疾患と考えられているため，近年ASD研究は盛んに行われているにもかかわらず，現時点では臨床応用された有用なバイオマーカーはない．そのことが現場におけるASD診療の難しさの一因となっている．実際にASDに必要な検査は，①鑑別もしくは併存症状の評価を目的とした医学的検査と，②スクリーニング，診断，臨床像の評価を目的とした発達・認知検査，の2つに大別される．児の年齢・病歴・診察所見をふまえて，症例ごとに必要な検査を検討する必要がある．

またASD児は，検査に対して特有の困難さがあるため配慮すべき点を❶に示す．周到に検査計画を立て，児の理解力に応じてあらかじめ検査についての情報を本人に伝えておくことが必要である．

医学的検査

鑑別のための検査（❷）[1]

● 聴力検査
特に言語発達遅滞を伴う場合には，先天性難聴，先天性サイトメガロウイルス感染症などの後天性難聴の可能性もあるため聴性脳幹反応（ABR）などの聴力検査を行う．

● 頭部MRI検査
必ずしも全例で必須ではない．自閉症児の一部は乳幼児期に大頭傾向を示す場合があるが，大頭症があれば水頭症，巨大なくも膜囊胞，脳腫瘍などの鑑別が必要である．小頭症の場合も適応である．またてんかん合併例，退行の経過を示す症例，皮膚所見などから結節性硬化症が疑われる症例も必要である．

---

❶ ASD児の検査において配慮すべき点
- 特殊な環境や刺激に極端な拒否反応を示す（MRI室，脳波検査室，注射，不慣れな人との面接など）
- 急な予定変更は受け入れられにくいため診療当日の検査が困難なことがある
- 鎮静が得られにくい

❷ ASD児に行われる医学的検査
- 鑑別のための検査
  聴力検査，頭部MRI検査，脳波検査，遺伝学的検査
- 併存症状の評価のための検査
  血液検査（鉄，亜鉛，ビタミン各種，肝機能，脂質代謝関連，糖尿病関連，食物アレルギー），尿検査，X線検査

● 脳波検査
自閉症児ではてんかんの合併率は高いが，てんかん発作を認めない例に関しては必ずしも必須ではない．ただ21-トリソミーや周産期障害などWest症候群のリスクをもつ児に関しては，点頭発作が軽微でも脳波異常が強い場合があるため，発作の有無を詳しく問診したうえで一度は脳波検査を施行しておく．また幼児期以降ではLandau-Kleffner症候群の後天性の聴覚失認や失語症がASDの症状に類似することがあるため，言語機能の退行を認める場合には睡眠脳波は必須である．

● 遺伝学的検査
病歴・臨床症状・他の検査などから自閉傾向を示す症候群（Angelman症候群，脆弱X症候群など）が疑われる場合には，疾患ごとの遺伝的検査を施行する．また複数の大小の奇形を認める場合には染色体検査も考慮される．ASDに関連するCNV（copy number variation）なども多数報告されてきているが，今のところわが国ではASD症例での網羅的な遺伝子解析は一般的ではない．遺

伝的検査を実施する際は，十分なカウンセリングに配慮する．

その他

明らかな発達遅滞を伴っている場合には，発達遅滞に準じた精査を行う必要があり，また退行の経過を示している場合には，ミトコンドリア病などの代謝異常症および神経変性疾患との鑑別のために検査を行う必要がある．

併存症状の精査のための検査（❷）

ASD の診断も重要だが，日常生活では ASD の併存症状で困難さを抱えている場合も多く，併存症状を考慮した検査計画が望まれる．

摂食上の問題

ASD 児では極端な偏食症，異食症，ストレスからの過食症などを認めることがある．そのため鉄・亜鉛などの微量元素やビタミン不足，また高脂血症や耐糖能異常をきたしていることがあり，肝機能も含めた血液検査が必要な場合がある．

排泄の問題

ASD 児は夜尿症・遺尿症を合併することも多い．程度によっては尿検査や腹部超音波検査，腰椎 MRI も考慮する必要がある．

消化器の問題

嘔吐，下痢，便秘などの症状を呈し，原因として胃食道逆流や食物アレルギーが潜んでいる場合がある．腹部 X 線検査やアレルギー検査も検討される．

認知・発達検査[1-4]

臨床の現場に即して，発達・知能評価，ASD 評価，行動評価それぞれに関して，主に質問紙によるスクリーニング検査からより詳細な二次検査という流れを示す．

一次評価に用いられる検査

まずは一般診療では，主に質問紙を用いたスクリーニング検査を行う．❸ に対象年齢と簡単な特徴を示した．また近年では，児の注視点分布を測定することにより社会性発達評価を定量的に行う「Gaze Finder」がスクリーニング目的に試験的に健診で導入されており[5]，今後の普及が望まれる．

❸ 一次スクリーニングに用いられる検査

	対象年齢	特徴
発達全般スクリーニング		
遠城寺式乳幼児分析的発達検査	乳児〜4歳8か月	運動（移動運動・手の運動），社会性（基本的習慣・対人関係），理解・言語（発語・言語理解）の3領域・6項目
津守稲毛式乳幼児精神発達診断	乳児〜7歳	運動，探索・操作，社会，生活，言語・理解の5領域
KIDS 乳幼児発達スケール	乳児〜6歳11か月	運動，操作，理解言語，表出言語，概念，対こども社会性，対成人社会性，しつけ，食事の9領域
ASD スクリーニング		
日本語版 M-CHAT (Modified Checklist for Autism in Toddlers)	16〜30か月	23項目．ノンバーバルな社会的行動に関する質問が主体
SCQ (Social Communication Questionnaire) 日本語版	4歳以上	40項目．「誕生から今まで」と「現在」の2種類がある
行動スクリーニング		
SDQ (Strengths and Difficulties Questionnaire)	4〜16歳	行為，多動，情緒，仲間関係，向社会性の5サブスケール25項目
CBCL (Child Behavior Checklist)	4〜16歳	113項目と多い．情緒と問題行動を評価可能

❹ 二次評価のための検査

	対象年齢	特徴
発達・知能検査		
新版K式発達検査法	0歳〜成人	姿勢・運動，認知・適応，言語・社会の3領域
日本版WISC-Ⅳ	5〜16歳11か月	言語理解，知覚推理，ワーキングメモリー，処理速度の4つの指標
田中ビネー知能検査Ⅴ	2歳〜成人	13歳までの年齢級の検査，4領域からなる成人級の検査
日本版KABC-Ⅱ	2歳6か月〜18歳11か月	認知処理過程と習得度の2つの尺度
DN-CAS認知評価システム	5〜17歳11か月	プランニング，注意，同時処理，継次処理の4つの認知領域の評価
ASD評価		
PARS-TR（親面接式自閉スペクトラム症評定尺度 テキスト改訂版）	3歳以上	フルスケールは57項目．幼児期ピーク評定と現在評定がある
CARS（Child Autistic Rating Scale）	3〜12歳	15領域から構成される．重症度も評価可能
日本版PEP-3（Psychoeducational Profile 3rd edition）	2〜12歳	10領域の個別検査と直接観察による領域別評価および養育者レポートから構成される
行動評価		
新版S-M社会生活能力検査	乳幼児〜中学生	6領域130項目からなる質問紙．社会生活年齢（SA）と社会生活指数（SQ）が算出可能

二次評価に用いられる検査

一次評価で発達遅滞やASDが疑われる場合にはより詳細な検査を行う（❹）．これらは一般小児科医自らではなく，専門医もしくは臨床心理士などの有資格者に依頼することが多い．これらの検査を地域の中で病院，療育センター，発達支援センターなどどこで行うかなどの役割分担がなされていることが望ましい．

ASD診断用アセスメントツール

さらにはASD診断のアセスメントツールとして，半構造化面接法の自閉症診断面接改訂版（ADI-R：Autism Diagnostic Interview-Revised）日本語版や対象児の直接観察を行う自閉症診断観察検査（ADOS：Autism Diagnostic Observation Schedule）がある．これらの施行には所定の研修を修了していることが必要になる．

● 文献

1) 米国小児科学会編，岡 明，平岩幹男翻訳監修．Autism自閉症スペクトラム障害——一般小児科医・療育関係者のためのガイドブック．東京：日本小児医事出版社；2015．
2) 特定非営利活動法人 アスペ・エルデの会．発達障害児者支援とアセスメントに関するガイドライン．2013．http://www.as-japan.jp/j/file/rinji/assessment_guideline2013.pdf
3) Johnson CP, et al. Identification and evaluation of children with autism spectrum disorders. Pediatrics 2007; 120: 1183-215.
4) Lai MC, et al. Autism. Lancet 2014; 383: 896-910.
5) 土屋賢治ほか．GazeFinder（Ka-O-TV）を用いた自閉スペクトラム症の早期診断指標の開発——1歳6ヵ月乳幼児健診における活用に向けて．脳21 2015; 18: 203-13.

自閉症スペクトラム障害（ASD）
治療と療育

平岩幹男

自閉症の薬物療法

ピモジドのみ小児で保険適用があるが有効性は確立されているとはいえない．そのほかに最近では漢方薬（抑肝散，大柴胡湯など）が睡眠障害などに対して処方されていることがある．自傷行為を含む強度行動障害に対しては非定型抗精神病薬（リスペリドン，オランザピンなど）が使用されることがある．特に思春期以降にTourette障害やうつ病，パニック障害などを二次障害として認めた場合には，それぞれに対する薬物療法が必要となることが多い．

最近，東京大学附属病院精神科の山末ら[1]が成人男子のASD患者を対象としたオキシトシン点鼻療法の有効性を報告しており，将来的には治療法となりうる可能性が期待される．

自閉症の療育（❶）

わが国での自閉症療育は佐々木正美らがアメリカからTEACCHを導入したことに始まるが，一方では，太田昌孝らが太田ステージという療育ならびに評価法を考案していた．その後，わが国ではTEACCHが目覚しい広がりを見せたが，それは構造化という手段が小集団にも対応できることや，それによる行動の変容につなげることなどからであった（詳細はp.204参照）．その後，主として心理臨床家によってABAがアメリカから導入され，現在の個別療育の主流となっている．ABAは当初DTTが中心であったが，その後，VBやPRTなども導入され，応用されることが多くなっている（詳細はp.208参照）．

個別療育と集団療育

わが国では障害児の通所施設が児童福祉法に基づいて設置され，主として市区町村やその委託を受けた社会福祉協議会などによって1975（昭和50）年代から運用されてきた．この時代にはASDの概念も診断方法も現在とは異なり，ASDの概念はほぼ古典的なKanner型に限られていた．その後，ASDの診断が広く行われるようになってきたが，公的機関はそれまでの児童福祉施設で集団での「知的障害児」の療育にASD児を組み込まざるをえない状況となった．しかし一方では1990年代後半から佐々木正美らのTEACCHの導入とその広がりによって，アメリカのように地域そのものを構造化するのではなく，療育施設内を構造化することが流行し始めた[2]．この広がりの中では個別に評価としてプログラムを作成し対応することよりも，集団での生活習慣の獲得に力が入れられていたが，視覚的構造化を取り入れることなどにより，生活習慣の獲得は以前よりは容易になってきた．

アメリカでは1970年代にLovaasらによってABAが始められ，当初は集中的にDTTを行うこと（週に30〜40時間）が推奨され，言語の獲得を

❶ 自閉症療育のさまざま

- TEACCH（Treatment and Education for Autistic and related Communication handicapped Children）
- ABA（Applied Behavior Analysis：応用行動分析）
  - DTT（Discrete Trial Training：不連続試行法）
  - VB（Verbal Behavior：行動言語療法）
  - NET（Natural Environment Therapy：環境順応訓練）
  - PRT（Pivotal Response Training：機軸反応訓練）
- PECS（Picture Exchange Communication System：絵カード交換システム）
- RDI（Relationship Developmental Intervention：対人関係発達への介入）
- DIR（Developmental, Individual-difference, Relation-based：個人差を考慮した相互関係アプローチ）
- SST（Social Skills Training：社会生活訓練）
- CBT（Cognitive Behavior Therapy：認知行動療法）
- 太田ステージ
- 感覚統合療法

含めて効果があることが明らかになってきた．しかしそれだけの時間を確保するための人的余裕がないことや，特定のセラピストとは築くことができたコミュニケーション技能がその他の人とは使えない場合がしばしばある（般化ができない）ことが指摘され，その後，VB や NET，PRT といったさまざまな個別療育の方法が考案され展開している．これらは基本的に個々にプログラムを設定して 1 対 1 で行うことが原則であるが，コミュニケーション技能が一定段階になれば集団参加の前提としての少人数での療育（ピア・トレーニング）へと進展する[3]．

また Bondy らによって PECS も 1990 年代より提唱され，言語的コミュニケーションが困難である子どもたちに DTT などで絵カードを用いて物の名前づけや要求の表出を行う方法が広められてきた．Makaton 法を含む手などによるサインを用いたサイン言語もこの延長線上にある．PECS も個別で行うことが基本である．しかし視覚的構造化と結びつけることにより，公的，半公的な小集団で実際に応用している場合もある．

公的機関における療育

公的機関における ASD 児の療育は，上述の通所施設がそれまでの多くは無料であったが，平成 24 年 4 月の法改正によって発達支援事業として位置づけられ，受給者証による利用となり一部負担が定められた．しかし実質的にはそれまであった施設の移行であり，療育はごく一部を除いて小集団で行われている．しかし最近では市区町村の委託を受けている施設を含めて，作業療法士，理学療法士，言語聴覚士，心理職などによる個別の療育を，実施頻度は低いものの行うところが出てきている．

これらの施設では療育開始にあたって発達検査などの評価を行って，個別には「目標」は立てるものの，その達成度の評価や達成度に応じた個々のプログラムを作成するなどの面では十分ではないことが多い．

医療機関・大学研究室による療育

医療機関で療育を行っているところも徐々に増加しつつあるが，個別療育のプログラム設定が容易ではないことなどから個別ではなく小集団での療育を実施しているところが多い．したがって包括的なプログラムというよりは，心理職などによる評価と経過観察，作業療法士，理学療法士，言語聴覚士などの専門職による対応などを中心としているところが多くなっている．最近では，一部の訪問看護ステーションが医療機関の指示書に基づいて上記専門職を派遣する事業も始まっている．

大学研究室などによる療育は 2000 年頃より始まったが，ほとんどが ABA などの個別対応であり，それなりの質は確保されているものの，研究目的の側面が強く，なかなか地域社会に広がりをもつまでには至らなかった．

民間のエージェントによる療育

2012（平成 24）年 4 月の障害者自立支援法，児童福祉法の改正により，多くの民間企業や一般社団法人が，障害児通所支援事業である児童発達支援（主として未就学児）や放課後等デイサービス（主として就学後の児童）へ参入しやすくなり異業種からの参入もみられるため，質的担保は急務である．すなわち職員の十分なトレーニングがないまま個別療育や小集団療育を行っているところもある．

ASD に対応できる民間のエージェントは 2000 年代前半から少しずつでき始め，当初は大学の研究室を母体とするものや，最近ではアメリカで自閉症療育に対する教育を受けて BCBA（Board Certified Behavior Analyst）などの資格を取得し帰国後開設する者もいる．数は多くはないものの，一定の質は確保されていることが多かった．しかし一部を除いて，法改正後に発達支援事業には移行していないので，療育費用が高額になるという問題点もある（それでも質の高い療育には供給を超える需要がある）．

おわりに

ASDの治療や療育は，たとえば脳性麻痺に対する早期発見・早期対応に比べればまだ始まったばかりであり，方法論においても検討すべきところは多い．しかし一方では，年間にKanner型のASD児だけでも3,000人以上出生していると推定されるなか，できることはするという姿勢が要求されている．

●文献

1) Yamasue H, et al. Integrative approaches utilizing oxytocin to enhance prosocial behavior: from animal and human social behavior to autistic social dysfunction. J Neurosci 2012; 32: 14109-17.
2) 佐々木正美，宮原一郎．自閉症児のための絵で見る構造化—TEACCHビジュアル図鑑．東京：学習研究社；2004.
3) 平岩幹男．自閉症・発達障害を疑われたとき・疑ったとき—乳幼児期のLSTの活用を含めて．東京：合同出版；2015.

--- Column ---

☑ 自閉症療育

自閉症療育については今なおわが国では大きな誤解があるように感じられることがよくある．療育は何かのやり方だけを信じてすればよいというものではない．たとえばABAを始めればそれ以外のことをしてはいけないわけではないし，それぞれの子どもたちに合った療育方法を選択し，そして家庭でどのように対応するのかも保護者に伝えていくことになる．しかしながら「療育施設に送りさえすればなんとかなる」「療育施設に送るしか方法はない」と考えている医療関係者は決して少なくないように思われる．

公的療育機関の多くは少人数での集団療育であり，発達検査や知能検査などによる「個々の評価」は行っているが，児童観察や評価に基づいた個別の療育計画をきちんとしたsuperviseの元に作成しているところはきわめて少なく，作成しているところであっても一定期間後の療育の評価や療育計画の見直しを行っているところはさらに少ない．児童発達支援事業の設置を促進する目的のもと，児童福祉法改正に伴う規制緩和によって多くの発達支援サービスや放課後等児童デイサービスが広がってきており，発達障害対応の看板さえ掲げればいくらでも人は集まるという状況ではあるが，こうしたところに参入している民間の事業者においては質の担保はより急がれる課題となっている．このようななかで，筆者は一定のレベルを保持している療育機関との提携も行っているが，需要に対して供給は圧倒的に追いつかず，また施設によっては発達支援事業としての認定を受けていないために，利用料が高額になる場合もある．

医療機関で療育についての通り一遍の説明を受けるとそれしかないと信じてしまう場合がある反面，なんとかならないかと模索する保護者も存在し，そうした保護者と向かい合うことも筆者の場合には多いが，まずは家庭で何ができるのか，それをどうやれば楽しくできるのかなどを伝えるようにしている．わが子に障害の診断や疑いがつけられた時点で，保護者にとっては相当の負担になっているので，少なくとも受診者側からすれば，まずできることをどのように伝えるのかが医療機関にとって必要なことになっているように感じられる．

（平岩幹男）

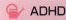 ADHD

診断をめぐって

石井礼花

はじめに

多動症状や不注意症状が問題になる子ども，また成人を診断するうえで，齊藤らによる注意欠如多動性障害(attention deficit hyperactivity disorder：ADHD)のガイドラインにおいても示されているように，日本では米国で使用されている診断分類であるDSM-IV-TRによる診断が一般的であった[1]．今後はその改訂版であるDSM-5によるものとなるだろう．一方，欧州ではICD-10による多動性障害(hyperkinetic disorder)が使用されることも多かった．

本項では，まず，この2つの診断基準，DSMにおける注意欠如多動性障害(ADHD)とICDにおける多動性障害について説明し，またこれらの診断における歴史的変遷を概観し，現在の診断における問題点について考察したい．

DSM-5における注意欠如多動性障害とICD-10の多動性障害

DSM-5の診断基準

まず，日本でADHDの診断時に最も使用されているDSMにおける注意欠如多動性障害(ADHD)の診断基準について述べる(DSMについての詳細な説明は後述)．DSM-5では，基本的には子どもが学校で示す行動について問題となる症状が基準A1(不注意)と基準A2(多動性－衝動性)としてあげられ，(　)内に青年成人期の症状が例としてあげられている(❶)[2]．

それぞれの基準において6か月以上，6個以上満たすことが診断基準となる(成人では5個以上)が，これに加えて，次の4つの基準が満たされている必要がある：

B. 不注意または多動性－衝動性の症状のうちいくつかが12歳になる前に存在していた．

C. 不注意または多動性－衝動性の症状のうちいくつかが2つ以上の状況(例：家庭，学校，職場；友人や親戚といるとき；その他の活動)において存在する．

D. これらの症状が，社会的，学業的，または職業的機能を損なわせているまたはその質を低下させているという明確な証拠がある．

E. その症状は統合失調症，または他の精神病性障害の経過中にのみ起こるものでなく，他の精神疾患(例：気分障害，不安症，解離症，パーソナリティ障害，物質中毒または離脱)ではうまく説明されない．

過去6か月間の3つの優勢な症状による区分に分けられ，小児では不注意の項目9項目中6個以上，多動性－衝動性9項目中6個以上を満たす場合には「混合して存在」，または不注意の項目6個以上，多動性－衝動性5個以下の場合「不注意優勢に存在」，不注意の項目5個以下，多動性－衝動性6個以上で「多動・衝動優勢に存在」とに分けられる．また，重症度の区分があり，症状が社会的または職業的機能にどのくらい障害をもたらすかによって軽度，中等度，重度に分けられる．

ICD-10の診断基準

もう一つのICDの診断分類は，1900年に開かれた第1回国際死因分類会議に端を発する国際疾病分類(International Classification of Diseases)から始まり，1948年以降WHOの主導でその改訂が進められるようになった．ほぼ10年に1回のペースで改訂が行われ，現在はICD-10が使用されており，ICD-11に向けて改訂作業が進められているところである．

ICD-10(WHO, 1992)においては，「多動性障害(hyperkinetic disorder)」の分類が用いられる[3]．注意の障害と多動が基本的症状であり，両者が診断に必要であり，1つもしくはそれ以上の状況で両者を明らかにしなければならない．それぞれの

❶ DSM-5とICD-10の症状

	DSM-5	ICD-10
不注意	a) 学業，仕事，または他の活動中に，しばしば綿密に注意することができない．または不注意な間違いをする(例：細部を見過ごしたり，見逃してしまう．作業が不正確である) b) 課題または遊びの活動中に，しばしば注意を持続することが困難である(例：講義，会話，または長時間の読書に集中し続けることが難しい)． c) 直接話しかけられたときに，しばしば聞いていないように見える(例：明らかな注意を逸らすものがない状況でさえ，心がどこか他所にあるように見える) d) しばしば指示に従わず，学業，用事，職場での義務をやり遂げることができない(例：課題を始めるがすぐに集中できなくなる，また容易に脱線する) e) 課題や活動を順序立てることがしばしば困難である(例：一連の課題を遂行することが難しい．資料や持ち物を整理しておくことが難しい．作業が乱雑でまとまりがない．時間の管理が苦手，締め切りが守れない) f) 精神的努力の持続を要する課題(例：学業や宿題，青年期後期および成人では報告書の作成，書類に漏れなく記入すること，長い文書を見直すこと)に従事することをしばしば避ける，嫌う，またはいやいや行う) g) 課題や活動に必要なもの(例：学校教材，鉛筆，本，道具，財布，鍵，書類，眼鏡，携帯電話)をしばしばなくしてしまう h) しばしば外的な刺激(青年期後期および成人では無関係な考えも含まれる)によって気が散ってしまう i) しばしば日々の活動(例：用事を足すこと，お使いをすること，青年期後期および成人では電話を折り返しかけること，お金の支払い，会合の約束を守ること)で忘れっぽい	課題を未完成で中止したり，活動が終わらないうちに離れてしまったりすることで明らかになる．しばしば一つの活動から次の活動に移るがおそらく他のことに気が散り，一つの課題に注意を集中できないためと考えられる
多動性	a) しばしば手足をそわそわ動かしたり，トントン叩いたりする，またはいすの上でもじもじする b) 席についていることが求められる場面でしばしば席を離れる(例：教室，職場，その他の作業場所で，またはそこにとどまることを要求される他の場面で，自分の場所を離れる) c) 不適切な状況でしばしば走り回ったり，高い所へ登ったりする(注：青年または成人では落ち着かない感じのみに限られるかもしれない) d) 静かに遊んだり余暇活動につくことがしばしばできない e) しばしば"じっとしていない"またはまるで"エンジンで動かされているように"行動する(例：レストランや会議に長時間とどまることができないかまたは不快に感じる；他の人たちには，落ち着かないとか，一緒にいることが困難と感じられるかもしれない) f) しばしばしゃべりすぎる	特におとなしくしていなくてはならない状況において，過度に落ち着きがないことを意味する．状況によって，走り回り跳ね回る，あるいは座ったままでいるべきときに席から立ち上がる，あるいは過度にしゃべり騒ぐ，あるいはもじもじそわそわしていることが含まれる
衝動性	g) しばしば質問が終わる前に出し抜いて答え始めてしまう(例：他の人たちの言葉の続きを言ってしまう；会話で自分の番を待つことができない) h) しばしば順番を待つことが困難である(例：列に並んでいるとき) i) しばしば他人を妨害し，邪魔する(例：会話，ゲーム，または活動に干渉する；相手に聞かずにまたは許可を得ずに他人の物を使い始めるかもしれない；青年または成人では，他人のしていることに口出ししたり，横取りすることがあるかもしれない)	必ずしも診断に必要でないが，診断の確認に役立つ 社会的関係での抑制欠如，多少危険な状況でも向こう見ずであること，社会的規則に対する衝動的軽視，他人が質問を終わらないうちに答えたり，順番を待つのが困難

(American Psychiatric Association. 日本精神神経学会 日本語版用語監修，髙橋三郎，大野 裕監訳．DSM-5 精神疾患の診断・統計マニュアル．医学書院；2014．p.58-65[2]；融 道男ほか監訳．ICD-10 精神および行動の障害．新訂版．医学書院；2005．p.272-5[3])

症状は❶の通りである．これらの判定の基準は状況から予測される程度より過度でかつ，同じ年齢とIQの他の小児と比較して過度であることが必要である．

発症年齢については，ICD-10では低年齢で，特徴的な問題行動は早期に発現(6歳以前)し，長く持続するものであるが，入学前には正常範囲の幅が大きいので，多動と認定するのは困難であ

る，としている．成人期については，診断は可能であるが，発達に見合った基準を考慮して診断すべきであると書かれているのみで，具体例の記載はない．

2つの診断基準の相違点

DSM-5とICD-10の2つの診断基準は，本質的には，同一の行動を記述しているが，重点のおかれている項目が異なり，重点のおき方も異なる．ICD-10の多動性障害は，単純にDSM-5におけるADHDの不注意と多動性-衝動性が混合して存在するという診断に匹敵するものではない．多動性障害は，自閉症など合併症が存在していれば除外されるなど，ICD-10の除外基準はより厳密である．それをあまり字義通りに適用すると，他の問題を抱えているということを除けば，あらゆる観点から見て多動性障害の診断を受けるに値する子どもを排除することになる．今のところ，どちらの定義がより使用しやすいかを示すエビデンスはない．

ただ，ADHD診断の歴史的変遷で後述するように，ICD-10の改訂版であるICD-11とDSM-5は2つの分類をできるだけ一致させるという目標をもって改訂されているため，今後はより整合性のある構成となっていくと考えられている．

ADHDの現在の診断に至る歴史

精神疾患における過去2世紀の間につくられてきた多数の病名は，その定義の仕方が症候学，

❷ ADHD 診断分類の変遷

1844年	Heinrich Hoffmann 絵本『もじゃもじゃペーター』で，行儀の悪いフィリップとして多動な子どもを紹介
1902年	英国のStill 攻撃的で反抗的となりやすい43例の子どもに関する3本の講義記録がLancet(vol 1)に掲載
1917年〜	脳炎の流行
1947年	StraussとLehtinen 「脳損傷児」の概念を提唱
1959年	KnoblochとPasamanick 「微細脳損傷症候群」の概念を提唱
1962年	英国オックスフォードで開催された小児神経学領域の国際研究会において，より適切な概念として「微細脳機能障害」の呼称に転換される
1960年代	Chess 「多動 hyperactivity」の提唱．障害を主症状としてとらえる Wender 「不注意 attention-deficit」の提唱．注意集中時間の短さと集中力の乏しさを症状に含める
1977年	ICD-9(WHO) 「多動症候群 hyperkinetic syndrome」として記載
1980年	DSM-Ⅲ(米国精神医学会) 「注意欠陥障害(ADD)」として記載．2つの下位分類「多動を伴うもの」「多動を伴わないもの」 DSM-Ⅲ-R ADDの疾患概念を，多動を伴うものだけに限定するという修正がなされる
1992年	ICD-10 「多動性障害 hyperkinetic disorders」
1994年	DSM-Ⅳ 注意欠陥多動性障害．3つの下位分類「多動衝動性優勢型」「混合型」「不注意優勢型」
2013年	DSM-5 注意欠如多動性障害．成人期の症状の記載が詳細に．サブタイプの区別がゆるやかに．発症年齢が12歳以下に

病因，経過のどれに重点をおいてなされるかによって異なってきた．ADHD 診断についても，❷に示したように，脳損傷という概念から始まり，症状としてとらえる現在の診断分類に至っている．

多動で衝動的な子どもについての最初の記述

多動で衝動的な子どもについて現在確認できるものとしては，19 世紀半ばにドイツ人医師 Hoffmann による『もじゃもじゃペーター』というさまざまな行動の問題をもった子どもたちが描かれた絵本の中に「行儀の悪いフィリップ」として，多動症状が描かれている．

1902 年には，Lancet の第 1 巻に多動症状をもつ子どもについて，Still によって 3 回にわたって「Some abnormal psychical conditions in children」が掲載された．これが医学的疾患概念を示した初めての記載といわれる．この中で，愚行を繰り返す感情的な子どもの症例（4 歳 8 か月〜13 歳半の 20 例）から以下の特徴を抽出し，「道徳的統制の異常な欠如（abnormal defect of moral control）」と命名した．

田中の要約によると「① 基本的な特徴である「道徳的統制の異常な欠如」は環境への適切な認知，道徳意識，抑制しようとする意志，という 3 つの欠如からなる．② 性差は 15 例が男児，残り 5 例が女児で，偶然とは呼べないほどの不均衡がある．③ 道徳的統制の異常な欠如は 2 歳までは気づかれることなく，3 歳以降遅くとも 8 歳までに明らかになる．④ 明らかな知的遅れは認めない．⑤ 子どもには以下のような状態を示す場合がある（身体的な小奇形，チックや微小な動き，盗みなどの非行や動物虐待やきょうだいへの激しい虐待行為，爆発的怒り，日中の突発的な怯え，衝動的な行為，脳炎や脳腫瘍の罹患歴）」[4]である．さらに「道徳的統制の欠如が成立するには，生来的あるいは乳児期早期の病気による発達上の障害，あるいは後天的な障害により獲得された能力の損失という 2 つが想定される」[4]ことを指摘している．

Still は改善には悲観的な姿勢を示したものの治療環境の必要性を強く強調し，これらの特徴や見解は，現在の ADHD の疾患概念をほとんどとらえているのは驚くべきことである．

脳炎の流行を経て「微細脳損傷症候群」から「微細脳機能障害」へ

1917 年，北米大陸では流行性脳炎の爆発的な流行があり，その後の多数の後遺症研究を通じて反抗的で衝動的で多動症状を呈する子どもたちが増えたことから，「脳炎後行動障害（postencephalitic behavior disorder）」の概念の検討がなされた．さらには，出産時外傷や他の脳炎，鉛中毒，てんかん，頭部外傷後の報告も蓄積されるようになり，脳外傷症候群（brain damage syndrome）と呼ばれるようになった．

脳障害や脳損傷は軽度であれば，行動異常や学習の障害を引き起こすとみなされ，1959 年に Knobloch と Pasamanick が「微細脳損傷症候群（syndrome of minimal brain damage）」という概念を提唱した．しかし，1962 年の国際小児神経学会会議で脳損傷を明確に証明できない以上，脳機能障害（brain dysfunction）という用語に置き換えるように定められ，「微細脳機能障害（minimal brain dysfunction：MBD）」という概念に転換された．

その後，脳機能障害を同定できず Chess らの報告にあるように MBD の兆候だけを示す事例の報告が増えたため，損傷（damage）の有無を問わず，障害を主症状としてとらえるという観点に変化し，多動症候群は脳外傷症候群から分離されることとなった．

DSM-Ⅰの誕生

ここから，DSM の登場と歴史を振り返りながら，現在の ADHD の診断への変遷をたどることとする．米国においては，精神疾患の分類作成の最初のきっかけは，1840 年の国勢調査で，白痴および狂気の頻度を記録する，という統計情報を集めるためであった．1880 年の国勢調査までには躁病，メランコリー，妄想狂，麻痺狂，認知症，飲酒狂，てんかんという 7 つのカテゴリーに分類されている．その後，1917 年に米国精神医学会の統計委員会が国勢調査局の案をもとに，

精神衛生協会と協力して精神病院間の統一的な統計を収集するための新しいマニュアルを作成した．従来の国勢調査は，もともと統計調査用であったが，このマニュアル作成においては臨床的応用も強く意識された．これをもとに，米国精神医学会は精神医学用語を作成し，これが米国医学会における『標準疾病分類と用語集』第1版に取り入れられた．その後，米国精神医学会用語統計委員会はICD-6に改変を加え，1952年「精神疾患の診断・統計マニュアル」第1版（DSM-Ⅰ）として出版した．これは各診断カテゴリーの記述用語が用いられ臨床の使用に焦点を合わせた精神疾患の最初のマニュアルであった．

DSM-Ⅱ「多動（hyperactivity）」から DSM-Ⅲ「注意欠陥障害（ADD）」へ

そして，DSM-Ⅱは初めて「多動（hyperactivity）」を精神医学的診断のために正式な概念として記載した．そして1970年代に入るとWenderやDouglasによって，このような子どもの基本的特徴のなかに注意集中時間の短さと集中力の乏しさがあることが指摘された．そして注意や実行機能をめぐる問題が注目を集めるようになっていき，後に「attention-deficit」と記載されることになった．

1980年には，ICD-9の改訂版と提携して明確な診断基準，多軸システム，病因論に関して中立を貫く記述方法が導入され，DSM-Ⅲへの改訂がなされた．これは臨床家と研究者双方に医学用語を提供することが目的であった．DSM-Ⅲにおいては，この一群の障害を「注意欠陥障害（ADD）」という概念にまとめ「多動を伴うもの」「多動を伴わないもの」という2つの下位分類に分けたが，DSM-Ⅲ-RにおいてはADDの疾患概念を多動を伴うものだけに限定するという修正を行った．

DSM-Ⅳ「注意欠陥多動性障害（ADHD）では3つの下位分類を定義

1994年，DSM-Ⅳの改訂においては，臨床的，教育的，研究的状況で使用されるように作成された精神疾患の分類となった．基本的には診断カテゴリー，基準，解説の記述は診断に関する適切な臨床研修と経験をもつ人によって使用されることを想定しており，研修を受けていない人にDSM-Ⅳが機械的に使われてはならないということが強調された．

DSM-Ⅳにおいて「注意欠陥多動性障害（ADHD）」の診断は，不注意，多動性，衝動性といった3主症状の記載に加えて，それら3症状の組み合わせの違いによる3種類の下位分類を定義し「多動衝動性優勢型」「混合型」「不注意優勢型」という3つのサブタイプに分けられた．それに対し，ICD-10は，サブタイプを区別しないが，不注意，多動，衝動性の症状をもつ必要があるという診断であった．また，日本においては2008年にADHDの和名を「注意欠如・多動性障害」と改変した．

DSM-5の基本理念と特徴

DSM-Ⅳの診断分類においても，現実の診断治療場面において臨床家が感じる不便さ，不適切さは多く残っていた．特に近年注目されている成人のADHDの患者に対して，子どもの生活場面での行動をもとにした現在の診断基準を適応するのは，かなり無理があることが指摘された．

次に作成されたDSM-5の改訂の目的で最も高いプライオリティとしては，臨床的に使用でき，診断そのものを効果的な治療に役立たせることであった．改訂はresearch evidenceに基づいて行われ，今までの診断を基本的には引き継いでいくが必要があれば診断基準の変更は躊躇せず行う，という理念が貫かれた．精神疾患の区分を明確化するため，一般的な症状を特定の疾患の診断基準としないなど（たとえば，不眠を統合失調症の診断に取り入れるなどは行わない），多くの疾患にまたがっている症状について再考することとなった．

DSM-5においてもう一つ特筆すべきは，カテゴリーを横断する次元的アプローチの採用である．これにより臨床家が疾患の重篤度もとらえることができるようにすることも目指された．また，専門家集団の草案がWeb上で公開され，誰でもParticipateボタンを押すだけでパブリックコメントを書いて参加することができる方式もとられた．つまり，今までのDSMの中で，最も開

かれた状態でつくられ，多くの意見が反映されるものとなった．

ADHDに関するDSM-5の改訂点

ADHDについてDSM-5において改訂された点は，まず各診断基準において17歳以上を対象とした成人期の症状も併記されたことである．たとえば，「しばしば"じっとしていない"またはまるで"エンジンで動かされているように"行動する」という項目については，「レストランや会議に長時間とどまることができないかまたは不快に感じる，他の人達には，落ち着かないとか，一緒にいることが困難と感じられるかもしれない」，といった成人期における具体例が入れられている．

また，17歳以上では，不注意，多動性および衝動性について5つ以上の症状を満たすこと，と診断基準がゆるめられた．また，発症年齢については，ICD-10とDSM-Ⅳでは7歳以前から症状がある必要があったが，DSM-5では12歳以下にゆるめられた．また，DSM-Ⅳにおける3つのサブタイプについては，サブタイプの生涯持続性は高くないといった報告もあったため，サブタイプの区別がゆるやかになった．

米国精神医学会とWHOがDSMとICD（国際疾病分類）それぞれの改訂を計画し始めたとき，両者はともに臨床的有用性を改善すること，DSM-5とICD-11を合理的で関連性のある構成に従って整合性のある構成に作り直すという目標を共有した．そして，DSM-5におけるADHDの疾患区分の配置も，ICD-11との整合性に基づき，「神経発達症群」に配置されることとなった（DSM-Ⅳでは，「通常，幼児期，小児期，または青年期に初めて診断される障害」の中の「注意欠陥および破壊的行動障害」に配置）．

おわりに

今まで述べてきたように，ADHDの診断については，さまざまな歴史的変遷を経て現在の形に至っている．ADHDの診断には他の一般的な慢性疾患と同様に（精神疾患だけではなく高血圧などの疾患も含めて），客観的な診断のカットオフポイントがないという問題がある．そのため，生物学的な画像研究や遺伝子研究が行われ，客観的な指標を確立する取り組みが行われているが，それだけで診断できる基準はできていない．

また，疾患区分を"カテゴリー"としてとらえる硬直したカテゴリーシステムは臨床経験や重要な科学的観察をとらえていないという今までの研究成果から導かれた認識により，他の医学疾患と同様に，DSMが現行のカテゴリーを横断する次元を含んで精神疾患に次元的アプローチを導入していく方向性となっている．つまり，現在の診断基準のまま客観的な指標を使用してカットオフポイントを明確に見つけることは困難とも考えられる．

それでも，DSM-5，ICD-10で診断した場合には，その診断を受けた場合の利益と，診断して治療や環境調整を受けた場合の副作用または不利益とのバランスが良いという信頼性があると考えられる[5]．そして，診断を確定するためにDSMやICDを使用するには，十分な臨床の研修と経験が必要であり，過剰診断や過少診断の危険性は常にあることを念頭におく必要がある．

文献

1) 齊藤万比古，渡部京太編．注意欠如・多動性障害―ADHD―の診断・治療ガイドライン．第3版．東京：じほう；2008．p.3-4．
2) American Psychiatric Association. 日本精神神経学会日本語版用語監修，髙橋三郎，大野　裕監訳．DSM-5精神疾患の診断・統計マニュアル．東京：医学書院；2014．p.58-65．
3) 融　道男ほか監訳．ICD-10精神および行動の障害―臨床記述と診断ガイドライン．新訂版．東京：医学書院；2005．p.272-5．
4) 田中康夫．ADHD概念の変遷と今後の展望．精神科治療学 2010；25：709-16．
5) Thapar A, Cooper M. Attention deficit hyperactivity disorder. Lancet 2015 Sep 16．[Epub ahead of print]

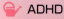 ADHD

疫学と家族歴

石井礼花, 桑原 斉

はじめに

　注意欠如多動性障害(attention deficit hyperactivity disorder：ADHD)は不注意，多動，衝動性によって特徴づけられる神経発達障害であり，小児期に認められる精神疾患として最も多いといわれている．しかし，その有病率の報告は，研究の方法論によってさまざまであり，また，開発途上国，貧困が問題となる国からの研究報告が少ないことも，この疾患の本質を知ることを難しくしている．それでも，ADHD は成人期にわたって長く継続することが長期的な研究からわかってきており，その成果が新しい診断基準 DSM-5 に反映され，公衆衛生上重要な疾患であることが注目されてきている．

疫学

　米国を中心に ADHD は DSM によって診断されてきた．最新のメタアナリシスによれば小児期の有病率は 3.4% と報告されている[1]．ヨーロッパでは，ICD-10 を用いており，多動性障害においては 1.4% の有病率といわれ，DSM-Ⅳ の診断時との違いがある[1]．有病率の違いは地理的要因によるものとは考えにくく，方法論(自記式か，両親や養育者以外からの情報を集めるか，ICD か DSM かなど)の違いによるものと考えられる．ヨーロッパでは過少診断の問題があるとされている一方，米国では過剰診断や，ADHD 治療薬の過剰投与もしくは地域によっては過少診断の問題も報じられている．

　ADHD への薬物処方数がここ数十年で非常に増えてきているといわれるが，社会の変化によって ADHD の罹患率が上がったとするエビデンスはない．むしろ，両親や教師の ADHD への関心が高まっていて，子どもの機能に及ぼす影響が認識されるようになったためと考えられる．男性の ADHD の有病率が女性よりも高いというのは，疫学研究から明らかであり，3〜4：1 と報告されているが，実際の臨床診断では 7〜8：1 となるという．これは，女性患者へのバイアスが原因と考えられている[1]．

　このように，世界各国の臨床現場では，ADHDのアセスメントに関するコンセンサスが十分とは言い難く，治療が適切に行われているかどうか定かではないことが問題となっている．

長期経過

　最近のメタアナリシスでは成人 ADHD の有病率は 2.5% とされている[1]．ADHD の子どもの経過を成人期まで前方視的に追跡した調査としては，Montreal Study(Weiss と Hechtman)，New York Study(Mannuzza, Gittelmann-Klein)，Milwaukee Study(Barkley)，Swedish Study(Rasmussen, Gillberg)などがあるが，方法論の違いなどもあり，成人期まで ADHD の症状が持続している割合の報告は異なっている[2]．成人になって初めて受診する場合に，小児期の情報を得るには，通知表など客観的な記載が有用である．

　Faraone らは，32 の ADHD 児の前向き経過追跡調査でメタ解析を行っており，成人の 65% は症状をすべての基準で満たすか部分寛解であると報告した．持続している ADHD を，DSM-Ⅳ の ADHD の診断基準を完全に満たしていることと定義すると，25 歳時に ADHD 症状が持続している率は低く，15% 以下である．一方，DSM-Ⅳ の ADHD の部分寛解と定義すると ADHD 症状の持続率ははるかに高くなり，65% であった[3]．

　診断の定義にかかわらず，年齢とともに ADHD 症状は減少していくことはわかっており，2013 年に出版された DSM-5 では，はっきりと，成人 ADHD の診断に必要な症状の数を減らしている[1]．また，成人に移行すると性差は小さくな

っていくこともわかっている．その理由として，児童期では，多動や衝動性が女児よりも目立つ男児のほうがより事例化しやすいのに対して，成人期に自ら受診する患者は，素行障害や反社会的問題行動が少なく知的能力も高いので受診バイアスが児童期に比べて小さくなること，成人期では不注意優勢型が多くなり女性が事例化しやすいことがあげられる[1]．

また，ADHDは成人に移行する障害であることがはっきりしているにもかかわらず，治療の移行は困難である．ADHDの経過追跡調査の結果から，成人期への移行の過程において，気分障害，不安障害，パーソナリティ障害などの多彩な併存障害を示すこと，低い学業成績，運転事故，仕事の困難，アルコール・薬物乱用，性的行動の問題，自己評価の低下といった広範囲にわたる機能障害と関連していることが明らかになってきている．ADHD患者への医療コストは一般の2倍といわれ，ADHDは最も重大な公衆衛生の問題の一つである[2]．

家族歴

成人のADHDを対象にした家族研究では，成人発端者の子どもでは57％，同胞では41％がADHDに罹患し，子どものADHD発端者の同胞の罹患率15％を大きく上回っていた[4]．さらに，小児期から青年期にかけての縦断的研究では寛解した症例に比べて，ADHD症状が持続していた症例では，同胞か両親にADHDが多かった[4]．これらの家族研究の結果を総合すると，成人までADHD症状が持続している症例では，小児期に寛解する症例よりも第一度近親者におけるADHDのリスクが高いであろうことが示唆される．

一方で，成人期の双生児研究ではADHD傾向に関して，遺伝要因の関与が30〜40％程度と見積もられており，小児期と比較して低下している[4]．この結果は，成人期まで持続するADHDでは家族歴の頻度が高いとする一連の報告とは合致しないようである．この不一致の原因としては，方法論の問題が考えられており，実際に小児期のADHDと比較して，成人期のADHDにおいて遺伝要因の関与が強いのか，あるいは弱いのかは現時点では不明確である[4]．

おわりに

方法論の違いによって数値の差はあるが，ADHDは最も頻度の高い神経発達障害および精神疾患と考えられる．そして公衆衛生上においても取り組むべき重大な障害と考えられている．まずは，診断アセスメントツールをより良いものにして，世界共通で使用できるよう整備していく必要があるだろう（「診断をめぐって」〈p.26〉参照）．

また，小児期に診断されたADHDに対してどのような介入を行えば，成人期の予後を良くすることができるかについての長期的な研究も必要である．その一つとして，米国国立精神保健研究所が7〜9.9歳のADHD児について行っているMultimodal Treatment Study of ADHD（MTA study）がある．その結果として，アルゴリズムに基づいた重点的・定期的な薬物療法，あるいは，行動療法との併用が治療後短期的には有効であった一方，重点的な治療を続けなかった場合，長期的予後が有意に改善するとはいえない結果が報告された[5]．つまり，適切な治療を継続することが長期予後を改善させる可能性が示唆された．

今後，方法論の統一を図ったうえで，各国で長期的な前方視的経過追跡調査を行ってADHDの子どもの予後を改善する要因について探っていく必要があると考えられる．

● 文献

1) Thapar A, Cooper M. Attention deficit hyperactivity disorder. Lancet 2015 Sep 16.［Epub ahead of print］
2) 渡部京太．ADHDの疫学と長期予後．精神科治療学 2010；25：727-34.
3) Faraone SV, et al. The age-dependent decline of attention deficit hyperactivity disorder: a meta-analysis of follow-up studies. Psychol Med 2006; 36: 159-65.
4) 桑原 斉，佐々木 司．ADHDの遺伝．精神科 2013；23：19-24.
5) Hinshaw SP, Arnold LE; For the MTA Cooperative Group. ADHD, Multimodal Treatment, and Longitudinal Outcome: Evidence, Paradox, and Challenge. Wiley Interdiscip Rev Cogn Sci 2015; 6: 39-52.

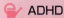 ADHD

遺伝子研究

石井礼花，桑原　斉

はじめに

　ADHDは，他の多くの精神疾患と同様に，必要十分に発症リスクを説明できる原因は特定されていない．しかし，発端者の第一度親族は5〜9倍の相対リスクがあるといわれており，双生児研究に基づき，遺伝要因の影響は発症原因の約76％を説明すると考えられている．これは自閉症スペクトラム障害（ASD），統合失調症の遺伝要因の影響とほぼ同等といわれている．

　基本的には複合的な要因がADHDの発症に関わっているとされるが，まれな遺伝性疾患（脆弱X症候群，結節性硬化症，Williams症候群，22q11.2欠失症候群など）がADHDの高い合併率やADHD様症状を呈していることが報告されている．このうち脆弱X症候群，結節性硬化症はASDとの関連が報告され，22q11.2欠失症候群は統合失調症との関連も指摘されている[1]．

ADHDの遺伝子研究

連鎖解析

　複数のグループが，全ゲノムを対象とした連鎖解析を行ってきた．メタ解析では，16q22-24領域でのみ有意な連鎖が報告されているものの，これらの研究結果の再現性は十分であるとは言い難い．連鎖解析の結果はADHDの候補領域の示唆を与えるが，一般的に連鎖解析のみでは解像度が低く特定の遺伝子変異までたどり着けないことが多いため，候補領域を関連解析などで確認する必要がある．

関連解析

　関連解析は，一般的にかなり高い頻度で起こる病気は深刻な遺伝子変異ではなく，遺伝子機能が少し影響されるような変異が多数関与しているのではないかというcommon disease common variant（CV）仮説に基づき，アレル（対立遺伝子：父親由来と母親由来の2本の相同染色体の同じ部位に属する2つの遺伝子）頻度は高いがeffect sizeの比較的小さい遺伝子変異を検出する方法である．病態仮説に基づいて個々のSNP（single nucleotide polymorphism）をタイピングした結果が数多く報告されたが，大多数は再現されることがなかった．

　dopamine transporter 1（DAT1），dopamine receptors 4と5（DRD4，DRD5），serotonin transporter遺伝子などのモノアミンに関わる遺伝子やtryptophan hydroxylase遺伝子などで，ADHDとの関連がメタ解析を用いて報告されている．しかしながら，現在これらの候補遺伝子研究で報告された結果に関してADHDの発症に影響を与えていることが確実視されている遺伝子はない．

GWAS研究

　その後，ヒトゲノム全体にわたり，網羅的に関連解析を行う全ゲノム関連解析（GWAS）の手法が開発された．現在までに7つの独立サンプルでGWASが実施され，また独自のサンプルも加えたメタアナリシスも行われているが，いずれもgenome wide significanceに到達するSNPは同定されていない．

　ADHDのGWAS研究はそれぞれが1,000〜5,000例前後の解析である．現在のところ，ADHDのGWAS研究から確定的な候補遺伝子は同定されていないが，これはCVがADHDの発症に影響を与えていないと説明するには検出力が十分ではなく，CVが発症に影響を与えているのであれば12,000例を超える解析で，genome wide significanceを得るSNPが同定できるのではないかと考えられている．

CNV解析

　従来のDNA配列変化のみでなく，ゲノムの1Kb以上の長さにわたる欠損や重複などのcopy

number variation(CNV)がヒトのゲノム上に多数存在することが明らかにされ，複数の研究でADHDにおけるCNVの異常が報告されている．それぞれの研究が数百例〜千例程度のサンプルを対象にして1つの遺伝子について1例〜数例で確認されるrare variantを対象に解析する手法がほとんどであり，そのCNV領域の一部は重複するが，多くのCNV領域は重複しない．

これらのCNV解析では，まれで長大なCNVがADHDで多いこと，ASDや統合失調症，Tourette障害の候補遺伝子との重複，pathway解析によるグルタミン酸関連遺伝子の関与など，複数の遺伝子に存在するまれなCNVの効果を統合して，ADHDの病態への関与を統計学的に明らかにしている．その一方で，15q13.3やPARK2という単一の領域の異常をADHDの病態と関連づけているCNV研究もある[2]．

ADHDにおける遺伝子と環境要因との相互作用

関連解析で十分な結果が得られない原因として，検出力の不足について先に述べたが，ほかに遺伝子多型と環境要因との相互作用の影響がありうると考えられている．しかし，DAT1遺伝子多型×心理社会的逆境やDAT1多型×妊娠中の喫煙などの報告が2000年代に多数されているが，十分な再現性をもった結果は得られていない[3,4]．環境要因に関しては，GWASのように網羅的に解析する手法は開発されておらず，type I errorが生じる余地が残っている状況である．

DNAの塩基配列は細胞が分裂した後も正確に受け継がれ，親から子，子から孫へと継承されていくが，同じDNAの塩基配列であっても個体あるいは細胞によって表現型は異なる．このようにDNAが表現型を表すために周辺環境とどのように相互作用するのかという事象をエピジェネティクスという（定義は明確ではなく研究者によって異なることもある）．具体的に研究されているのは，DNAのメチル化，ヒストンのアセチル化，これらによって引き起こされるクロマチン構造の変化などである．

ADHDの発症は遺伝子に大きな影響を受けるが，遺伝子では説明できない部分の少なくとも一部はエピジェネティクスが担っていると考えられている．現在のところ研究報告は限られ決定的な知見は報告されていないが，技術の進歩によりADHDの病態解明のブレークスルーになることが期待されている[5]．

おわりに

現在までの遺伝学的研究の結果は，ADHDがheterogeneousな疾患であることを支持している．したがって今後の研究結果から，過半数のADHDの発症に決定的な影響を与えている単一の遺伝子異常が同定される見込みは乏しい．異なった遺伝子異常からADHDの病態を理解するために，pathway解析の手法がより重要になってくるものと思われる．

さらにADHDの定義は比較的疾患特異性が乏しい行動の評価によるため，そもそも1つのpathwayで説明できる病態であるかどうかも明確ではない．脳画像の結果などを用いてより脳機能異常を特定したendophenotypeを抽出することができれば，特定のpathwayを経て生じるADHD（の一部）を明確に同定することができるかもしれない．

このように，ADHDの遺伝研究に関して現在揃っている確定的な知見は少ないが，進展の余地は十分に残されていると考える[2]．

文献

1) Thapar A, Cooper M. Attention deficit hyperactivity disorder. Lancet 2015 Sep 16.［Epub ahead of print］
2) 桑原 斉, 佐々木司. ADHDの遺伝. 精神科 2013；23：19-24.
3) Laucht M, et al. Interacting effects of the dopamine transporter gene and psychosocial adversity on attention-deficit/hyperactivity disorder symptoms among 15-year-olds from a high-risk community sample. Arch Gen Psychiatry 2007; 64: 585-90.
4) Kahn RS, et al. Role of dopamine transporter genotype and maternal prenatal smoking in childhood hyperactive-impulsive, inattentive, and oppositional behaviors. J Pediatr 2003; 143: 104-10.
5) Elia J, et al. Epigenetics: genetics versus life experiences. Curr Top Behav Neurosci 2012; 9: 317-40.

ADHD

自然経過・成人移行

広瀬宏之

本項では，ADHDでみられることの多い臨床像を時系列で述べていく．ひとくちに「自然経過」といっても，周囲の環境や介入の有無によって，経過はさまざまである．適切な環境下に置かれれば，学童期以降，臨床像は改善し，思春期以降，表面的には症状は目立たなくなる．年齢ごとの臨床像を❶に示す．

乳児期

もちろん，まだADHDの診断はつかない．しかし，多くの保護者は，あとから振り返ってみて「とても大変な赤ちゃんだった」という記憶をもつことが多い．たとえば，癇が強い，夜なかなか寝ない，あやしても泣きやまないなどである．

こういった育児の困難さがあって，周囲の理解やサポートが乏しいと，子育てが困難になり，容易に不適切な養育に発展する．親子の愛着形成も不十分になり，養育困難はより増悪する．母親は疲労困憊し，子どもの情緒も安定せず，母子関係は悪循環に陥る．

幼児期

歩き始めると，どこに行ってしまうかわからず，片時も目が離せなくなる．食事や買い物など，じっとしていることが苦手である．親子のバトルが激化することも多い．好奇心旺盛な反面，母親を質問攻めにしたりして，より疲弊させる．

集団生活が始まると，悩みはより深くなる．一般に，ADHDの子どもは，一対一の環境よりも，集団の刺激の多い環境で，より落ち着きがなくなるからである．家庭でようやく落ち着いたと思っても，集団生活での逸脱が多くなり，先生から指摘されることも増える．

この頃になると，親にも周囲にもADHDかもしれないという疑いが芽生えてくる．専門機関の門を叩き始める時期である．

学童期

小学校での勉学が始まり，日常生活や人間関係が複雑になると，より困難さが増悪する．幼児期には動きの多さからADHDと考えられていても，学童期になって，社会性の問題が顕在化し，ASDが明らかになる場合もあり，子どもの特性に注意する必要がある．

もちろん，専門機関を受診して診断名をつけてもらうことが支援の開始ではない．たとえば，特別支援教育の中で，子どもの特性に見合った合理的配慮があれば，それでもよい．ただ，ADHD症状から由来する生活の困難さが強い場合は，診断名はあったほうがよかろう．

こうして，幼児期後期から学童期にかけて，ADHDやその他の発達障害の診断がつき始める．診断名がつくと，「病気」として診断されたことに親は悩み苦しみ，葛藤しながらも，子どもの特性に合わせた関わり方を模索していく．それと並行して，集団における環境調整を進めることで事態はようやく好転の兆しを見せ始める．

思春期

周囲の適切な理解，教育現場での合理的配慮，あるいは必要な薬物治療を受けていると，思春期には表面的な症状が治まり，社会適応が改善していく．幼少期にあれほど手を焼いた動きの多さも，表面上は影をひそめる．

しかし，不注意症状は持続していることが多い．生活が複雑になり，処理すべきタスクが増えるにつれ，うまくいかないことも積み重なってくる．周囲の支援が適切でなかったり，家庭内に根深い心理的葛藤があったり，いじめや不適切な養育などの逆境体験の積み重ねがあると，ADHDの子どもは，容易に二次症状を引き起こしていく．

❶ 年齢ごとの臨床像

乳児期	動きが多い 癇が強い すぐに泣く 夜泣きが激しい 夜も頻繁に目を覚ます 愛着形成が不十分になる 不適切な養育に発展する	まだ診断には至らない
幼児期前期	歩き出すと目が離せない しばしば迷子になる 片時もじっとしていない 落ち着いて食事ができない しばしば怪我をする すぐに手が出る 些細なことで泣きわめく 不適切な養育が遷延化する	ADHDを疑い始める
幼児期後期	反抗期が激しい 集団生活で容易に逸脱する 好奇心旺盛で「何で？」が多い 誰とでも友達になる 乱暴な言動が多い	ADHDの診断がつき始める
学童期	順番が待てない 考える前に行動してしまう 思いついたことを口にしてしまう 常に動いていて慌ただしい 集中時間が短い じっくりと課題に取り組めない やろうとしたことを忘れてしまう 忘れものが多い ぼんやりしている時間が増える 気分の浮き沈みが激しい やろうとしたことに最後まで取り組めない できるときとできないときの差が激しい	困難さが増悪する ADHDの診断がつく 治療や支援が始まる
思春期	学習がむずかしくなる 反抗的な態度が目立ってくる 家族関係がややこしくなる 友人関係でトラブルが増える 気分の落ち込みが激しくなる 乱暴な振る舞いが増える 万引きなどの素行障害が出現する	二次障害が顕在化する
成人期	素行障害が増悪する 反社会的行動が目立ってくる 気分の波が激しくなる 依存症が目立ってくる 交通事故などのトラブルが増える 家庭生活が破綻する 職場でうまくいかなくなる 人格の荒廃や破綻をきたす 不適切な養育を再現してしまう	精神疾患に発展する

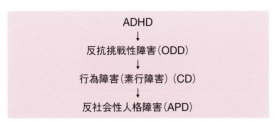

❷ DBD(Disruptive Behavior Disorder)マーチ
ODD：oppositional defiant disorder, CD：conduct disorder, APD：antisocial personality disorder.
（齊藤万比古. 2000[1]）

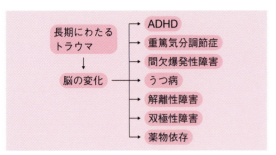

❸ 発達性トラウマ障害 （van der Kolk BA. 2005[2]）

❷に，そうした一部の児にみられるDBD[1]マーチを示す．ADHDの中核症状に加え，反抗挑戦性障害や素行障害が顕在化し，最終的には反社会性人格障害に帰着する．

先天的な因子とは別に，後天的にさまざまな逆境体験が積み重なると，発達性トラウマ障害[2]と呼ばれる状態が惹起される．これは，虐待など長期のトラウマ体験の連続で生じる発達障害類似の特徴をまとめた症候群である．ADHD様の臨床像を含め，きわめて多彩な臨床像を呈する（❸）．発達性トラウマ障害はADHDに固有というわけではないが，ADHDを含めた発達障害のある子どもは，発達の凸凹や脆弱性があるため，逆境体験が積み重なりやすく，発達性トラウマ障害に陥るリスクを有している．

成人期

従来，ADHDは子どもだけの状態で，成長に伴いADHD症状は改善し，予後は比較的良好と考えられてきた．確かに，幼少期にADHDと診断されても，成人まで診断名が残る割合は10〜20%程度と考えられている．

しかし，診断閾値以下の状態であっても，ADHDの特性は70〜80%のケースに残存しており，容易に不適応に陥る．やはり，ADHDは子どもだけの問題ではないのである．

幼少期からADHDの症状が顕在化していて，成人になってもそれが残存している場合，さらに，支援が不十分だったり，逆境体験が積み重なったりして，二次障害や併存症が顕在化していると，精神科的な治療を要する場合も少なくない．

成人においてADHDの確定診断が残る場合，併存する精神疾患の合併率は，気分障害や不安障害がそれぞれ15〜30%，アルコール・薬物依存や反社会性人格障害がそれぞれ10〜20%，という研究もある[3,4]．

一方，社会生活を営むようになって初めて，ADHDと診断される場合もある．

幼少期からADHDの特性はあっても，生活の中で求められるものが複雑ではない学生時代は，支援につながるほどの不適応を起こさずにすんでいたのだろう．しかし，社会生活ではさまざまなことを同時に処理しなくてはならない．家庭生活も同様であり，キャパシティー・オーバーを起こして初めて，ADHDの診断に至ることも少なくないのである．

いずれにしても，ADHDは子どもだけの状態ではない．人生の長期間にわたる，適切な支援が不可欠なのである．

● 文献
1) 齊藤万比古. 注意欠陥/多動性障害(ADHD)とその併存障害―人格発達上のリスク・ファクターとしてのADHD. 小児の精神と神経 2000；40：243-54.
2) van der Kolk BA. Developmental trauma disorder: toward a rational diagnosis for children with complex trauma histories. Psychiatr Ann 2005; 35: 401-8.
3) Biederman J, et al. Adult outcome of attention-deficit/hyperactivity disorder: a controlled 16-year follow-up study. J Clin Psychiatry 2012; 73: 941-50.
4) Barbaresi WJ, et al. Mortality, ADHD, and psychosocial adversity in adults with childhood ADHD: a prospective study. Pediatrics 2013; 131: 637-44.

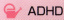ADHD

必要な検査

広瀬宏之

診断に必要な臨床検査

ADHDの診断に必要な臨床検査はないといっても過言ではない.

ADHDを含め，発達障害は原則として臨床診断であり，子どもの状態像を多角的に把握することで，正確な診断に到達する．ここで，「多角的」という意味は，目の前の子どもの状態や，親からの話だけで安易に診断をしてはいけないということである.

DSMなどの診断基準にも明記されているように「症状のいくつかが，2つ以上の状況で存在すること」が診断には必須である．つまり，診察室，家庭，園や学校など，さまざまな場面での子どもの様子の情報を集めることこそ，ADHDの診断に必要な「検査」である.

除外診断のために必要な検査

とはいうものの，ADHD以外で，「多動・衝動性」や「不注意」を呈する状態を鑑別するために，検査が必要な場合はある.

あらかじめ注意しておきたいのは，以下のさまざまな状態と，ADHDが合併する可能性もあるということである．特に，その他の発達障害や不適切な養育が合併しているときは，白か黒かのステレオタイプな診断に陥ることなく，俯瞰的に子どもの全体像をアセスメントし，適切な支援を検討していく必要がある.

身体疾患

「多動・衝動性」や「不注意」を呈する身体疾患を❶に示す.

神経疾患や内分泌疾患を疑う場合は，脳画像検査，脳波検査，血液検査を行い，その他，必要に応じた臨床検査や，他科へのコンサルテーションを検討する.

ただし，「多動・衝動性」や「不注意」以外の症状が皆無のときに，盲目的に臨床検査を行ってはいけない．あくまで，臨床症状を丁寧にアセスメントして，ADHDだけでは説明がつかない場合に検査を検討すべきである.

発達障害や精神疾患

「多動・衝動性」や「不注意」を呈する発達障害や精神疾患を❷に示す．最も多いのはASDである．ASDとADHDとでは，支援のあり方が違ってくるので，留意したい．鑑別に必要な検査やアセスメントがあれば，それぞれ検討する.

不適切な養育

発達障害は不適切な養育の大きな危険要因であり，反対に不適切な養育により容易に発達障害類似の状態に陥る．生活環境の多角的なアセスメン

❶ ADHD類似の症状を呈する身体疾患
- てんかん
- 脳炎や頭部外傷の後遺症
- 脳の器質的疾患（血管障害・腫瘍）
- 甲状腺機能亢進症
- 副腎白質ジストロフィー
- 視聴覚障害
- 睡眠障害
- アトピー性皮膚炎

❷ ADHD類似の症状を呈する発達障害や精神疾患
- 自閉症スペクトラム障害（自閉スペクトラム症）
- 知的能力障害
- コミュニケーション障害
- 特異的学習症
- 反抗挑戦性障害
- 素行障害
- チック障害
- 強迫性障害
- 不安障害
- 気分障害
- 愛着障害

❸ **アセスメントに必要な検査**
- WISC-Ⅳ
- ADHD RS-Ⅳ
- PARS-TR
- K-ABC Ⅱ
- Vineland-Ⅱ 適応行動尺度
- 音読検査　　　　　　　　　　　など

❹ **薬物療法に際して検討すべき検査**
- 脳波
- 血圧
- 心電図
- 血算・血液生化学

トが必須である．

適切な支援のために行いたい検査

❸に示すような検査を行って，子どもの状態像の精密なアセスメントがあると，より適切な支援に結びつく．特にWechsler系の知能検査は，全体の知能レベルだけでなく，認知のばらつきも把握できるため，行っておきたい．

薬物療法の際に必要な検査

薬物療法に際しては，副作用のモニターのため，❹に示す臨床検査を検討する．

Column

☑ **多動さまざま**

ひとくちに「多動」と言ってもさまざまで，すべてをADHDに結びつけるのは間違いである．

そもそも，好奇心に基づいた多動は学習の原動力であり，正常発達でも多く認められる現象である．子どもは動き回ることにより世の中を探索し，多くの経験を積んで発達していく．

とはいえ，多動もほどほど，発達にとって"ちょうどよい"多動でなくてはならない．"発達の程度に不相応"であれば，ひとまずADHDと診断し，支援を検討する必要がある．

多動を主訴に受診した場合，ホルモン異常などの器質疾患の鑑別はもちろんであるが，もっとも見逃してはならないのはASDと不適切な養育である．

3～4歳の多動は，経過を見ていくとASDが顕在化していくことが多い．ASDではコミュニケーション，社会性，感覚過敏など，幅広い支援が必要であり，より俯瞰的な視点が必要となる．

不適切な養育も見逃してはならない．著しい多動と集団不適応を主訴に受診し，当初ADHDと診断して療育や薬物療法を行ったが状況は改善せず，児の外傷から身体的虐待が発覚したといったケースは，まれではない．精神的虐待や大災害などの大きなトラウマも，ADHD様の症状を引き起こす．ややこしいことに，生物学的なADHDと不適切な養育が合併することも少なくない．

多動をADHDと診断して安心してはいけないのである．

〔広瀬宏之〕

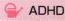

治療と療育

広瀬宏之

専門機関への橋渡し

ADHDを含め，発達障害の頻度は子どもの10％程度であり，かなりありふれた状態である．小児科医であれば誰でも，発達障害に関しての基本対応ができるのが理想である．しかし，現時点では診療時間や保険診療上の制約もあり，なかなかそれは難しい．したがって，発達障害を疑った場合は，専門機関への橋渡しを上手にすることを考える．ADHDについても，自分がどこまで対応できるかを常に意識しておくことが必要である．

❶に支援の階層性を示す．下にいくほど，専門性が高くなる．

専門機関への橋渡しに際して，最も大切なことは，根拠もなく「大丈夫」と言わないことである．発達障害は日々さまざまな問題を惹起する．しかも，親が気づくより前に，子どもが苦戦していることがほとんどである．最初の相談で，「大丈夫，これはこの子の個性です」とか「親の育て方の問題です」など，間違ったコメントをされ，専門機関への受診が遅れて子どもの状態が著しく悪くなる例は，少なくないのである．

ようやく親が重い腰をあげて「発達障害かもしれない」と考えるに至ったのである．正確な診断はともかく，子どもが難渋していることは事実であろう．確かな根拠もなく，それを否定してはならない．「心配はわかる．でも，ここでは正確なことはわからない．ぜひ，専門機関に相談してほしい」という提案をしてほしい．

専門機関は地域によってさまざまで，小児神経科医や児童精神科医のいる病院，療育センターや発達支援センター，学校や教育センターがある．地域の実情に合わせた紹介先をリサーチしておくことも大切である．

支援の概要

専門機関での支援の概要と，その流れを❷に示す．

最も重要なことは，ケースのアセスメントである．ケースとは，子ども自身と，子どもをとりまくさまざまな環境の複合体である．

まず，子どもの発達特性をアセスメントする．知的なレベルやASDなどの合併を確認する．ADHD単独例と，他の発達障害の合併例とでは，対応が根本的に異なってくる．年齢が上がってき

❶ 支援の階層性

高く専なり性るが	(1) ADHDを疑い専門医に紹介する
	(2) ADHDを治療する
	(3) ADHDの治療のみならず地域支援をする
	(4) ADHDから派生した二次障害を治療する

❷ 専門機関での支援

(1) 子どもの発達特性をアセスメントする
   →目の前の状況だけでなく，生活全体の状況を把握する
(2) 子どもをとりまく環境をアセスメントする
   →家族環境や集団の特徴をアセスメントする
(3) 診断して特性を理解してもらう
   →診断名を伝え，ADHDの特性を家族に理解してもらう
(4) 環境を調整する
   →ADHDの特性に合った関わり方や環境調整を工夫する
(5) 関係機関と連携する
   →子どもが所属している集団の先生と連携をとる
(6) 薬物療法を検討する
   →環境調整で不十分であれば薬物療法を導入する
(7) リハビリやカウンセリング
   →必要に応じて，セラピストによる訓練や相談を行う
(8) 経過を振り返る
   →介入効果が乏しければ，アセスメントや支援内容を見直す
(9) 全般的な状況をモニターする
   →子どもや周囲の変化，薬物の作用・副作用をモニターする
(10) ゴールを考える
   →さまざまな支援が自足できるようになることが目標である

た場合は，二次障害や併存症の有無も確認する．次いで，家族環境や教育環境をチェックする．子どもの特性に見合った関わりになっているであろうか？

療育での支援はオーダーメードである．その内容は，ケースによってさまざまである．また，療育機関でも，機関ごとにできることとできないことが異なってくる．たとえば，ケースワーカのいない専門機関では，地域連携や地域支援は限られてくる．

家族や学校の状況によっても支援内容が変わってくる．ケースごとに，どんな支援が可能であるかという「実現可能性」を見極めることが必要である．たとえば，親の不注意症状が強い場合に，1日2回の服薬を欠かさないことは，かなりハードルが高いものである．

支援のゴールは，特性があっても自分でそれに見合った環境調整ができることである．自分の特性に目を閉ざさないように，自尊心を貶めないような対応が不可欠である．

環境調整

❸ に対応のコツを示す．

ADHDでは「同時に」「複数の」刺激を処理することが難しいため，環境からの刺激を減らすことが第一である．教室では座席を前にして，周囲に刺激になるものを置かないようにする．注意の持続が短いため，授業の組み立てを小刻みにし，合間に区切りを入れる．一斉指示だけでなく，本人に向けての声かけにより，注意を喚起する．

指導教材の工夫，視覚的情報伝達の多用，トークンエコノミー（ご褒美）なども大切である．集中力が維持できずに学習が遅れる場合は個別指導を検討する．不注意にはメモをとる，行動をパターン化するなどの工夫が必要である．

薬物療法

現在，日本ではADHDに対して2種類の薬物が処方可能である．対処療法にすぎないという見方もあるが，診断が正しければ薬物療法の改善率は8〜9割に及ぶ．

幼少期からずっと多動であったが，薬を内服して初めて落ち着けるようになり，「いままで集中しなさいとずっと怒られ続けてきたけど，薬を飲んで初めて"集中"という言葉の意味がわかった」と言ってくれた子どももいる．

薬物療法と環境調整や行動療法を併用しつつ，成功経験を積みかさね，薬なしの生活を目標とする．詳細は「薬物療法と注意点：ADHD」（p.191）で述べる．

行動療法とペアレント・トレーニング

環境調整や薬物療法と並んで，行動療法とペアレント・トレーニングも，ADHDの支援には欠かせないツールである．薬物療法と行動療法の組み合わせにより，効果が確実になる．

行動療法では，目で見える「行動」をターゲットにする．ADHDでは，「多動」「衝動」がターゲットになりやすい．どういった状況で子どもが「多動」になり，どういった状況で子どもが「落ち着く」のか，子どもの行動の観察と，行動に影響を及ぼす周囲の因子の分析を行って，より「落ち着く」状況が増えるように環境調整を行っていく．

ペアレント・トレーニングも行動療法の考えに沿った有効な支援策である．子どもの行動を変容させることを目標に，特に，母親の関わりをスキルアップさせていく．いくつかの流派があるが，いずれも，子どもの行動を「増やしたい行動」「望ましくない行動」「危険な行動」に分類し，「増やしたい行動ではほめたりご褒美を与えたりする」「望ましくない行動では注目を取り去る」「危険な行動では警告したり禁止したりする」などの行動

❸ 対応のコツ

- 刺激を少なくする，同時に処理すべき情報を減らす
- 一つずつ順番にやっていく＝スモールステップ
- 刺激が多いときは，何が大切か明示する＝重みづけ
- 耳だけでなく，目でもわかるような情報提示をする＝視覚提示
- 感情的に怒らないようにする
- 具体的なアドバイスをする
- できたことはこまめにほめる
- 自分で自分の言動を振り返るようにする
- 付箋やメモ帳，連絡帳を活用する＝外部記憶装置

理論に基づいた対応を行う．

いずれも，本書の「療育とは」(p.198〜225)に詳細が述べられているので，参照されたい．

思春期以降の対応

ADHDは子どもだけの状態ではなく，年齢と社会的な状況に応じた支援や治療が必要である．小児期からの特性や不適応が継続して思春期に突入した場合では，成人以降の支援や治療に関しての見通しをつけておく必要がある．

思春期でも治療の必要な場合の多くは，ADHDの特性による困難さよりもむしろ，気分障害，適応障害，不安障害などの併存症が前景に立つ．物質依存の併発率も低くなく，必要に応じて，精神科などへの移行も検討しなくてはならない．

治療の経過

支援にあたっては，治療の経過とゴールを見据えておくことも大切である．本項の最後に，家族の立場からみた経過を ❹ に示す．なお，これは比較的良好な経過である．

❹ 治療の経過

(1) わが子は「多動」だと思い始める．
(2) 「ADHDかもしれない」とぼんやり思い始める
(3) 「いや，うちの子は障害ではない」と思ったりする
(4) 集団の中で子どもの問題が目立ってくる
(5) 家族や周囲に相談する
(6) 「大丈夫よ！」と言われ，思い悩む
(7) 子どもの問題が大きくなり，受診を勧められる
(8) 「自分の育て方が悪かったのではないか」と罪悪感に襲われる
(9) インターネットなどで調べてみる
(10) 「やはりADHDかもしれない」と思うようになる
(11) 専門機関を探し出し，受診の予約をする
(12) 「もしかしたら，何でもないかもしれない」と思ったりする
(13) 専門機関を受診して，ADHDの診断がつく
(14) ほっとしたような，がっかりしたような複雑な気分になる
(15) 「でも，本当は何でもないのではないか？」と疑心暗鬼になる
(16) 学校の先生から受診結果を聞かれる
(17) 先生と協力してよりよい関わり方を模索する
(18) 薬物療法の選択肢を考え始める
(19) 薬物療法を開始する
(20) 子どもの行動が驚くように改善する
(21) それでも，うまくいかない場面はある
(22) もっとよい関わり方を工夫する
(23) 子どもの表情がとても明るくなる
(24) 気がつくと，いろいろな問題点が減ってきている
(25) 子育てにも余裕を感じられるようになってきている
(26) 薬物療法の終了を考え始める
(27) 子どもが自分で工夫できるようになり，特性が目立たなくなる

Column

☑ 治療がうまくいかないとき

ADHDの治療の三本柱は，環境調整と薬物療法と行動療法的アプローチである．それらを行っても状態が改善しない場合は，どうしたらよいだろうか？

まず，診断が正しいかを確認する．知的障害，ASD，学習障害など，他の発達障害を併存していないだろうか？　中度の知的障害があって学習能力も低い場合に，通常級での学習は適切であろうか？　誰しも，理解できない授業を何時間も聴き続けていると，じっとしているのは困難であろう．

ASDの多動では，非定型抗精神病薬のほうが効果を上げることもある．診断が正しくても，内服が不規則という場合もある（「薬物療法」p.191を参照）．

環境が適切かどうかも確認する．家庭に問題がないか，不適切な養育や保護者の精神疾患なども確認する．情緒不安からくる多動では，ADHDの薬物は効果が劣り，逆効果をもたらすことさえある．

学校での合理的配慮があるか，クラスでのいじめなどがないかも，検討すべきである．

もちろん，ホルモン異常などの内分泌疾患や，神経疾患の潜在も見逃してはならない．（広瀬宏之）

ADHD

コンサータとストラテラ

広瀬宏之

わが国でADHDに処方可能な薬物はコンサータ®(メチルフェニデート徐放剤)とストラテラ®(アトモキセチン)の2剤である．それぞれの特徴を❶に示す．

❶ わが国で処方可能なADHD治療薬

薬品名	メチルフェニデート徐放剤	アトモキセチン
商品名	コンサータ®	ストラテラ®
薬の種類	中枢刺激薬	非中枢刺激薬
作用機序	ドパミン・ノルアドレナリン再取り込み阻害	選択的ノルアドレナリン再取り込み阻害
剤形	錠：18mg, 27mg, 36mg	カプセル：5mg, 10mg, 25mg, 40mg 内用液：0.4%
用法・用量	（18歳未満） 1日18mgを初回用量，1日18〜45mgを維持用量として，1日1回朝経口投与する．増量が必要な場合は，1週間以上の間隔をあけて1日用量として9mgまたは18mgの増量を行う．なお，症状により適宜増減する．ただし，1日用量は54mgを超えないこと （18歳以上） 1日18mgを初回用量として，1日1回朝経口投与する．増量が必要な場合は，1週間以上の間隔をあけて1日用量として9mgまたは18mgの増量を行う．なお，症状により適宜増減する．ただし，1日用量は72mgを超えないこと	（18歳未満） 1日0.5mg/kg（0.125mL/kg）より開始し，その後1日0.8mg/kg（0.2mL/kg）とし，さらに1日1.2mg/kgまで増量した後，1日1.2〜1.8mg/kg（0.3〜0.45mL/kg）で維持する．ただし，増量は1週間以上の間隔をあけて行い，いずれの投与量においても1日2回に分けて経口投与する．なお，症状により適宜増減するが，1日量は1.8mg/kg（0.45mL/kg）または120mg（30mL）のいずれか少ない量を超えないこと （18歳以上） 1日40mg（10mL）より開始し，その後1日80mgまで増量した後，1日80〜120mg（20〜30mL）で維持する．ただし，1日80mg（20mL）までの増量は1週間以上，その後の増量は2週間以上の間隔をあけて行い，いずれの投与量においても1日1回または1日2回に分けて経口投与する．なお，症状により適宜増減するが，1日量は120mg（30mL）を超えないこと
標的サブタイプ	多動・衝動性優位型または混合型	不注意優勢型または混合型
効果発現	すみやか，遅くとも2週間以内	4〜6週，時に1〜2週間で効果あり
効果の持続	おおむね12時間	有効血中濃度に達すれば24時間
6歳未満	有効性・安全性は未確立	有効性・安全性は未確立
投与回数	1日1回	1日1〜2回
休薬日	設けてもよい	連日の投与が必要
少量投与	あまり効果なし	時に効果を認める場合あり
主な有害事象	食欲不振，頭痛，不眠，チック，体重減少	食欲不振，頭痛，眠気
併存疾患への影響	チック，てんかん，心電図異常	心電図異常
情緒面への影響	時に不安症状が出現する	ネガティブな影響は少ない
処方資格	流通管理委員会への登録が必要	登録は不要
販売開始	2007年12月	2009年6月

それぞれに特徴があり，標的症状やケースの状態に合わせて使い分けをするとよい．

一般に，1剤を十分量処方し，効果が不十分のとき，他剤への切り替えを行う．作用機序が異なるため，2剤併用で初めて効果が十分となるケースも少数例存在する．

コンサータ®を第1選択とする医師が多いようである．これは，本剤の市販前から，適応外使用のまま処方されていたリタリン®（メチルフェニデート）の経験があったせいでもあろう．

効果発現・効果の持続

コンサータ®は，徐放剤だが即効性があり，内服後30〜60分で効果を発揮し，おおむね12時間効果が持続する．夕方以降の効果は落ちる．「薬が切れる時間がわかる」という保護者もいる．なお，不眠のリスクがあるため，昼以降の内服は勧められない．

ストラテラ®は，効果発現までに4〜6週を要するが，一部の症例では比較的早期に効果が発現する．また，0.5 mg/kg/日で処方を開始し，漸増して1.8 mg/kg/日まで増量するのが基本だが，一部の症例では少量投与でも効果を発揮する．早期や少量で効果を発揮するのがどんなケースなのかについては，よくわかっていない．

ストラテラ®は，有効血中濃度に到達すれば，24時間効果が持続し，家庭でトラブルになりがちな，朝や夕方以降をカバーできるのは大きな強みである．ただし，1日2回の内服を毎日欠かさずに行うのは，案外と高いハードルである．なお，2013年11月にストラテラ内用液®が発売になり，カプセルや錠剤の内服できない子どもには福音となっている．

主な標的症状

一般には，コンサータ®は多動や衝動に強みを発揮し，ストラテラ®は，不注意に強みを発揮するといわれている．いずれの薬物も，有効評価は80〜90％に及ぶが，コンサータ®のほうが，若干有効率が高いとする報告が多い[1]．

副作用

❶に示した通りで，コンサータ®の食欲不振を除くと，重篤かつ慢性的な副作用の報告は少ない．それも含め，副作用は臨床上すぐに目につくものがほとんどで，処方中に丁寧に副作用のモニターをしていけば，基本的には安全な薬物である．

副作用が出現した場合，投薬によるメリットと副作用が生活に及ぼすデメリットを比較して，投薬を継続するかどうか検討する．副作用があっても，生活の質が大きく損なわれない場合は，薬効が確かであれば，頭痛薬や胃腸薬など併用しつつ投薬を継続してもよい．詳しい内服時の注意点は別項で述べる（p.191参照）．

チックやてんかんをもつ子どもの場合

問題となりうるのは，チックやてんかんのある子どもに，コンサータ®を投与したい場合である．それぞれの症状が増悪する可能性があるからである．特に，運動性チックの患者は，添付文書上では絶対禁忌となっている．しかし，コンサータ®により行動の問題が改善することで，チックも減少したという経験をもつ医師は少なくないと思われる．

一方，てんかんをもつ子どもの場合は絶対禁忌ではない．脳波のモニターや，抗てんかん薬の併用を行うことで処方可能である．なお，てんかん症状のない場合に，コンサータ®の処方に先立って，脳波検査を行うべきかについては悩ましいところである．多動な子どもに脳波検査を行うという困難さもあり，対応は統一されていない．

必要な検査

2剤とも，ノルアドレナリン再取り込み阻害作用がある関係上，できるだけ心電図検査を行ってから投薬を開始するのが理想的である．

投薬中に必要な臨床検査については別項（p.191）も参照されたい．

● 文献

1) 宮地泰士ほか．注意欠陥多動性障害児に対する薬剤の選択と使用に関する実態調査．日児誌 2013；117：1804-10．

学習障害(LD)
診断をめぐって

小枝達也

学習障害という用語の歴史

まず，学習障害という用語の登場とその概念をめぐる議論について細川の記述[1]をもとに概観しておきたい．

ディスレクシア

細川は学習障害という用語の歴史は，3つの糸から織られているとしている．一つは19世紀末にディスレクシアと診断された少年の症例報告に遡る糸である．知的な遅れはなく，視力・聴力にも問題はなく，また本人の努力不足や教育環境の問題でもないのに，文字の読み書きに極端な困難を呈するというディスレクシアは，その状態像の特異性ゆえに多くの研究，主には脳の局在論的研究が行われ，現在へと受け継がれている．

MBD

もう一つの糸をたどると，Straussらが提唱した外因性精神遅滞（Strauss症候群）にたどり着くとしている．ディスレクシアが脳の局在論的視点から研究されたのに対して，MBDは脳の全体論的視点から研究され，神経学的検査では検出されない，微細な機能障害があるとされ，微細脳損傷，のちの微細脳機能障害（minimal brain dysfunction：MBD）と称されるようになった．この概念は現在のADHDも発達性協調運動障害も包含したものであった．このMBDはその後，現在の医学的な学習障害やADHD，発達性協調運動障害へ分化し，現在では用いられなくなっている．MBDのうち認知障害に特定化し，学業に影響を及ぼす状態像として，ICD-10では学習能力の特異的発達障害，DSM-IVでは学習障害（learning disorders）という名称になった．

教育分野から登場した学習障害

最後の糸は教育分野で提唱された学習障害の概念である．この学習障害は英語ではlearning disabilitiesであり，この概念が日本に導入された

❶ 学習障害の定義（文部科学省）

学習障害とは，基本的には全般的な知的発達に遅れはないが，聞く，話す，読む，書く，計算する又は推論する能力のうち特定のものの習得と使用に著しい困難を示す様々な状態を指すものである．学習障害は，その原因として，中枢神経系に何らかの機能障害があると推定されるが，視覚障害，聴覚障害，知的障害，情緒障害などの障害や，環境的な要因が直接の原因となるものではない．

当時（1980年代）は学習能力障害と称されていた．学習障害という用語自体は1963年にKirkが提唱したもので，従来の障害領域とは異なるグループをさす用語として登場した．そのグループとは，知的な遅れはなく，教育も受けているのに学業不振が顕著であるという小児で，背景にはこうした小児に特殊教育を提供しようという意図があった．

教育分野から登場した学習障害の概念は，1988年に全米学習障害合同委員会により明確に定義された．その定義が，現在の文部科学省による学習障害の定義（❶）の元となっている．

教育分野で用いられる限りにおいては，学習障害に診断は無用であるものの，子どもたちに対しては教育的判断に基づいて教育的支援が行われるわけで，診断に基づいて治療が行われる構造と何ら変わりはない．また，学習障害という教育的判断に基づいて教育的支援が行われるというものの，教育的支援を行うのに診断書を求める地域も少なくない．したがってお互いが相違点を熟知しておく必要があるし，可能ならば両分野での齟齬がないに越したことはない．

教育分野と医療分野での学習障害の違い

文部科学省による学習障害の定義に記載されているように，教育分野における学習障害の中身は，6つの能力障害である．これらを医学的な診

断分類に対応させると,「聞く・話す」がICD-10では会話および言語の特異的発達障害に, DSM-5ではコミュニケーション症群に該当すると考えられ, 医学的には学習障害ではないことがわかる.

「読む・書く・計算する・推論する」は, ICD-10では学習能力の特異的発達障害に, DSM-5では限局性学習症に対応すると考えられる.

DSM-5ではディスレクシアやディスカリキュ

読み書きの症状チェック表

確認日：　　　年　月　日
記録者：医師・その他
情報提供者：保護者・教師・その他
病名：　　　　・ADHD・PDD
氏　名：　　　　　　　　　　　　　　　　性別：男・女
生年月日：　　　年　月　日（　歳　ヶ月）　学年：　　年生

学力（国語）
- ☐ 著しく遅れている（2学年以上、あるいはまったく授業がわからない）
- ☐ 遅れている（約1学年〜2学年、あるいは授業についていけない）
- ☐ やや遅れている（当該学年の平均以下）
- ☐ 遅れていない（当該学年の平均くらい）

読字

①心理的負担
- ☐ 字を読むことを嫌がる
- ☐ 長い文章を読むと疲れる

②読むスピード
- ☐ 文章の音読に時間がかかる
- ☐ 早く読めるが、理解していない

③読む様子
- ☐ 逐次読みをする（文字を一つ一つ拾って読むこと）あるいは、逐次読みが続いた
- ☐ 単語または文節の途中で区切ってしまうことが多い（chunkingが苦手）
- ☐ 文末を正確に読めない
- ☐ 指で押さえながら読むと、少し読みやすくなる
- ☐ 見慣れた漢字は読めても、抽象的な単語の漢字を読めない

④仮名の誤り
- ☐ 促音（「がっこう」の「っ」）、撥音（「しんぶん」の「ん」）や拗音など特殊音節の誤りが多い
- ☐ 「は」を「わ」と読めずに、「は」と読む
- ☐ 「め」と「ぬ」、「わ」と「ね」のように、形態的に似ている仮名文字の誤りが多い

⑤漢字の誤り
- ☐ 読み方が複数ある漢字を誤りやすい
- ☐ 意味的な錯読がある（「教師」を「せんせい（先生）」と読む）
- ☐ 形態的に類似した漢字の読み誤りが多い（「雷」を「雪」のように）

書字

①心理的負担
- ☐ 字を書くことを嫌がる
- ☐ 文章を書くことを嫌がる

②書くスピード
- ☐ 字を書くのに時間がかかる
- ☐ 早く書けるが、雑である

③書く様子
- ☐ 書き順をよく間違える、書き順を気にしない
- ☐ 漢字を使いたがらず、仮名で書くことが多い
- ☐ 句読点を書かない
- ☐ マス目や行に納められない
- ☐ 筆圧が強すぎる（弱すぎる）

④仮名の誤り
- ☐ 促音（「がっこう」の「っ」）、撥音（「しんぶん」の「ん」）や拗音など特殊音節の誤りが多い
- ☐ 「わ」を「は」、「お」と「を」のように、耳で聞くと同じ音（オン）の表記に誤りが多い
- ☐ 「め」と「ぬ」、「わ」と「ね」のように、形態的に似ている仮名文字の誤りが多い

⑤漢字の誤り
- ☐ 画数の多い漢字の誤りが多い
- ☐ 意味的な錯読がある（「草」を「花」と書く）
- ☐ 形態的に類似した漢字の書き誤りが多い（「雷」を「雪」のように）

❷ **読み書きの症状チェック表**
(稲垣真澄ほか. 特異的発達障害の臨床診断と治療指針作成に関する研究チーム編. 特異的発達障害 診断・治療のための実践ガイドライン. 診断と治療社；2010[2]より))

リアという用語が，代替用語であると明記された．この意義は大きく，ディスレクシアやディスカリキュリアが一つの疾患単位として認知されつつあることがうかがわれる．2017年に改訂が実施されるICD-11ではどのように記載されるのか注視しておきたい．

学習障害をどのように考えるかは，立場によって異なっている．障害だという人，個性だという人，支援の必要な個性だという人，こんなにたいへんなのに個性なんて言ってほしくないという人など，実にさまざまである．

本項では，学習障害は疾患であるという立場で論じたい．困っていることを症状ととらえ，明確な基準でもって診断し，治療したい．ICD-10ではF81に学習能力の特異的発達障害として，DSM-5では限局性学習症として記載されている疾患なのである．しかるに学習障害という用語が登場した歴史的背景や，学習という言葉であるがゆえに，学校教育の問題であるとみなされてしまい，医療の対象として扱ってもらえていないという現状がある．本書によってこの打開を試みたいと思う．

ディスレクシアの診断 (ICD-10；F81.0)

ディスレクシアに関しては，その基本的な病態は音韻処理障害であり，音声言語学の範中の問題である．いわば国語という教科学習の前の段階で生じている障害であるととらえることができる．音韻処理障害の解決を国語の教師に求めることはできない．したがってディスレクシアはれっきとした医療の対象で，本来は医師が診断し，言語聴覚士が治療すべき疾患である．

診断は，稲垣らのガイドライン[2)]による読み書きの症状チェック表（❷）による読字・書字障害の確認とひらがなの音読検査（「必要な検査」⟨p.58⟩参照）によって音読の異常を確認することで可能となった（❸）．validation studyによって約80%のディスレクシアが診断可能となっている．この音読検査は厚生労働省の認可を受けて，2012（平成24）年4月より診療報酬点数の対象となってい

❸ ディスレクシアの診断基準

1. 症状のチェックリストにて
   読字困難が7項目以上または書字困難が7項目以上該当する
2. 音読検査にて
   4つの音読検査のうち2つ以上の検査で，音読時間（もしくは読み誤り）が平均の2SD以上である

1と2を満たす場合にディスレクシアの診断基準を満たすとする

て，診療報酬点数表の中に，D285認知機能検査その他の検査の「1」として記載され，操作が容易なものに区分されている．

そのほか鑑別診断が必要で，合併する他の発達障害を見落とさないことも重要である．診断への手続きを❹のフローチャートで示した．まずは①に示したように，学習環境が不十分な場合には，学業成績が良くないのはよくみられることである．たとえば帰国子女，保護者が日本語を母国語としていない家庭，経済的理由や保護者の生活態度などが安定していないなど家庭で学習ができる雰囲気ではない家庭などが該当する．

②は精神遅滞がある場合で，知的な遅れによる読み書きの困難が想定される場合である．知的発達が明らかに遅れているわけではないという，いわゆる境界域の小児では判断が難しくなる．知的な能力に比べて著しく読み書きが困難な場合には，広い意味でのディスレクシアと考えられるが，知的な遅れがない小児に比べると指導効果は上がりにくい．

③はADHDとの鑑別診断となる．不注意が強いことによる読み誤りや書き間違い，あるいは繰り返し練習することを嫌うために発生する漢字書字困難などは，ADHDだけの小児にも認められる．一方で④に示したようにADHDや自閉スペクトラム症との併存にも注意が必要で，特にADHDとディスレクシアの併存率は高い．外来にはほとんどがADHDの症状を主訴に来院するため，ディスレクシアの存在に気づかれにくい．外来ではADHDの小児に対して，文字の読み書きに問題はないかと意識的に問いかけることをお薦めする．

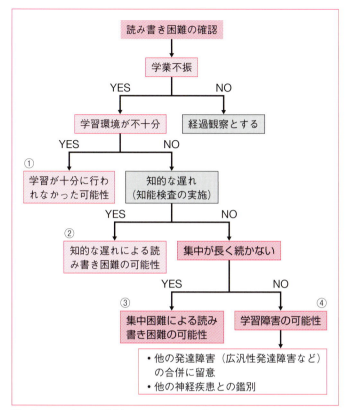

❹ ディスレクシア診断のフローチャート

ディスカリキュリアの診断（ICD-10；F81.2）

日本では医療の中で認可されたディスカリキュリアのための検査法はない．そのため，医療として診断することが困難な状態である．前述した稲垣らによるガイドラインには，ディスカリキュリアのための検査法が掲載されている．この検査法には，McCloskeyら[3]のモデルと共通している点が多いので参考になるが，validation study は未実施である．

ディスカリキュリア自体は計算障害を意味しているとすれば，教科としての算数障害とディスカリキュリアを切り離して考える必要があるかもしれない．教科としての算数障害には図形の認知障害や構成障害が含まれると推定されるし，算数の文章題ができないという背景にはディスレクシアや言語性の意味理解障害が含まれるかもしれないからである．DSM-5 のディスカリキュリアに関する記述には，McCloskey らのモデルとの共通点が多いことから，DSM-5 に依拠した診断法を追及することで，疾患としてのディスカリキュリアを確立する方向性が見えてくるかもしれない．

実際に知的な遅れはないにもかかわらず，簡単な計算が正確かつ流暢にできないために，困っている小児は存在している．ディスレクシアと同様に疾患ととらえて，調査や研究の対象とする土壌づくりから始める必要があるだろう．

ディスグラフィアの診断

ディスカリキュリアと同様に，日本では医療の中で認可されたディスグラフィアのための検査法はない．しかし，ディスグラフィアはほとんどの場合，ディスレクシアに伴って現れる．そのためディスレクシアを診断することでディスグラフィアの診断は代替が可能である．

軽症のディスレクシアが改善する過程で，ディスグラフィアが残存し，特に漢字や英語のディスグラフィアだけが顕著に認められることが多い．ディスレクシアがまったくないディスグラフィアの存在については症例報告はあるものの，病態が明らかにされていない．また知的障害のない自閉スペクトラム症のなかには，漢字の書字に限局した困難を呈する症例がある．こうした症例の多くには，書き順の習得や漢字を書くことへの意欲や価値観に問題が認められる．これらをディスグラフィアと称して独立させるためには，今後の研究成果の積み上げが必要であろう．

●文献
1) 細川　徹．学習障害(LD)概論―歴史的背景．小児科診療 2002；65：885-9.
2) 稲垣真澄ほか．診断手順．特異的発達障害の臨床診断と治療指針作成に関する研究チーム編(稲垣真澄編集代表)．特異的発達障害 診断・治療のための実践ガイドライン―わかりやすい診断手順と支援の実際．東京：診断と治療社；2010.
3) McCloskey M, et al. Theory-based assessment of acquired dyscalculia. Brain Cogn 1991; 17: 285-308.

学習障害(LD)
疾患としての学習障害

小枝達也

ディスレクシア

ディスレクシアは，これまで多方面にわたって実に多くの研究がなされてきたにもかかわらず，ICDやDSMといった診断基準のなかに記載されてこなかった．しかし最新の改訂で，DSM-5のなかにディスレクシアやディスカリキュリアという用語が，代替用語であると明記された[1]．この意義は大きく，ディスレクシアやディスカリキュリアが一つの疾患単位として認知されつつあることがうかがわれる．

一つの疾患が成立するには，症状の普遍性とその背景にある病態の解明，家族内集積や遺伝に関する知見，脳病理所見，予後に関する知見などが明らかになっていることが必要である．ディスレクシアはこれらを満たしつつある．

症状

まず，症状については ❶ に列記したものが明確に存在し，こうした症状による読字・書字困難の臨床症状チェック表も作成されて，診断に活用されるようになった[2]．ディスレクシアの普遍的な症状は，音読が極端に遅いしよく間違えることである．解読が自動化しにくく，いつまでも負荷がかかるため，音読するだけで疲れてしまって，意味を把握する段階まで至らないし，読書に対する拒否感が生じてしまう．その結果，語彙や知識が不足して，学業不振が著しくなっていくし，さらには心身症や不登校といった二次障害の状態になってしまうことさえ少なくない．

会話で使われる言語は生活言語と呼ばれ，文章のなかに出てくる言語が学習言語と呼ばれている．会話では用いない文章独特の言語を駆使して学習が成立する．したがって本を読まなくなったディスレクシアの小児は，文章独特の言語の意味がわからず，学習障害となるのである．

❶ ディスレクシアの初期症状

	症　状
読字障害	・幼児期には文字に興味がないし，覚えようとしない ・文字を一つ一つ拾って読む（逐次読み） ・語あるいは文節の途中で区切ってしまう（チャンキングの障害） ・読んでいるところを確認するように指で押さえながら読む ・文字間や行間を狭くするとさらに読みにくくなる ・初期には音読よりも黙読が苦手である ・一度，音読して内容理解ができると二回目の読みは比較的スムーズになる ・文末などは適当に自分で変えて読んでしまう ・本を読んでいるとすぐに疲れる（易疲労性）
書字障害	・促音（「がっこう」の「っ」），撥音（「とんでもない」の「ん」），二重母音（「おかあさん」の「かあ」）など特殊音節の誤りが多い ・「わ」と「は」，「お」と「を」のように耳で聞くと同じ音（オン）の表記に誤りが多い ・「め」と「ぬ」，「わ」と「ね」，「雷」と「雪」のように形態的に似ている文字の誤りが多い ・画数の多い漢字に誤りが多い

病態を説明する二重経路モデル

病態についてはまだ諸説があるものの，❷ にあげた二重経路モデル[3]が読むという行為をわかりやすく説明しているし，また指導方法を考えるうえでも適している．文字を習い始めの頃や未知の単語は，非語彙経路により文字とそれに対応する音との変換，すなわち解読をしながら読む．したがって逐次読みになる．文字の習得が進み，あるいは単語も既知のものであると，語彙経路により単語として認識して，その音（読み）のイメージと意味を想起して読むため，速く正確に読むことができる．

脳病理，遺伝因子

脳病理所見は，ectopiaやmicrodysgenesisが

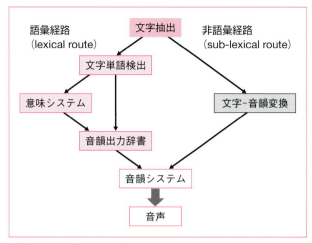

❷ 読みの二重経路モデル

単語を読む際の認知構造には，文字とそれに対応する読みの変換（解読）を通して読む経路と，意味のある単語として認識してその読みのイメージを想起して読む経路の2つがあるとするモデルを示した． (Coltheart M, et al. 2001[3])

左右の弁蓋部からシルビウス裂周囲に認められるという報告や外側膝状体細胞の大きさに左右差があるなどの報告があるが，症状との関連は明らかにされていない．症状と脳機能や脳の局在との関連性は，機能的MRIによる研究によって次第に明らかになってきていて，日本における研究も散見されるようになってきた．

また，ディスレクシアでは家族内発症が知られていて，常染色体優性遺伝が想定されている[4]．

時機に適ったディスレクシアの明記

以上述べたように，日本における研究の進展状況から見ても，ディスレクシアがDSMという診断基準のなかに明記されるようになったのは，時機に適っていると思われる．

ディスカリキュリア

ディスカリキュリアに関しては疾患としての位置づけは，まだ先が見えてこない．ディスレクシアに比べると圧倒的に研究の質も量も少なく，普遍的な症状，基本的な病態，生物学的背景や遺伝性，脳の病理所見，診断と治療法などが確定していない．またディスカリキュリアは定義がさまざまであり，計算障害だけなのか算数障害として図形の認知障害や構成障害を含むのか，さらには数学的推論能力も包含するのかなど，未解決なままである．

しかし，DSM-5には，数情報の処理，数的事実，計算の正確さと流暢さの障害であると記載され，計算の障害に特定化している．つまり，教科としての算数困難とディスカリキュリアを切り離して理解するとよいかもしれない．

病態を説明する数処理および計算メカニズムのモデル

基底病態の説明にはMcCloskeyら[5]のモデルがよく用いられているので，それに基づいて記述する（❸）．

まずは数詞の処理であり，これは数詞（数に対する呼び名），数量（具体的な数や量），数字（数に関する記号）の3つの関係が成立することを意味する．これら3つの関係が恒常的に確立していないと，それよりも高次の数処理はできない．

次に数の概念である．数概念とは序数性と基数性の2つで構成されている．序数性とは数が順序を現すという性質のことであり，基数性とはたとえば3は1の3倍であるといった数の量的な性質のことである．これらの理解を土台として計算という処理が可能になる．

次に数的事実の習得が想定されている．数的事

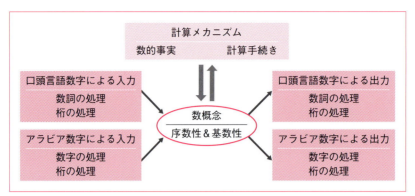

❸ ディスカリキュリアの基本病態を説明するモデル
McCloskey の提唱した数処理および計算メカニズムのモデルである．DSM-5 に記載されているディスカリキュリアの基本的な病態，すなわち数情報の処理，数的事実，計算の正確さと流暢さの障害を説明するのに適している．　　　（McCloskey M, et al. 1991[5])）

実とは主に答えを記憶に依存するような単純な四則計算のことを意味する．ディスレクシアに当てはめると解読に相当し，数的事実の自動化が次のステップである計算手続きの負担を軽くすると思われる．

生物学的背景，脳機能

生物学的な背景はよくわかっていないが，Turner 症候群，脆弱 X 症候群の保因者女児，未熟児出生の小児，フェニルケトン尿症で治療中の小児などで高頻度に認められるとされている．

脳機能としては機能的 MRI 研究より，ディスカリキュリアの小児では，加減算の課題を実施しているときには，定型発達児に比べて，左舌状回や紡錘状回，右頭頂部や右前弁蓋部など多くの関連する場所が過剰に活動することが報告されており，数的事実が自動化されていないことを示していると思われる．

● 文献
1) American Psychiatric Association. 日本精神神経学会日本語版用語監修，髙橋三郎，大野　裕監訳．DSM-5 精神疾患の診断・統計マニュアル．東京：医学書院；2014. p.65-73.
2) 稲垣真澄ほか．診断手順．特異的発達障害の臨床診断と治療指針作成に関する研究チーム編（稲垣真澄編集代表）．特異的発達障害 診断・治療のための実践ガイドライン─わかりやすい診断手順と支援の実際．東京：診断と治療社；2010. p.1-23.
3) Coltheart M, et al. DRC: a dual route cascaded model of visual word recognition and reading aloud. Psychol Rev 2001; 108: 204-56.
4) McGrath LM, et al. Breakthroughs in the search for dyslexia candidate genes. Trends Mol Med 2006; 12: 333-41.
5) McCloskey M, et al. Theory-based assessment of acquired dyscalculia. Brain Cogn 1991; 7: 285-308.

学習障害(LD)

疫学と家族歴

若宮英司

　DSM-5の限局性学習障害には，読字，読解，書字，文章表出，計算，数学的推論いずれかの障害と明記され，LDの輪郭が明確になった．この中で，発達性ディスレクシアは読字と書字障害の大部分をさすものとして，発達性ディスカリキュリアは計算障害の同義として紹介されている．

疫学

限局性学習障害

　DSM-5の限局性学習障害の有病率は，学齢期には5～15％，成人では約4％と記載されている．読字，書字など各領域の出現頻度の総和ではあるが，読字と計算など複数の困難を併せ持つものが多いので，単純な有病率の和ではないと考えられる．

　学習障害の有病率は，読字，書字，計算の測定課題の種類や適用の仕方により誤差を生じるので，言語間較差や併存の状況を明らかにするには，今後より詳細な検討が必要となるだろう．

発達性ディスレクシア

　学習障害のなかで一番頻度が高いと考えられる発達性ディスレクシアの有病率は5～12％であるが，使われている言語により頻度が異なることが知られている．たとえば，ヨーロッパの言語のなかでも，英語に比べイタリア語やドイツ語では発達性ディスレクシアの有病率は低い．これは，人種による生物学的差異ではなく，各言語の文字表記における音韻と文字の関係性の差によるものと考えられている．

　日本では仙台市の小学生の調査から0.7～2.2％と報告されており[1]，欧米の報告よりも少ないが，一般に考えられているよりも多い．

発達性ディスカリキュリア

　発達性ディスカリキュリアの頻度は3～6％といわれる．発達性ディスレクシアに比べると疾患概念がやや不明瞭で，地域や人種による差など詳細についてはいまだ明確になっていない．

性差

　男女比は2：1～3：1と全体としては男子に多いが，ディスカリキュリアに限ると女子に多いという報告もある．

他の発達障害との併存

　注意欠如多動性障害，自閉症スペクトラム障害，発達性協調運動障害，言語障害など他の発達障害と併存することが多いが，併存障害の症状に起因する学習不振は学習障害とは区別されるので，学習障害の有病率からは基本的に除外される．

家族歴

遺伝が関与する割合が比較的高い障害である

　欧米では，当初から家族内集積が多いことは気づかれていた．両親の一方が発達性ディスレクシアである場合の子どもの危険率は40～60％，遺伝の寄与は40～80％と報告されている．連鎖解析から遺伝子の同定も進んでいる．発達性ディスカリキュリアなどその他の領域の遺伝性に関する検討はいまだ十分な知見が得られていないが，学習障害は遺伝が関与する割合が比較的高い障害であるという認識が一般的である．

実際の臨床場面とのずれ

　欧米からの報告を見る限り，遺伝や家族内集積性は疑う余地はないが，実際の臨床場面で家族歴を聴取しても同様の症状をもつ家族が見つかることは意外に少ない．むしろ，注意欠如多動性障害や自閉症スペクトラム障害など，他の発達障害の診断を受けている親族の頻度が高い．例外は，同じ症状に悩むきょうだいをしばしば見かけることと，両親のどちらか(多くの場合父親)が外国人で，発達性ディスレクシアの診断を受けている場合である．

　これは，日本人では遺伝性や家族内集積がない

ということではなく，日本では学習障害の概念が浸透していないので学習障害の成人の実態が把握されていないことが主な要因である可能性が大きい．残念ながら現状では家族歴を詳細に取ることで診断の助けとなることは少ないが，それでもなかには，詳しい症状の説明により両親や祖父母の特徴に思い当たる節があり，長年抱いていた違和感の解決につながり，翻って子どもの理解が進むこともある．

学習障害の正確な認識が広がることで，わが国での家族内集積性も明らかになってくるだろう．

● 文献
1) 特異的発達障害の臨床診断と治療指針作成に関する研究チーム編．特異的発達障害 診断・治療のための実践ガイドライン．東京：診断と治療社；2010．

Column

☑ **インフォーマル算数**

インフォーマル算数とは，乳幼児期に生活の中で獲得される数知識のことで，就学後の算数学習の重要な基礎力であるとされる．

たとえばロールケーキを家族の人数に切り分ける，クッキーをきょうだいで分けるといった体験によって身につくのがインフォーマル算数である．こうした生活行為を保護者にしてもらうだけでなく，積極的に子どもたちが参加することでインフォーマルな数知識が身についていく．

生活体験が重要なのは，数知識に限ったことではない．たとえば「もらう」ことで「増える」ことを体験し，「あげる」ことで「減ること」を体験することを通して，前者は加算であり後者は減算であることを自然と身につけるようになる．

量の感覚も大切である．違う形の入れ物を使って水遊びをすることで，いろんな形の入れ物の容積の違いを体験する．

昔，銭湯にはケロリンと書いてある洗面器があった．筆者が小さいときこれでお湯を汲むのは重くてできなかったので，小さな手桶でケロリンの洗面器がいっぱいになるようにしていたのだが，あるとき8杯入れるといっぱいになることに気がついた．「そうかあ，ケロリンは8杯分なんだ」と思ったことと，「だから重いんだ」と妙に納得した覚えがある．幼児期に量が多くなると重くなるという自然の理を体感することがとても大切なのだと思う．

（小枝達也）

学習障害（LD）
遺伝子研究

若宮英司

発達性ディスレクシアに関する知見

　発達性ディスレクシアには遺伝子に関する知見がある程度そろっているが，現時点で他の学習障害の遺伝子研究はまだほとんど進んでいない．本項では発達性ディスレクシアの遺伝子研究について述べることとする．

　当初から発達性ディスレクシアには濃厚な家族歴があることが知られており，双生児研究でも遺伝の関与が確認されていた．単純なメンデル遺伝ではなく，多因子遺伝が想定されている．

候補遺伝子と各遺伝子の示す機能

　連鎖解析により，複数の遺伝子や遺伝子座が発達性ディスレクシア遺伝子の候補としてあがっている．現時点で候補遺伝子は，15q（DYX1 locus）の *DYX1C1* と *CYP19A1*，3p（DYX5 locus）の *ROBO1*，6p（DYX2 locus）の *DCDC2* と *KIAA0319*，2p（DYX3 locus）の *C2Orf3* と *MRPL19* などで，そのほかにも 21q，18p（DYX6 locus），7q，6q（DYX4 locus），11p（DYX7 locus），1p（DYX8 locus），Xq（DYX9 locus）上に関連遺伝子，遺伝子座が提案されている．このうち *DYX1C1*，*DCDC2*，*KIAA0319* は胎生期の神経細胞遊走に，*DYX1C1*，*DCDC2* は繊毛機能に，*DYX1C1*，*CYP19A1* はエストロゲンシグナル調節に，*ROBO1* は軸索の成長調整による左右半球の連結に，それぞれ関与することが濃厚，あるいは推定されている．

　しかし，各遺伝子の示す機能と，音韻認識や連続呼称流暢性など発達性ディスレクシアに関する脳機能の間には，いまだ大きな隔たりがある．生化学や細胞生理機能の知見，さらに頭頂側頭部の白質微細構造の変化や異所性灰白質などの病理所見，機能画像所見などが関連性をもってこの隔たりを埋めることができれば，遺伝子から始まる一連の病態として解明されたことになる．

多面的な病態解明につながる可能性への期待

　今のところ，単一遺伝子異常による病態を示す根拠は乏しい．また名前があがっている関連遺伝子の相互作用を合算しても，ディスレクシアの遺伝性を説明するには不十分で，新たな発達性ディスレクシア関連遺伝子の存在も否定できない．

　また，DYX2 locus の遺伝子は，発達性ディスレクシアだけではなく言語障害にも関与するという報告があり，遺伝子解析から発達性ディスレクシアと他の発達障害との関係性に発展する可能性もある．

　さらに，異なる言語を使う人種間の遺伝子研究の結果で同じ候補遺伝子が同定されることより，有病率の違いは人種間の生物学的差異よりも，むしろ文字と音韻の関連性の言語特性の違いによるという考えを支持する．

　遺伝子研究は，これらの遺伝子が読み書きの学習を調節しており，その機能不全がディスレクシアの病態に関与していることを明らかにするだけではなく，発達性ディスレクシアの多面的な病態解明につながる可能性を予感させる．

参考文献

- Kere J. The molecular genetics and neurobiology of developmental dyslexia as model of a complex phenotype. Biochem Biophys Res Commun 2014; 452: 236-43.

学習障害(LD)

自然経過・成人移行

若宮英司

自然経過

学習障害の症状は基本的に生涯持続するものである．しかしその現れ方は，障害の重症度，知的水準，注意集中障害の併存状況だけではなく，学習に対する意欲，努力を持続できる能力，周囲の支援体制などにより大きく影響を受け多彩な様相を呈するので，標準的な経過を示すことは難しい．

読字の経過

ひらがなは使用頻度が高く文字と音の対応性も良いので，読み困難の程度が比較的軽い．小学校高学年には困難を感じない程度に習熟するものが多い．不慣れな内容の文章では単語，文節の区切りで戸惑うことや，文末まで注意を払えないことがある．

カタカナは使用頻度が低く練習に費やす時間も少ないので，読み誤りや逐字読みが残るものがおり，特に特殊音節（拗音，促音，長音など）の入った語の読みに顕著である．

漢字は数が多く，使われ方により一つの文字に複数の読み方があるので，一番問題が残りやすい．読みの習得には語彙力の影響が強く，また，読むことが苦手で読書を忌避すると語彙力が育たない．

書字の経過

ひらがなを書くことができないまま経過することはほとんどないが，特殊音節の書字困難が残ることは時にみられ，ワープロの使用に支障をきたす．カタカナや漢字では文字形態の想起が難しく，ひらがなで済ますことや，漢字テストの成績が低いことが多い．読み困難の症状が学年進行とともに改善するのに対して漢字書字困難が逆に目立ってくるため，高学年になってからの訴えは漢字書き取りの困難であることが多い．

英語の経過

日本語は比較的音韻と文字の関係性を築きやすい言語なので，他の能力や努力である程度読み書きを習得できた軽症者が，ネイティブスピーカーでも約1割が発達性ディスレクシアとなる英語を学習する段階になって初めて，つまずきに気づく．

文字を使わないリスニングは比較的得意であることや，アルファベットやその並び方と発音が結びつかないことが特徴的ではあるが，実際にはそこに気づかれることなく，ただ単に英語が苦手とみなされ，英語学習をあきらめていることが多い．

計算の経過

計算の速度が遅いものが多い．小学校では算数のテストの時間が十分に与えられ，正しく解答すれば問題ないとされるので，気づかれない．学年が上がり，一定時間内に多くの問題を解くことが要求されると，時間が足りなくなる．数概念の習得が十分でない場合，買い物や時間の計算など生活するうえで困難が生じてくる．

まずは学習障害成人の実情把握から

発達性ディスレクシア成人の社会適応に関する総説によると，障害は心身機能，活動，参加のほとんどすべての生活機能にネガティブに影響しており，生涯にわたり増強する傾向にあるという．それに打ち勝つためには，適応方略や代償方法を身につけることが必要であり，特に仲間，上司，雇用主，そして本人の発達性ディスレクシアに対するポジティブな態度が重要であるとされている．

日本では，一般の学習障害に対する認知度が低く，学習障害の成人の実情を把握することは難しい．クリニックの経験の中では，強い意思をもって希望職種に向かい免許を取得したものや，学習

を実質放棄し，クラブ活動や友人との交友を目的に学校生活を送るもの，不登校に陥り，就学年齢を過ぎて社会参画を模索するものなどさまざまである．

何らかの違和感をもちながら自分なりの方略で対応しているクリニックを訪れることのない軽症者を含め，学習障害成人の実態が明らかになると，学習障害の治療目標の明確化につながる．

Column

☑ **大学生の学習障害と支援**

　大学入学選抜試験で時間延長などの配慮が受けられるようになり，以前より大学進学の門が広がったが，入学後は学習内容の専門性が上がることにより困難が増える．ノートテーキング，読み上げ，IC機器の利用促進など援助を受けやすくする仕組みの整備が急がれるのと同時に，進学までにワープロを使えるようになっておくなどの準備も必要である．

〔若宮英司〕

学習障害(LD)

必要な検査

小枝達也

ディスレクシアの検査法

ひらがな音読検査

この検査法は稲垣らのガイドライン[1]に掲載されており，診療報酬点数表のなかに，D285認知機能検査その他の検査の「1」として記載され，操作が容易なものに区分されている．読み書きの症状チェック表(「診断をめぐって」❷〈p.47〉参照)により，臨床症状を確認し，4つの検査の結果を組み合わせて診断するというものである．

4つの検査とは①単音連続読み検査(❶)，②単語速読検査(有意味語)(❷)，③単語速読検査(無意味語)(❸)，④単文音読検査(❹)の4つであり，それぞれが小学校1年生から6年生までの男女別に平均の音読時間と1標準偏差(SD)が示されている．「なるべく速く，間違えないように読みなさい」という教示のもとで音読時間を測定する．被験者の音読時間が平均よりも2SD以上遅い検査が2つ以上ある場合に，異常と判定する．読み書きの症状チェック表で読字困難あるいは書字困難の症状が7つ以上あり，かつ音読検査が異常である場合に，ディスレクシアである可能性は約80%である．

この検査では音読時間を指標としているため，音読検査だけで判定すると多くの誤判定が生じることに留意すべきである．たとえば，場面緘黙や

❶ 単音連続読み検査

❷ 単語速読検査(有意味語)

❸ 単語速読検査(無意味語)

> あおいまるにさわってからあかいしかくにさわってください。
> くろいしかくのうえにあかいまるをおいてください。
> あかいまるではなくてしろいしかくをとってください。

❹ 単文音読検査

吃音，検査に不慣れで不安をもちやすい子，とても緊張してしまう子などがあげられる．必ず症状チェック表にて症状の確認を忘れてはならない．

まれではあるが，小学校の低学年の小児でひらがなが習得できていない（特に拗音）場合には，覚えていない文字を読み飛ばしてしまい，音読時間が正常範囲になってしまうことがある．この場合には，音読時間で判定できる以前の問題であると考えてよい．ディスレクシアのなかでもかなり重度な症例で認められる現象である．

小学生の読み書きスクリーニング検査[2]

この検査は，ひらがな，カタカナ，漢字の読字と書字がどのくらい正答できるかを調べるもので，小学校1年生から6年生，あるいは6歳から12歳までの男女別の平均正答数と1標準偏差が示してある．個人での検査も集団での検査も可能である．本検査を用いた調査により，ディスレクシアの有病率はひらがなで0.2％，カタカナで1.4％，漢字で6.9％と報告されている．正答数を指標としているため，軽度のディスレクシアや小学校高学年の症例では，把握できないことがある．

包括的領域別読み能力検査[3]

この検査は読字の評価に特化した検査で，文字や単語を読むスキルから文章の読解力まで幅広く評価することができる．指標は音読時間であり，個人の読字から理解力まで階層的に評価が可能である．新しい検査法であり，本検査によるディスレクシアの検出率などはまだ報告されていない．

ディスカリキュリアの検査法

日本では医療のなかで認可されたディスカリキュリアのための検査法はない．ここでは稲垣らによるガイドライン[1]に掲載されているディスカリキュリアのための検査法についてふれる．

この検査は大きく算数障害の症状評価のための課題と算数思考課題の2つから構成されている．さらに前者は①数字の読み，②数的事実の知識，③筆算手続きの知識の3つから構成され，後者は④「集合分類」課題，⑤「集合包摂」課題，⑥「可逆」課題の3つから構成されている．小学校1年生から6年生までを対象とし，各学年の平均正答率と1標準偏差が掲載されていて，判定基準は2学年以上の遅れがある場合，もしくは前述の①から⑥の正答率が学年基準と比較して，有意に低い課題が1つでもみられる場合としている．

● 文献

1) 稲垣真澄ほか．診断手順．特異的発達障害の臨床診断と治療指針作成に関する研究チーム編（稲垣真澄編集代表）．特異的発達障害 診断・治療のための実践ガイドライン―わかりやすい診断手順と支援の実際．東京：診断と治療社；2010．
2) 宇野 彰ほか．小学生の読み書きスクリーニング検査―発達性読み書き障害（発達性dyslexia）検出のために．東京：インテルナ出版；2006．
3) 奥村智人ほか，玉井 浩監修．CARD包括的領域別読み能力検査．滋賀：アットスクール；2015．

学習障害(LD)
治療と療育

小枝達也

ディスレクシアの治療と療育

ディスレクシアの治療に関しては，「ディスレクシアの療育的対応」の項に，病態に基づいた理論的な指導方法，いわゆるフォーマルな指導法が詳しく紹介されているので，ここでは主に長年の経験に基づいたインフォーマルな指導のコツについて記すことにする．

曖昧に覚えている文字の矯正がポイント

ディスレクシアの小児にしばしば認められるのが，曖昧に覚えているひらがな文字があるということである．曖昧に覚えている文字のほとんどが拗音で，たとえば「りょ」を一度「Rya」と読み誤ったことがあると，それを契機に長年にわたって「Rya」なのか「Ryo」なのか，明確に区別できないままになっていることがある．小学校の高学年になっても曖昧なままに放置されている症例がかなり存在する．保護者も教師も，まさか高学年でひらがなの音読が確実ではないとは思ってもいないし，本人も恥ずかしくて今さら口にはできない．

音読が曖昧な状態は，読書行動に悪影響を与える．解読指導によって，確実に読めるようになると読書が好きになる場合がある．

音読指導のゴール

ディスレクシアの小児に対する音読指導のゴールは，音読が普通にできることではない．ゴールは黙読で無理なく文章の意味理解ができるようになることである．

音韻処理障害がベースにあるので，多くの症例では，診断に用いたひらがな音読検査の4つが正常範囲になることはない．診断時には音読時間が平均よりも5〜6SD以上も遅いことが多い．なかには10SDも遅いという症例もいる．このような状態で本を読むのは苦行でしかない．それを解読指導によって3SD前後にまで改善してやり，また前述した曖昧に覚えている文字をなくしてやると，格段に苦痛が軽減されてくるようである．

この段階で次の語彙指導を取り入れることをお薦めする．語彙指導によって文章の意味がわかるようになってくると，黙読が苦痛ではなくなり，むしろ音読よりも楽になってくる．音読指導のコツは，音読のスピードアップ（正常範囲までの）を目指すのではなく，なるべく早く黙読が楽になるようにすることである．

本の読み聞かせがキーポイント

黙読が楽になることを補助するのが，本の読み聞かせである．特にストーリー性のある絵本をお薦めしたい．小学校の中学年くらいまで，毎日，本の読み聞かせをしてもらうと，言葉と言葉のつながりや意味のネットワークがわかるようになってくる．これが自分で本を読む際に，意味理解を大いに助ける．言葉は単独では存在していない．意味のネットワークのなかに存在している．

絵本の読み聞かせをたくさんしてもらった小児は，単語の意味がイメージとして浮かびやすくなるし，ある単語を読んだとき，その単語とよくセットで出現する次の単語が心像として近づいてくる．これが黙読の負担を軽くする．

本の読み聞かせを続けていると，保護者が読んでいる箇所を目で追うことも可能となる．これがさらに黙読の負担軽減につながる．

読書行動の改善が重要

保護者に書店や図書館によく連れて行ってもらう，家に本がたくさん置いてある，保護者が本をよく読む，などは子どもの読書行動改善に良い影響を与える．本の読み聞かせも読書行動の改善につながる．勉強のために文字を覚えるのではなく，読書を楽しむために文字や言葉を覚えるというゆとりがあってもよい．

日常会話で使われる言語を生活言語といい，文章のなかに出てくる独特の表現を学習言語とい

う．ディスレクシアの小児は，文字の解読に負荷がかかるため，読書が苦行となり本を読まなくなる．本を読まないので，学習言語にふれることが極端に少なくなって学習障害となるのである．

イメージできることが大切

小児にとって，わかるとはイメージできることである．そのイメージには映像的なイメージと音声のイメージがある．本を黙読するとき音声のイメージがあると，映画を見ているような感覚で楽しくなるらしい．語彙が十分に身についていないときは「音のないテレビを見ているようでつまらなかった」とディスレクシアの子が教えてくれた．語彙指導の際に，指導者が読み上げて音声のイメージを与えることが大切なのである．

漢字は熟語で覚える

ディスレクシアの小児では，一対一対応するものは比較的習得しやすいが，一対複数の場合には，混乱するためか，極端に習得しにくくなる．そのため，漢字では簡単な漢字ほど読み方が複数であったり，慣用句的な読み方があるせいか，習得に困難を示すことが多い．むしろ二文字熟語を中心に読み方を教え，意味を教え，例文づくりをすると定着しやすくなる．ほとんどの熟語は読み方が一通りなので迷わなくて済むからだろうと考えている．熟語の読みと意味が正確にわかることは読解力向上への近道である．

描画，デザイン，物づくりなどに才能あり

文字の音読は著しく苦手であるが，描画，デザイン，物づくりなどに才能を発揮する症例をしばしば経験する．前述の漢字熟語の指導で，熟語の意味をイメージしやすくするために，漢字の形をイラスト化して覚えるのに役立てた症例がある．誰に教わったのでもなく，自分で工夫したのである．また陶芸や木工細工で見事な作品を作り，展覧会に入選した症例などもあり，音読の苦手さの代わりに別の才能が備わっているのではないかと思うことが少なくない．

運動系が得意な子もいる

ディスレクシアがあるし，物づくりにも興味がなく勧めてもやりたがらない子も多い．そんな子では運動能力に目を向けると，意外と走ることが得意だったり，あるスポーツをさせるとメキメキと腕を上げたりということもある．

好きなことに熱中させる

得意なことは何もありません，というディスレクシアの子もいる．むしろこういった小児のほうが多いかもしれない．その場合でも好きなことを応援してやるという大人の姿勢が，子どもを励ますことを知っておいてほしい．一番苦手な音読を強いるのである．その代わりに何か一つくらいは好きなことを応援してやってもいいではないかと思っている．自分が好きなことを保護者が応援してくれるというのは，小児にとってどんな言葉よりも勇気を与える．

とにかく励まし続ける

解読指導は比較的短期間で効果を上げることができる．しかし，語彙指導は症例によっては，2年以上続けてやっと少し改善してきたというくらいに，時間がかかることも少なくない．この期間に根負けして，どうせやっても駄目だとあきらめてしまうことも多い．

それを励まし続けるのが保護者や教師や医療関係者である．特に保護者も子どもと一緒に根負けしてしまうことがある．そんな親子を教師が，言語聴覚士が，小児科医があきらめないように鼓舞し続けてほしい．苦しみの2, 3年間を乗り切ると日本語はそれなりに読んで理解できるようになってくる．そのためには，読書好きにすることが肝心で，漫画でもよいので文字に目が触れる機会を確保するよう粘り強く働きかけることが治療の最大のコツである．

ディスカリキュリアの治療と療育

ディスカリキュリアの小児がつまずいている病態に分けてその指導について記す．病態の説明にはMcCloskeyら[1]のモデルがよく用いられているので，そのモデルに沿って解説する．

数詞の処理

これは数詞（数に対する呼び名），数量（具体的な数や量），数字（数に関する記号）という3項関係（mental number lineという）が成立することを意味する（❶）．これら3つの関係が恒常的に確

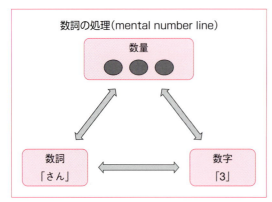

❶ 数詞の処理に関するモデル

立していないと，それよりも高次の数処理はできない．ディスカリキュリアの小児に認められることもあるが，多くは精神遅滞の小児で認められる．

スタートは5つまでの数の具体物（おもちゃのコイン，おはじきなど）を使って，具体的な数（数量）とその呼び方（数詞）を教え，その数を表す数字のカードを示すことを繰り返す．5までの数が可能になったら10までに広げる．mental number line は単に恒常的に成立するだけでなく，自動化されることに意味がある．考え込むことなく，素早く数量と数詞と数字が一致するように，練習を繰り返す必要がある．単調な練習なので，飽きないように，うまく意欲を引き出しながら続ける工夫が求められる．

序数性の理解

序数性とは数が順序を現すという性質のことである．まずは1つずつ連続する数を口頭で唱えることができるようにする．幼児では家庭において，お風呂で10まで数える，20まで数えるといった具合に教えられることが多い．これも10から始めて次第に数を大きくしていき，100までを目標とする．常に正しく楽に順番どおりに言えることを目指す．連続する数が順番に言えるようになったら，2つ飛びの数列，5飛びの数列，10飛びの数列の練習をする．指導者と順番に数を言い合う，ブランクのマスを埋める問題を解く，などの指導が一般的に行われる．

基数性の理解

基数性とは数の量的な性質のことである．量的なイメージが定着するように，だいたい半分はどのくらい？ といった遊びを通して行うとよい．就学前の幼児では生活体験やままごとを通して，体験的に量の違いを獲得する．これをインフォーマル算数と呼ぶことがある．長さ，面積，体積などの量的な感覚と数字とのマッチングを意識しながら，具体物を使って大まかなイメージがもてるように指導するとよい．

数的事実の習得

数的事実とは，主に答えを記憶に依存するような単純な四則計算を意味する．多くのディスカリキュリアの小児では，この数的事実がなかなか自動化しないため，まずは数的事実の自動化を目指し，次のステップである計算手続きの負担が軽くなるように指導するとよい．

具体的には10以下の数で分解・合成が楽にできるようになることを目指す．たとえば「8にするには2といくつ？」，「6と3を合わせるといくつ？」などである．特に10の分解・合成は重要で，「10にするには7といくつ？」のような課題として問うようにする．

10の分解・合成が定着したら，20までの数で繰り上がりと繰り下がりのある加減算が定着するように，練習を繰り返す．確実にかつ負担を感じることなく楽にできるようになることを目指す．

掛け算の九九も数的事実の代表である．ディスカリキュリアの小児が掛け算でつまずいているときは，掛け算九九が不確実だったり，負荷がかかった状態であることが多い．掛け算九九を繰り返し指導して，確実性と速度を向上させるとよい．

計算手続き

主には筆算による加減算の手続きを習得することが目標となる．前述の繰り上がりや繰り下がりが確実にできるようになっていると，習得しやすい．数字の書き方が乱雑で桁がそろっていなかったり，繰り上がった数，繰り下がった数の見落としなどが誤りとしては最も多いので，見落とさなくする工夫などが効果的である．

筆算の場合には計算方略が正しく習得できる

と，横書きの計算よりも正確かつ迅速にできるようになることが多い．

● 文献
1) McCloskey M, et al. Theory-based assessment of acquired dyscalculia. Brain Cogn 1991; 7: 285-308.

Column

☑ **漢字のイラスト化**

　ディスレクシアの子で，漢字を覚えるのにイラスト化した子がいる．漢字の形からその漢字の意味をイメージしてイラストにしてしまうことができるらしい．どうやら瞬時に思いつくらしいので，ある種の才能が備わっているように思える．

　たとえば去年の「去」を，過ぎ去った一年がイメージできるイラストにして覚えている．

　図はその発想を元に筆者が描いたので，"本物"よりもずいぶんと下手になっている点をご容赦願いたい．

　ディスレクシアの子では，ときどき，こうしたデザインやモノづくりにすごい才能を示す子がいる．文字の読みが下手だという点ばかりに目を向けず，得意なところも探してそれを伸ばす手助けもしてやりたいものである．　　（小枝達也）

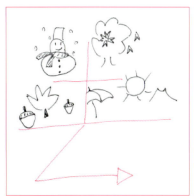

Tourette障害
診断をめぐって

金生由紀子

チックとは

チックの定義と概要

チックは，突発的，急速，反復性，非律動性の運動あるいは発声であると定義されている．チックは不随意運動とされてきたが，少なくとも部分的または一時的には随意的に抑制できて，半随意といえる．

チックには，運動チックと音声チックがあり，両方がそれぞれ，持続時間が短くて明らかに無意味な単純チックと，持続時間がやや長くて意味があるように見える複雑チックに分けられる．

● **単純運動チック**

単純運動チックは最も一般的なチックであり，そのなかでも瞬きをはじめとする目のチックが最も多く，横目をする，白目をむくなど多彩である．比較的軽症の場合には顔面のチックに限られることがあるが，首を振る，肩をすくめる，腕を突き出す，腹部を素早くへこませるなど，全身に生じうる．

● **単純音声チック**

単純音声チックでは，咳払いが最も多い．鼻鳴らし，鼻すすり，口笛のように息をすることなどのほかに，「ア」とか「ウ」というような声を発することもある．時には甲高かったり野太かったりして動物の鳴き声のような発声になることもある．

● **複雑運動チック**

複雑運動チックには，顔の表情を変える，地団太を踏む，触るなどがある．大事なものとか壊れやすいものと意識した途端にそれを放り投げてしまったり叩いてしまったりすることなども含まれ，強迫行為との鑑別が問題になることもある．自分の身体を叩くとか舌を噛むなどの自傷行為になることもある．

● **複雑音声チック**

複雑音声チックには，単語や文を発するなどがある．コプロラリア（汚言症：社会的に不適切な，しばしば卑猥な言葉を発すること）やエコラリア（反響言語：他の人の言った言葉などを繰り返すこと）も含まれる．

感覚現象

運動や発声というチックそのものではないが，チックに密接に関連するとされる症状に感覚現象がある[1]．チックに伴う感覚現象の中心は，前駆衝動である．チックを出す直前に，むずむずするように感じるとか，身体の中にエネルギーがあって外に出さないといけないように感じるなどである．チックを出すとすっきりしたりほっとしたりして，この感覚が軽快・消失することが少なくない．

感覚現象には，前駆衝動に加えて，感覚過敏が含まれる．たとえば，服のタグがチクチクするとか下着や靴下がきついと感じるなどである．また，"まさにぴったり（just right）"する感覚を求めることも含まれる．たとえば，手に"まさにぴったり"する感覚を得るまで物を触ったりこすったりする必要があるなどがある．感覚過敏や"まさにぴったり"感覚は触覚以外の感覚についてもある．

変動性

チックは種類，部位，回数，強さなどがしばしば変動する．変動は自然の経過で生じることもあれば，心理的または身体的状態に伴うこともある．

チックは，不安や緊張が増大していくとき，強い緊張が解けたとき，楽しくて興奮したときなどに増加しやすい．疲労時や月経前にも増加することがある．

一方，一定の緊張度で安定しているとき，集中して作業をしているときなどに減少する傾向がある．睡眠時や発熱時にも減少することがある．なお，かつては睡眠時に消失すると強調されたこと

があるが，減少しても消失するとは限らない．

チック障害の診断分類

　チックを主症状とする症候群がチック障害である．DSM-5では，18歳以前に発症するチック障害は，チックの種類と持続期間から，Tourette障害，持続性（慢性）運動または音声チック障害，暫定的チック障害の3つに分けられる．持続期間が1年未満であれば暫定的，1年以上であれば持続性（慢性）とされる．

　多彩な運動チックと1つ以上の音声チックを有する持続性（慢性）チック障害がTourette障害（一般には，Tourette症候群またはGilles de la Tourette症候群と呼ばれる）である．診断名の由来となったフランス人医師のGilles de la Touretteによる症例報告では，飛び跳ねるなどのしばしば全身に及ぶ激しい運動チック，コプロラリア，エコラリアが強調されているが，現在ではこれらはTourette障害の診断に必須ではない．

併発症

　Tourette障害は多様な精神疾患を高率に併発することが特徴的とされ，その頻度は80～90％に及ぶという．チックよりも併発症のほうがより全般的機能やQOLに影響することがある[2]．代表的な併発症として，強迫性障害（obsessive-compulsive disorder：OCD）および注意欠如多動性障害（attention-deficit hyperactivity disorder：ADHD）があげられる．

OCDおよび関連障害群

　OCDは，強迫症状を有して苦痛や生活上の障害をきたす場合に診断され，DSM-5ではチック障害の現在症ないしは既往歴がある場合にチック関連OCDと特定することになった．典型的なOCDでは，強迫観念に伴う不安を打ち消そうとして強迫行為を行うのに対して，チック関連OCDでは，"まさにぴったり"感覚を得ようとして強迫行為を行うことが多い．

　Tourette障害の約30％がOCDを併発し，OCDの診断基準に達しない強迫症状まで含めると過半数に達する．OCDや強迫症状を伴うTourette障害では，併発のない場合に比べて，チックの発症時から複雑運動チックを認める率が高く，チックの発症年齢がやや高く，チックがより重症であり，自傷行為がより高率になるとされる．

　また，抜毛するとか，皮膚をむしるというような身体集中反復行動（body-focused repetitive behavior）で特徴づけられる疾患もOCD関連障害群に含まれる．狭義の"習癖異常"ともいえる身体集中反復行動もTourette障害に併発しやすい．

ADHD

　ADHDはOCDと並んでTourette障害に併発する頻度が高く，国際的なデータベースでは50％以上に及ぶとされる．ADHDの併発の有無によって小児ではチックの重症度に差がなかったとの報告がある．一方，ADHDを伴うTourette障害では，併発のない場合に比べて，より強い心理社会的ストレスを経験して全般的機能やQOLが低下するという．

自閉症スペクトラム障害（ASD）

　ASD（autism spectrum disorder）ではTourette障害の頻度が一般人口より高いと同時に，Tourette障害にASDを併発する頻度も1～9％とされて，やはり一般人口より高い．

　典型的なTourette障害では他者を気遣って社交的で，話し上手であることが多く，DSM-5によるASDの第1の中核症状が「社会的コミュニケーションおよび対人的相互反応における持続的な欠陥」であることと矛盾する．それにもかかわらず両者が比較的高率に併発するのは，"まさにぴったり"感覚を求める傾向が両者に共通するためかもしれない．

うつ，不安

　Tourette障害にはうつおよび不安もしばしば伴う．うつおよび不安は低年齢から発現していることが少なくないとされる[3]．Tourette障害または慢性チック障害をもつ成人では女性のほうが抑うつ症状を伴いやすく，チックの重症度が不安・抑うつ症状と関連するとの報告がある．また，Tourette障害をもつ青年・成人でうつがQOLを最もよく予測していたとの報告もある．

"怒り発作"または衝動統制障害

"怒り発作"とは，状況からみてとても過度または不適切にひどく腹を立ててコントロールできなくなることである．"怒り発作"を伴うTourette障害では，OCD，ADHD，反抗挑戦性障害の併発が多いとか，うつや不安の傾向が強いとされる．また，Tourette障害をもつ成人で"怒り発作"のみならず買い物強迫，ギャンブル依存などを含めた衝動統制障害が認められ，その併発がQOLを悪化させることがある．

チックの診断のポイント

Tourette障害の診断は，当然ながらチックの診断に基づいて行われる．丁寧な病歴の聴取と行動観察から得られた臨床症状からチックを診断する[4]．その際には，先述したチックの特徴を念頭におく．そのなかでも，半随意性や変動性は大いに参考になる．たとえば，症状が，診察室で医師の質問に答えているときに認められず，待合室で待っていたり診察室でも特に注目されずにいるときに認められるとしたら，チックである可能性が高い．

また，チックとさまざまな運動症状との鑑別を要することがある．そのポイントを以下に示す．

● 舞踏運動などの不随意運動との鑑別

舞踏運動，バリスム，アテトーゼ，ジストニー，ミオクロニーなどの不随意運動との鑑別にあたっては，運動の部位，性状，変動性などに着目する．チックは，部位としては，顔面の頻度が高い．性状としては，素早い動きが特徴的である．変動性としては，睡眠中の減少，心理的な影響の可能性があげられる．これらに加えて，半随意性もチックの重要な特徴である．

● てんかん発作との鑑別

ミオクロニーを含めたてんかん発作との鑑別を要することもある．てんかん発作の可能性も念頭において，運動の特徴に加えて，意識の減損の有無や脳波検査所見を検討する．

● 知的に遅れのあるASDにみられる常同運動との鑑別

知的障害や知的な遅れを伴うASDにしばしばみられる常同運動との鑑別を要することもある[2]．常同運動には，手をヒラヒラさせる，手をかざして指をゆっくり動かす，身体を揺する，ピョンピョンはねるなどがある．この場合も運動の特徴が役に立つ．常同運動は，部位としては手や指，全身に認められることが多く，性状としては律動的であり，本人は運動に没頭して感覚刺激を楽しんだり情動発散したりしているように見える．したがって，チックが，顔面でしばしば目立ち，非律動的であり，本人は苦痛を感じているように見えることとは大きく異なっている．

● 複雑運動チック―強迫行為との鑑別

複雑運動チックについては，強迫行為との鑑別を要することもある．特に，自分や物を触ったり叩いたりしてしまう，物を壊してしまうなどの行為は，鑑別が難しい．行為をやらないと何かよくないことが起こるという観念にとらわれてやっているわけではなくても，やってはいけないと思えば思うほどやってしまうという傾向があり，強迫性と衝動性がうかがわれるからである．

腕を素早く振るなどの単純運動チックを有していてその延長線上でとらえられるか，顔面を中心とする典型的なチックを有しているのかなども含めて検討することになる．それでもなお，チック的強迫か強迫的チックか明確に線引きできないこともある．

● 複雑音声チック―ASDの症状としてのエコラリアおよび意図的な発言との鑑別

複雑音声チックについては，ASDの症状として知られているエコラリアとの鑑別の対象になることがある．ASDでは，主として本人に対して言われたことを言い返すものであり，言葉の理解が十分にできていない発達段階で認められる．一方，Tourette障害では，小耳にはさんだことをつられて言ってしまうのであって言い返すものではなく，発達段階にはよらず知的に高くても認められる．

不適切な発言が複雑音声チックであるコプロラリアか意図的なものかの鑑別にあたっても，特定の人に向かって言っているか否かがポイントとなる．コプロラリアは，単純音声チックである咳払

いと同様に発言の合間にさしはさまれる．状況に誘発されて言ってはいけないと思うと言ってしまう傾向はあるが，特定の人に対して言っているのではない．

Tourette障害の位置づけと包括的な評価

Tourette障害の位置づけ

　Tourette障害は，脳機能の発達の障害で，症状が低年齢で発現するので，発達障害に該当する．症状が発達の経過に沿って推移すると同時に，長期にわたって一定の傾向が認められることも発達障害にふさわしい．しかもADHDやASDという典型的な発達障害またはそれに連続する発達特性をしばしば併発する．しかし，チックはある時点から出現したと明確に意識されるものであること，また，Tourette障害でもチックは長期的には軽快して成人後は治療を要しない人も多いことから，典型的な発達障害とはやや異なって受け止められる傾向にある．

　また，Tourette障害は，運動チックと音声チックの両方を有する持続性（慢性）チック障害であるので，しばしば重症なチックを認める．しかし，たとえば，瞬きと鼻しかめと咳払いのチックを有して，チックが1年以上持続すると，DSM-5のTourette障害の診断基準を満たしうる．Tourette障害におけるチックの重症度はかなり幅広いといえる．

　さらに，チックと親和性の高い併発症までも本人や家族はチックと呼んでいることがあり，時には併発症を中心にTourette障害を理解していることがある．

　以上のような問題点を念頭においたうえで，Tourette障害は，発達障害であり，併発症をしばしば伴うもののチックで定義される症候群であると位置づけて，診断を進める．

包括的な評価

　チックのある子どもを理解する際には，子ども全体の把握に努める必要がある[5]．このような前提で，Tourette障害に伴う生活上の困難に関連する要因を，Tourette障害の重症度，本人および周囲の認識と対処能力の2つに分けて整理することが有用である．

　Tourette障害の重症度としては，①チック自体の重症度（チックが直接的に生活に支障をきたす度合い），②チックによる悪影響の重症度（自己評価や社会適応に対するチックの悪影響の度合い），③併発症状の重症度（チックと密接に関連して伴いやすい併発症が生活に支障をきたす度合い）がある．チック自体の重症度としては，全身に及ぶ激しい運動チックや大きな叫び声の音声チックなどを有する場合，チックのために，字が書けなかったり食事ができなかったり身体の痛みや損傷が認められる場合などは重症である．前駆衝動が激しくて日常の作業がしにくい場合も，これらに準じてよいと考える．

　本人および周囲の認識と対処能力としては，チックに対する認識が重要であり，少なくとも小学生以上であれば，たとえば，「身体が動いてしまったり声が出てしまったりして困って病院に来る子どもがいるのだけど，あなたはそういうことない？」というように本人にも尋ねてみる．対処能力としては，チックに対するものに限らず，本人の長所を含む全般的なものの情報の把握にも努める．

● 文献

1) 金生由紀子．チック障害と強迫性障害．臨床精神医学 2015；44：1485-9．
2) 金生由紀子．チックおよびトゥレット症．精神科治療学 2014；29（増刊）：409-14．
3) Hirschtritt ME, et al. Lifetime prevalence, age of risk, and genetic relationships of comorbid psychiatric disorders in Tourette syndrome. JAMA Psychiatry 2015; 72: 325-33.
4) 金生由紀子．慢性チック障害，トゥレット障害．齊藤万比古総編．子どもの心の処方箋ガイド 診察の仕方/診断評価/治療支援．東京：中山書店；2014．p.296-303．
5) 金生由紀子．チックのある子どもの診方と対応．青木省三ほか編．精神科臨床エキスパート 専門医から学ぶ 児童・青年期患者の診方と対応．東京：医学書院；2012．p.121-9．

Tourette 障害

疫学と家族歴

江里口陽介

有病率

Tourette 障害はかつて，学童期の子ども1万人中5人程度の非常に珍しい疾患と考えられていたが，現在はそれほどまれではないことがわかっている．Tourette 障害の頻度は報告によりばらつきが大きいが，全世界の報告を統合したメタ解析では児童思春期の有病率は0.77％で，男児の1.06％，女児の0.25％が発症すると推定され[1]，自閉症や注意欠陥多動性障害（ADHD）と同じく，男児のほうが有病率が高いと考えられている．なお，日本で行われた質問紙を用いた疫学調査では，有病率は0.25％と報告されている[2]．

家族歴と環境要因

Tourette 障害には家族集積性が指摘されてきた．一般人口を対照とした家族研究では，Tourette 障害と慢性チック障害の家族がTourette 障害・慢性チック障害を発病する可能性について，第三度親族でオッズ比3.07，第二度親族で4.58，第一度親族で18.69であり，同胞で17.68であるのに対し異父同胞で4.41と，発端者に血縁関係が近くなるほど発病の可能性が増加することが報告されている[3]．双生児研究では，二卵性双生児のTourette 障害の診断一致率が8％であるのに対し，一卵性双生児は53〜56％と高くなっている．

通常は家族歴が高率にあり遺伝的要因が濃厚と思われるが，環境要因の関与や，遺伝的要因と環境要因との相互作用が指摘されているので，ここで述べておく．自閉症など他の神経発達障害でも関連が報告されているため，ほとんどはTourette 障害に特異的な環境要因ではない（❶）．

PANDAS

A群β溶血連鎖球菌の感染後に起こるチック・強迫行動は PANDAS（pediatric autoimmune neuropsychiatric disorders associated with streptococcal infections）と呼ばれており，自己免疫の機序を通して Tourette 障害の発症を起こすことが知られている．PANDAS の診断基準を❷に示す．

---

❶ 発症に影響しうる因子

- 母親の喫煙
- 母親のコーヒー嗜好
- 母親の飲酒
- 母親の薬物使用
- 高齢の母親
- 高齢の父親
- 両親の社会経済的な困窮（教育年数が短い，所得が低いなど）
- 母親に対する重度のストレス（未婚であるなど）
- 妊娠初期の重度のつわり
- 妊娠中の合併症（高血圧，糖尿病など）
- 早期からの出産前小児保健指導を必要とすること
- 分娩時合併症（前期破水，臍帯巻絡，前置胎盤など）
- 早産
- 鉗子分娩
- 低出生体重
- 出生5分後のApgarスコアが低い

(Chao TK, et al. 2014[4])

❷ PANDAS の診断基準

1. チック障害または強迫性障害が存在すること．少なくとも一時期は DSM-IV の強迫性障害またはチック障害の診断を満たしている
2. 精神神経症状は思春期前（通常3〜12歳）に出現していること
3. 突然発症し，症状は周期的に増悪と改善を繰り返すこと．症状は数日から数週間にわたって爆発的に増悪するが，改善期には症状が消失することもある
4. 症状の増悪の前にA群β溶血連鎖球菌の感染があること（咽頭培養で陽性，抗GABHS抗体陽性）
5. 症状の増悪時には他の神経学的な異常もあること．多動や舞踏様運動などが随伴する

(Swedo SE, et al. 1998[5] より筆者翻訳)

● 文献

1) Scharf JM, et al. Population prevalence of Tourette syndrome: a systematic review and meta-analysis. Mov Disord 2015; 30: 221-8.
2) Nomoto F, Machiyama Y. An epidemiological study of tics. Jpn J Psychiatry Neurol 1990; 44: 649-55.
3) Mataix-Cols D, et al. Familial Risks of Tourette Syndrome and Chronic Tic Disorders. A Population-Based Cohort Study. JAMA Psychiatry 2015; 72: 787-93.
4) Chao TK, et al. Prenatal risk factors for Tourette Syndrome: a systematic review. BMC Pregnancy Childbirth 2014; 14: 53.
5) Swedo SE, et al. Pediatric autoimmune neuropsychiatric disorders associated with streptococcal infections: clinical description of the first 50 cases. Am J Psychiatry 1998; 155: 264-71.

Column

☑ **発展途上のトゥレット研究**

　近年の発達障害の研究は自閉症，ADHDを中心に進展してきたといえる．特に基礎研究では自閉症が大いに注目され，NatureやScience，Cellといったトップジャーナルでも，毎号のように自閉症やADHDに関する記事が掲載されている．ところが自閉症やADHDに比較すると，トゥレット症候群の研究論文はごく少数にとどまっている（❶）．トゥレット症候群の頻度は高く，患者・家族の苦悩は強いことも多い．より良い治療法を開発するためには研究は重要であり，特に他の研究の方向性を決めるうえで疫学研究は重要である．季節ごとのチックの傾向，チックと職業の相性，チックが患者の結婚や出産などの行動に与える影響，家族性に発症しているトゥレット症候群患者と孤発例の臨床的特徴の差異，などは他の発達障害や精神疾患では研究されながらも，トゥレット症候群ではいまだなされていない研究の一例である．つまりトゥレット症候群の研究，特に疫学研究は大いに必要とされている．

　筆者が在籍する東京大学のこころの発達医学分野は，少なくともトゥレット症候群を研究するうえでは，国内でも最も恵まれた環境である．本書を読んでトゥレット症候群の研究に興味をもっていただけた読者の方は，いつでもご連絡ください．大歓迎です！

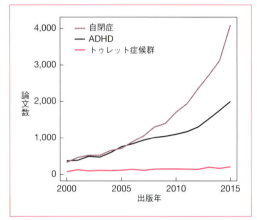

❶ **発達障害と論文数**
自閉症の論文は指数関数的に増加し，ADHDも線形に増加するなか，トゥレット症候群の論文はほとんど増加していないのがわかる．

（江里口陽介）

Tourette障害

遺伝子研究

江里口陽介

双生児研究・家族研究の結果から，Tourette障害の発病には遺伝的要因が大きな役割をもつとされている[1]．

原因遺伝子探索の現状

最初は多世代にわたるTourette障害多発家系を調査した研究から，単一の遺伝子の異常で発症するメンデル遺伝形式の疾患と考えられ，原因遺伝子が探索されたが特定されなかった．その後の分離解析の結果を受けて，多数の疾患感受性遺伝子が複合的に作用して発症に至ると，現在では考えられている．病態生理としてドパミン神経やセロトニン神経の異常が想定されてきたため，これらの神経伝達物質受容体などの遺伝子との関連も探索されたが，関連は示唆されなかった．

またTourette障害は人口の1％前後にみられるcommon diseaseであるため，common diseaseは頻度の高い変異によって引き起こされるという仮説（よくある疾患-よくある配列多様体仮説）に基づき，common variantが探索された

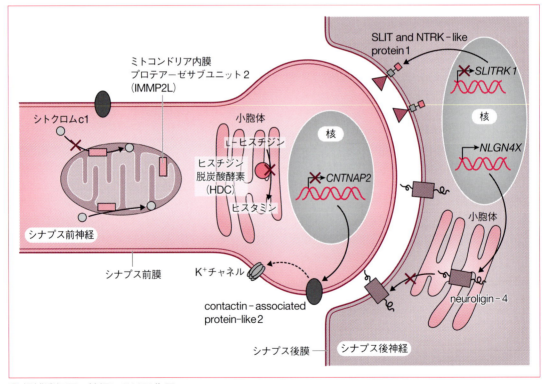

❶ 候補遺伝子の神経における作用

IMMP2Lの変異は翻訳タンパクであるミトコンドリア内膜タンパクサブユニット2の機能異常を引き起こす．このタンパクに異常が起こると，シトクロムc1をミトコンドリア内に取り込めなくなり，結果的に細胞死を引き起こす．CNTNAP2の変異は翻訳タンパクのcontactin-associated protein-like2の発現を低下させ，神経系のK⁺チャネルの分布に影響を与え，活動電位の伝達や細胞膜の再分極を障害する．SLITRK1の異常は翻訳タンパクの発現低下により皮質-線条体-視床-皮質経路の機能異常を起こす．NLGN4Xの変異はニューロリジン4タンパクのグリコシル化の障害を起こし，タンパクの細胞膜への輸送ができなくなる．HDCの変異はL-ヒスチジンからヒスタミンへの変換に障害を起こし，ヒスタミンの神経伝達を低下させる．

(Deng H, et al. 2012[9])

が，報告間の結果にはほとんど一貫性がなく，特定された感受性遺伝子の effect size も 1.1〜1.2 と非常に小さかった．2013 年には初めてのゲノムワイド関連解析（GWAS）が行われたが，genome wide significance に達したマーカーはなかった[2]．

そのため effect size の大きいまれな変異が探索されるようになり，2000 年代後半には次世代シーケンサーが導入されて，研究は加速している．

候補遺伝子

遺伝子検査を診断や治療に役立てることはいまだ不可能ながら，いくつかの候補遺伝子が報告されている．Tourette 障害と ADHD を併発した孤発例の子どもが染色体の逆位をもつことから SLITRK1 が候補遺伝子として注目され[3]，追試も行われている．関連を否定する報告もあるが，現在でも関心をもたれている遺伝子である．

多数の Tourette 障害患者のいる家系からは，ヒスタミン合成の律速酵素である L-ヒスチジン脱炭酸酵素をコードする，HDC が候補遺伝子として報告された[4]．HDC ノックアウトマウスには，チックに類似した常同運動がみられる[5]ため，Tourette 障害のモデル動物として研究されている．

その他 IMMP2L[6]，NLGN4X[7]，CNTNAP2[8] なども候補遺伝子として報告され，神経伝達に関与していると考えられている（❶）[9]．

● 文献

1) Price RA, et al. A twin study of Tourette syndrome. Arch Gen Psychiatry 1985; 42: 815-20.
2) Scharf JM, et al. Genome-wide association study of Tourette's syndrome. Mol Psychiatry 2013; 18: 721-8.
3) Abelson JF, et al. Sequence variants in SLITRK1 are associated with Tourette's syndrome. Science 2005; 310: 317-20.
4) Ercan-Sencicek AG, et al. L-histidine decarboxylase and Tourette's syndrome. N Engl J Med 2010; 362: 1901-8.
5) Xu M, et al. Histidine decarboxylase knockout mice, a genetic model of Tourette syndrome, show repetitive grooming after induced fear. Neurosci Lett 2015; 595: 50-3.
6) Petek E. et al. Disruption of a novel gene (IMMP2L) by a breakpoint in 7q31 associated with Tourette syndrome. Am J Hum Genet 2001; 68: 848-58.
7) Lawson-Yuen A, et al. Familial deletion within NLGN4 associated with autism and Tourette syndrome. Eur J Hum Genet 2008; 16: 614-8.
8) Verkerk AJ, et al. CNTNAP2 is disrupted in a family with Gilles de la Tourette syndrome and obsessive compulsive disorder. Genomics 2003; 82: 1-9.
9) Deng H, et al. The genetics of Tourette syndrome. Nat Rev Neurol 2012; 8: 203-13.

Tourette 障害

自然経過・成人移行

八木智子

Tourette 障害における
チック症状の経過

チック症状の自然経過

　Tourette 障害のチックは，4〜6歳頃に出現し，10代初めに最悪期を迎え，思春期を通して改善傾向となるという経過をたどることが多い[1]（❶）．

　Tourette 障害の診断には，複数の運動チックと1つ以上の音声チックが1年以上持続することが必要であるが，最初は，瞬目，鼻すすり，顔しかめなどの単純運動チックで始まることが多い．運動チックは，顔面から始まることが多く，首や肩，上肢，下肢の順で広がっていく傾向がある．時に一気に全身性のチックで発症する場合もあるが，顔面をまったく含めずに下肢から始まることはない[2]．次第に複雑運動チックがみられるようになることもある．

　複雑運動チックは，単純チックよりも持続時間がやや長くて意味があるようにみえるチックである．髪をかきあげる，物を触るなど，チックとわかりにくいこともあるが，繰り返されることからチックとわかる．また，わずかな割合（5％）ではあるが，複雑運動チックが自傷の性質をもつことがある[3]．叩いたりする程度の軽症例から，顔面を殴打する，腕を噛む，眼球をえぐろうとするなどの危険性の高い重症例もある[3]．

　音声チックは，運動チックが始まってから1,2年後にみられるようになることが多く，咳払い，鼻すすり，短い音などの単純音声チックから始まる．年齢が上がるにつれ，少数の例では，エコラリア（反響言語：他人の言葉を繰り返す），パリラリア（反復言語：患者自身の音声や単語を繰り返す），コプロラリア（汚言症：社会的に不適切な，しばしば卑猥な言葉を発する）などの複雑音声チックがみられる．複雑音声チックには，話し言葉のリズム，速さ，大きさが突然劇的に変化するというものもある[3]．

チックの変動性

　チックは，群発して間欠的に出現し，軽快と増悪を繰り返す[4]．部位，種類，回数，強さなどが1日，数週，数か月の単位で変動する．絶え間なく数えきれない（1分で100回以上など）ほどチックが出現することもあれば，週に数回しかみられないこともある[3]．1回チックが出るだけのこともあれば，運動チック・音声チック両方が組み合わさった激しいチックが出現することもある．気づかないような軽いもの（軽度の肩すくめ，小さな喉鳴らし）から，目立つ大きなもの（腕を突き出す，大声を出す）まで，強さも変動しうる．

　チック症状の変動は，自然の経過で生じることもあれば，身体的・心理的要因の影響によって生じることもある[5]．チック症状は，ストレス，不

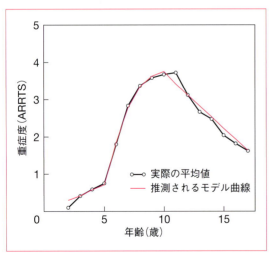

❶ チックの重症度の継時的変化

Tourette 障害の子ども36人の保護者が，子どものチックの重症度を，1年ごとに6段階（チックなしが0，最重症が5）で評価した．Tourette 障害の平均的な経過では，チックは4〜6歳で始まり，10〜12歳で最悪となり，思春期を通して改善していく．
ARRTS：annual rating of relative tic severity

（Leckman JF. 1998[1]）

安，疲労などで増加しやすく，集中しているとき，睡眠中，発熱などで減少する傾向がある[5]（「診断をめぐって」〈p.64〉参照）．

診療では，現在チック症状の波がどのような状態にあるかを把握しておくことが重要である．薬物療法を開始する時期，変更する時期，忍耐強く経過観察して家族を支援すべきとき，といったことは，チック症状の波を把握することによって決定できるからである．たとえば，チックが増えている時期の終わりに治療の導入や変更を行った場合，治療の効果によらず症状が改善するということに注意すべきである[4]．

前駆衝動

10歳を過ぎると，前駆衝動（premonitory urges）と呼ばれる，チックの直前に起きる感覚現象に気づく子どもが増える．前駆衝動とは，チックが出現する前に，「チックをせずにはいられない」という内的な感覚が生じることで，くしゃみが出る前やかゆいときのむずむずする感じと似ており，チックをすると，この感覚がなくなりすっきりする．前駆衝動は，チックの主観的不快感を強める．前駆衝動は，年齢が上がるとともに認識されるようになり，思春期の患者では90％に前駆衝動がみられる[6]．

チックは，半随意的といわれ，集中が必要で疲労を伴うものの，一時的に抑制することができる場合がある．年齢が上がるにつれて，チックの抑制がしやすくなってくることが多い[6]．前駆衝動は，行動療法の際に重要となる（「治療と療育」〈p.78〉参照）．

予後，成人移行

チックは思春期後期や成人早期には改善することが多い．成人では，1/3の症例ではチックが消失し，1/2弱の症例では軽症化するといわれる[6]（❷）．

その一方で，少数では成人まで重症なチックが続いたり，成人後に再発したりすることがある[2]．そのようなケースでは，人生で最も激しい症状を成人後に経験することがある[3]．特に重篤な症例では，自傷を伴う運動チックや，社会的に問題のある汚言やジェスチャーなどを伴うことも

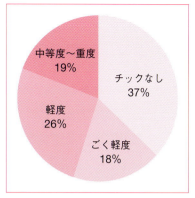

❷ 成人期のチックの重症度
（Bloch MH, et al. 2009[6]）

ある[4]．

このように，Tourette障害は予後良好のことが多いが一部重症化する症例もあるため，予後予測が重要と考えられる．しかし，症状の持続や成人期の重症度を予測する臨床指標は，現在のところ不明である[6]．思春期早期のチックの重症度が成人期のチックの重症度と弱く関連しているとされるものの，児童期の臨床症状は，成人期のチックの重症度の予測因子としてはかなり弱いものといわれている．最悪期のチックの重症度や児童期の併存症の有無も，成人期のチックの重症度と関連しない．児童期の微細運動の不得手さが成人期のチックの重症度に関連するとの報告がある．

画像研究では，児童期の尾状核の体積が小さいと，成人期のチック症状の重症度が高くなることが指摘されている．脳画像研究や神経心理学研究では，予後予測に使えるほどの明確な結果は得られていないものの，皮質-線条体-視床-皮質回路における異常が，基底核の抑制系介在ニューロンに関与しており，Tourette障害の病理や症状の持続に寄与している可能性が指摘されている．

チックは思春期に改善することが多いということから，治療について以下のようなことがいえる．まず，薬物療法については，チック症状の緩和には役立つが，Tourette障害の長期的な経過を改善させるとのエビデンスはない[6]．薬物療法には副作用があることを考慮すると，薬物療法で，チックが友達関係や学業に与える悪影響を小さくすることを目標とするのはよいが，チックを

完全になくす必要は必ずしもない[6]．それよりも，ハビットリバーサルなどの行動療法を提案すべきと考えられる[6]．また，多くの子どものチックは治療に関係なく改善することを考慮すると，深部脳刺激療法や外科手術などの侵襲的な治療は，成人期になるまでは推奨されない[6]．

Tourette障害における併発症の経過

Tourette障害では，精神疾患の併発が約90％の患者にみられ，特に注意欠如多動症（ADHD）と強迫症（OCD）の併発が多い．このような併発症は，Tourette障害の患者の生活の質を低下させる[4]（❸）（「診断をめぐって」〈p.64〉参照）．

ADHD

ADHD症状は，Tourette障害の子どもの50％以上にみられるといわれる．ADHDはチック症状の出現に4〜5年程度先行し，寛解率が低い．チックの消失とADHD寛解とは関連がない．併存するADHD症状は，チックそれ自体以上に，社会適応の障害，行動の問題，学業面の問題を生じさせやすい．

Tourette障害とADHDを合併した場合，被刺激性の亢進や，怒り発作（rage attack）などがみられやすく，薬物乱用，うつ，反社会的行動に至りやすい傾向がまれならずみられる[4]．また，児童期のADHD併存と，成人早期の生活の質の低下・社会機能低下に関連があることが指摘されている．通常，ADHDでは，多動性は思春期に改善傾向となり，不注意症状は成人期にも持続することが多いといわれているが，チックを合併している場合のADHDの臨床経過については，研究が少なくわかっていない[6]．

OCD

チック症状とOCDや強迫症状には密接な関連がある．Tourette障害では約30％にOCDが併発する．正常の発達段階で，多くの幼児に強迫症状様のものが認められ，2〜5歳がピークである[4]．Tourette障害患者にみられるOCD症状は，チックの最悪期である思春期前期に始まるが，成人期に新たに発症することもある[6]．強迫行為は，家庭外ではしばしば隠れて行われて気づかれにくいが，家庭内では大きな支障をきたしている場合があり[4]，注意が必要である．OCDが出現した後に，二次的にうつ症状をきたすこともある[4]．

長期予後研究では，IQの高さや，児童期のMRIでの尾状核の小ささが，成人早期の強迫症状の増悪に関連する可能性が指摘されている．また，チックを合併した児童期OCD患者は，成人までにOCD症状が寛解する確率が高いことがわかっている．このことから，OCDとチックが併存する児童における強迫症状は，チック症状と似た経過をたどることが示唆される．

うつ，不安

Tourette障害の子どもは，思春期や成人早期にうつ症状や不安を合併することがある．約40％のTourette障害の子どもが，うつ病や，OCD以外の不安症をきたすとされる．うつや不安には，チック症状があることによる心理社会的ストレスの積み重ねや，生物学的な素質が関係していると考えられる[3]．うつ症状が先行すると，チックの重症度が少し上がることが報告されている．また，うつ症状の重症度は，その後のチックの重症度との相関以上に，心理社会的ストレスと強迫症状の増悪が先行することとより強く相関しているといわれる．

その他の併発症

Tourette障害の子どもには一般人口よりも，

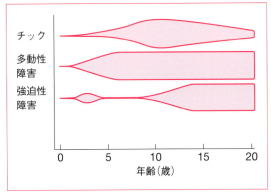

❸ チックと併存症の重症度の推移
線の幅は，年齢ごとの疾患の障害の大きさを模式的に示している．

(Leckman JF. 2002[4])

自閉スペクトラム症や学習障害などの発達障害，行為障害が多くみられる．これらの症状は，チックが臨床的に問題になる以前にみられることが多い．このような症状には積極的な治療を行うことが望ましい．現在のところ，チック症状の有無によって，推奨される治療法が変わるというエビデンスはない[6]．

包括的な評価の観点から

チックのある子どもを理解する際には，子ども全体の把握に努める必要があり（「診断をめぐって」⟨p.64⟩参照），経過をみるうえでも包括的な評価は重要である．症状の経過や本人の成長とともに，チック自体の重症度，チックが自己評価や社会適応に及ぼす悪影響の度合い，本人の対処能力，併発症の重症度などが，相互に影響しつつ変化する．

思春期以降チック症状が改善するとともに，併発症が目立たなくなるケースもあれば，反対に，併発症が目立ってくるケースもある．

併発症が目立たなくなる例として，中等度のTourette障害に自閉スペクトラム症やADHDなどの発達障害が合併しているケースで，チック症状が改善するのに伴って自信が回復し，生来の発達特性は持続していても，対人関係で大きな困難をきたさなくなる，というような場合がある．

併発症が目立ってくる例としては，重度のチック症状に意欲減退や不登校といった適応障害を併発していたが，チック症状が改善して活動的になったところ，基盤にある自閉スペクトラム症が明確になり，チック症状以上にコミュニケーションの障害やこだわりといった発達特性が問題となって不適応症状が増悪する，という場合があげられる．

● 文献

1) Leckman JF, et al. Course of tic severity in Tourette syndrome: the first two decades. Pediatrics 1998; 102: 14-9.
2) 金生由紀子．子どものチック障害および強迫性障害．児童青年精神医学とその近接領域 2013；54：175-85．
3) Rutter M, et al, editors. Rutter's Child and Adolescent Psychiatry. 5th ed. London: Blackwell Press; 2010.
4) Leckman JF. Tourette's syndrome. Lancet 2002; 360: 1577-86.
5) 梶奈美子，金生由紀子．トゥレット症候群．臨床精神医学 2015；44：259-65．
6) Bloch MH, Leckman JF. Clinical course of Tourette syndrome. J Psychosom Res 2009; 67: 497-501.

Tourette障害

必要な検査

松田なつみ

　Tourette障害のアセスメント方法や検査について，ヨーロッパのTourette障害アセスメント・ガイドライン[1]とアメリカ児童青年精神医学会のPractice Parameter[2]を中心に解説する．

全体的なアセスメント・チック症状のスクリーニング

　チック障害のアセスメントでは子ども全体の把握に努める必要がある(「診断をめぐって」〈p.64〉)．まずはチックに限定せずに主訴とそのきっかけや経過，発達歴，家族機能，既往歴，家族歴などの全般的なアセスメントを行う．精神病理学に対する全般的な情報を知るための質問紙としてChild Behavior Checklist(CBCL)，自己記入式のYouth Self-Report(YSR)，低年齢は保護者記入式のみだが11歳以上では自己記入式も存在するStrength and Difficulties Questionnaire(SDQ)が勧められる．

　チックに限らない子どもの対処能力を理解するうえでも，病理的な側面だけでなく，長所や子どもの好きな活動も含めた子どもの全体像，子どもの生活全体を把握することが求められる．頻回にクンクン鼻を鳴らしたり，咳をしたり，まばたきすることを，アレルギーや視力の障害ととらえる家族もいるので，変わった動きや常同行動などのスクリーニングを日頃から行うことが望ましい．行動のタイミングやきっかけ，性質を注意深く聴き取ることがチックの鑑別に役立つ．

チック症状に関する全般的な臨床面接

　チックの出現年齢や経過，最悪時年齢など，これまでのチックの経過について把握する．また，チックに伴う感覚現象，チックの抑制可能性，チックを悪化・軽減させる要因，チックによって引き起こされる怪我や疲労等の物理的障害など，本人や家族にとって現在障害となるチックについて幅広く評価することが重要である．

　さらに，家庭や学校，仕事などの社会生活へのチックの影響を検討するため，24時間の周期でチック症状がどのように変動するか把握しておきたい．Pediatric Autoimmune Neuropsychiatric Disorders Associated with Streptococcal infections (PANDAS)などの連鎖球菌の自己免疫との関連を調べるため，チック症状の悪化が喉や耳などの感染症と関連する可能性があるかも確認したい．また，チックや強迫性障害，注意欠如多動性障害(ADHD)の家族歴も把握できるとよい．

チックの重症度評価

　チック症状は日内変動や抑制可能性，とらえ方の個人差などがあり，評価が難しい．そのため，複数の情報提供者からの聴き取りや，診察場面などでの観察等複数の情報を総合してチック症状を評価することが重要である．

Yale Global Tic Severity Scale (YGTSS)[3]

　チック症状のリストアップと重症度の評価を行う半構造化面接である．児童から成人まで同一の基準で評価でき，信頼性と妥当性が高いため広く用いられているが，最大20分と時間がかかり，評価のトレーニングが必要なことが短所である．

　重症度の評価では，音声チック，運動チックに対してそれぞれ①チックの数，②頻度，③強さ，④複雑さ，⑤行動や発話への支障の5項目，全10項目(各0〜5点)を評価し，それにチック症状によって生じる社会機能の障害(0〜50点)を加え，計100点満点で評価する．

Shapiro Tourette Syndrome Severity Scale(STSSS)[4]

　①チックを他の人に気づかれるか，②チックについて何か言われたり物珍しがられるか，③患者は奇妙だと思われているか，④チックは活

動を妨げるか，⑤法的に無能力/家に拘束されている/入院中か，の5項目からなる．

半構造化面接であるが短時間ですみ，内的整合性が高いが，チック症状の種類の評価は含まれない．

Premonitory Urge for Tics Scale (PUTS)[5]

チックの前に生じる感覚について尋ねる4件法9項目からなる自記式尺度であり，信頼性と妥当性が確認されている．前駆衝動の評価は，チックに伴う感覚自体から生じる苦痛や，抑制可能性との関連などからも有用である（項目例として，「チックを出す直前，自分の中がむずむずするように感じる」，「身体の中にエネルギーがあって，外に出さないといけないように感じる」）．

併発症状の評価

Tourette障害の主な併発症状であるADHDと強迫性障害（OCD）の評価は必須であり，場合によっては併発症の治療を優先させる必要がある（ADHD症状の検査の詳細は，ADHD「必要な検査」〈p.39〉参照）．OCDのスクリーニングではCBCLの下位項目を使うことができる．また，強迫症状の評価には，Leyton Obsessive Inventory - Child Version（LOI-CV，成人の場合LOI）を用いることができるが，短時間で記入できるという長所がある一方で，強迫症状の全領域に対応しておらず，強迫観念を評価しづらいことが欠点である．

強迫症状の評価に最も適しているのは，Children's Yale-Brown Obsessive-Compulsive Scale（CY-BOCS，成人ではY-BOCS）である．症状チェックリストと10項目の重症度評価からなる半構造化面接であり，優れた精神測定特性をもつが，時間がかかるのが難点である．症状のディメンジョン別に強迫症状の重症度を評価できるDimensional Y-BOCS（DY-BOCS）という半構造化面接も存在する．

他の神経学的・内科的疾患の鑑別

Tourette障害の典型的な経過とは異なる経過がみられるとき，たとえば，明らかな成人の発症，症状の深刻な悪化，急激な症状の重篤化などがある場合には，感染症の検討や基礎的なスクリーニング検査を含むさらなる精査，検討を行う必要がある．他の神経学的な所見がみられる場合には，小児神経科などの専門家への紹介や，EEGや神経画像検査などを含む精査も検討される．

神経心理学検査

併発症のないTourette障害では神経心理学的異常の報告は少ないが，Tourette障害の多くに併発症がみられるため，併発症，特にADHDやOCDの認知機能への影響を検査することが重要である．また，チックの抑制などで学校や職場で本来の能力を発揮できていない可能性がある場合，WISCやWAISなどで知的能力を把握しておくことも役に立つことがある．

●文献

1) Cath DC, et al. European clinical guidelines for Tourette syndrome and other tic disorders. Part I: assessment. Eur Child Adolesc Psychiatry 2011; 20: 155-71.
2) Murphy TK, et al. Practice parameter for the assessment and treatment of children and adolescents with tic disorders. J Am Acad Child Adolesc Psychiatry 2013; 52: 1341-59.
3) Leckman JF, et al. The Yale Global Tic Severity Scale: initial testing of a clinician-rated scale of tic severity. J Am Acad Child Adolesc Psychiatry 1989; 28: 566-73.
4) Shapiro AK, et al, editors. Gilles de la Tourette Syndrome. 2nd ed. New York: Raven Press; 1988.
5) Woods DW, et al. Premonitory Urge for Tics Scale (PUTS): initial psychometric results and examination of the premonitory urge phenomenon in youths with tic disorders. J Dev Behav Pediatr 2005; 26: 397-403.

治療と療育

Tourette障害

松田なつみ

治療の全体像

Tourette障害の治療の基本は，家族ガイダンスや心理教育，環境調整であり，重症度にかかわらず行われる．そのうえで，症状や年齢，本人の認識や困り感，社会的状況などさまざまな要因の評価を行い，経過観察，併発症の治療，行動療法，薬物療法，その他の専門的治療およびそれらの援助の併用などが行われる．治療の全体像を❶に示した[1, 2]．

チック症状が軽度で生活への支障が少なく，積極的治療が必要でない場合は，心理教育や家族ガイダンス，環境調整の後に経過観察を行う．チック症状は軽度であるが，併発症のほうが生活に支障をきたしている場合，併発症状の治療を優先して行う．チック症状が軽度から中程度であり，本人と保護者がチックへの対処法の獲得を望み，本人の年齢や精神的発達が行動療法に適当と判断されるときは行動療法の導入が検討される．

ヨーロッパのガイドラインでは，長期的影響と副作用を考えると，まず心理教育と行動療法の組み合わせを試し，その後服薬を検討することを勧めているが[2]，わが国ではチックの行動療法の普及が十分に進んでおらず，受けられる施設が限られている．そのため，実際には行動療法の知見をふまえた心理教育が行われることが多いと思われる．

チック症状が中程度から重症で本人にとって苦痛となる場合や併発症を伴う場合，薬物療法が検討される．薬物療法の導入の際は，標的がチック症状なのか併発症なのか，薬効が副作用を上回るかなど，慎重に考慮して決定する．さらに，チック症状が継続的に重症であり生活上の支障が大きく，行動療法や薬物療法を十分に試しても効果が少なく，今後自然に軽快する見込みが少ないときに，脳深部刺激などの特別な治療法が検討されることがある[3]．

これら支援のうち，① 心理教育，環境調整，② 行動療法の詳細について記述する．薬物療法については「薬物療法と注意点」（p.195）を参照されたい．

心理教育，環境調整

本人や保護者が過度に悲観したり，逆に非現実

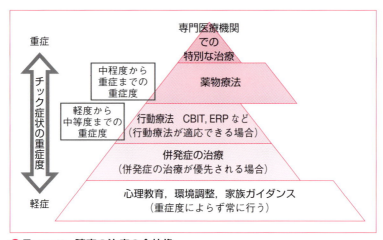

❶ Tourette障害の治療の全体像

（McNaught KS, et al. 2011[1]；Roessner V, et al. 2011[2]を参考に作成）

的な期待をもたないよう，チックの性質や経過についての正しい知識を伝える心理教育が重要である．心理教育ではその内容のみならず，家族に共感的に接する，チックを構えすぎずに取り扱うなど，治療者の態度も重要である[4]．

親の接し方や環境要因がTourette障害の原因となるわけではないが，チックの出現は周囲の環境要因やストレスなどによって個人内で大きく変動する．本人もしくは本人および周囲の大人が，個人内のチックの波と波に関連する状況を把握し，体調管理も含めた環境調整を行うことが重要である．チックのなかには家族が疲弊したり，苛立ってしまうようなものもあるが，家族が苛立つ等の反応をするとチックが悪化してしまうことがあるので，家族のチックに対する心配やストレスを和らげることも大切である．

行動療法

van de Griendtら[5]によると行動療法の第1選択は，ハビットリバーサル（Habit Reversal Training：HRT）と曝露反応妨害法（Exposure and Response Prevention：ERP）である．HRTは実証研究も多く，最も広く用いられ，比較的導入しやすい．しかし一度に一つずつのチックを対象とするので，同時に多数の異なるチックが問題となっているとき，前駆衝動が明らかなとき，強迫性障害を併発しているときにはERPの適応も検討される．

ハビットリバーサル（HRT）

HRTでは，まずはチックがいつ生じるか気づけないとチックをコントロールすることもできないので，チックやチックが生じる前触れのような感覚（前駆衝動）に気づけるようになるために，チックや前駆衝動を検出する練習（Awareness Training）を行う．次に，チックが出そうになったら，対象となるチックと物理的に相容れない行動（その行動をしながら，対象となるチックを行えない行動，拮抗反応と呼ばれる）を行い，そのチックが出せないようにする（音声チックに対して，舌を前歯の後ろにつけ，口を閉めて，深呼吸するなど）．前駆衝動がなくなるか，1分以上（どちらか長いほう），拮抗反応を行い続ける．

HRTに親・本人への心理教育，機能分析，リラクゼーション法，随伴性マネジメント，社会的サポートを加えたチックへの包括的行動療法（Comprehensive Behavioral Intervention of Tic Disorders：CBIT）が，大規模な実証研究で児童・成人ともにその効果が認められている．

曝露反応妨害法（ERP）

行動理論では「前駆衝動→チック→前駆衝動の消失」というメカニズムによって，チックという行動が条件づけされていると考える．ここで前駆衝動に意識的に曝露しながら（Exposure），チックの出現を妨害することで（Response Prevention），この負の強化を断ち切り，前駆衝動への馴化を生じさせることを目指すのが，曝露反応妨害法（ERP）である．

ERPは全12セッションからなり，すべてのチックを可能な限り長時間抑制するように指示したうえで，抑制できた時間が記録され，その記録を更新していくように励まされる．3セッション目からは，前駆衝動と対応する身体部位に注意を集中させながら，すべてのチックを抑制するように求める．ERP中の前駆衝動の不快さは主観的苦痛尺度（SUDS）によって記録され，援助者は患者が前駆衝動に注意を集中してチックを抑制することを励ますコーチのような役割を果たす．

●文献

1) McNaught KS, et al. Advances in understanding and treatment of Tourette syndrome. Nat Rev Neurol 2011; 7: 667-76.
2) Roessner V, et al. European clinical guidelines for Tourette syndrome and other tic disorders. Part II: pharmacological treatment. Eur Child Adolesc Psychiatry 2011; 20: 173-96.
3) 松田なつみ, 金生由紀子. トゥレット症候群の支援と治療. 最新精神医学 2013；18：39-47.
4) 金生由紀子. チック・トゥレット障害. 精神科治療学 2008；23：223-8.
5) van de Griendt JM, et al. Behavioural treatment of tics: habit reversal and exposure with response prevention. Neurosci Biobehav Rev 2013; 37: 1172-7.

発達性協調運動障害(DCD)
診断をめぐって

中井昭夫

協調（運動）coordination とは

「協調（運動）coordination」とは視知覚・触覚・固有覚・位置覚などの感覚入力をまとめあげ，運動意図に基づき運動計画を生成，運動として出力し，それらの結果のフィードバックに基づき修正・学習を行うという一連の脳機能である．協調はいわゆる「運動」や「スポーツ」に限らず，嚥下・摂食，構音・発話から，食事・着衣などの日常生活，描画や書字，道具や楽器操作，バランスや手と目の協応を必要とする遊び，姿勢制御・姿勢保持などさまざまな日常・学校生活に関与している．一般的に「不器用 clumsy」「不器用さ clumsiness」と呼ばれる，「協調」という脳機能の発達の問題がDSM-5（2013）における「運動障害（motor disorders）」の中の「発達性協調運動障害（developmental coordination disorders：DCD）」に該当する．

DCD の頻度は約 5～6% と高く，また，注意欠如・多動性障害（ADHD）の約 30～50%，限局性学習障害（SLD）の約 50% に併存し，Hans Asperger の最初の報告にもあるように，臨床的に自閉症スペクトラム障害（ASD）に不器用を伴うことが多いことはよく知られているなど，他の神経発達障害に多く併存する．

しかし，わが国では，これらは従来，単なる併存状態としてとらえられ，子育て・保育・教育の現場はもとより，医療・療育現場においても「不器用さ」が「脳機能」の一つである「協調」の「発達障害」であるという理解や認知が低い．その結果，「不器用」を主訴として医療機関を受診し，適切な診断，治療や支援につながるケースはほとんどなく，「ぶきっちょ」「運動音痴」「怠け・努力不足」などとされ，叱責や嘲笑，いじめ，ひたすら反復練習の強制など不適切な養育態度や指導者との関係の悪化，自尊心の低下につながっているのが現状である．また，このような背景からわが国には国際的評価・診断方法も存在せず，適切な支援や研究が進展しない状況にあった．

DCD の診断について

DSM-IV-TR から DSM-5 への改訂点

2013 年に DSM-5 が出版されたが（），DCD に関して DSM-IV-TR（2000）からの改訂点として，① これまで認められていなかった ASD と DCD の併存が認められたこと，②「診断基準」に続き，「診断的特徴」や「症状の発展と経過」として幼児期から青年期・成人までの臨床的特徴や経過を含む，診断の手がかりのための，詳細かつ具体的な記述が多く盛り込まれたこと，③ 診断は文化的に適切に標準化された検査による個別的評価の結果などから総合的に判断して行うなど，ICD-10 と同様に標準的検査が必要であると明記されたこと，である．

❶ DSM-5（2013）における発達性協調運動障害の診断基準

A. 協調運動技能の獲得や遂行が，その人の生活年齢や技能の学習および使用の機会に応じて期待されるものより明らかに劣っている．その困難さは，不器用（例：物を落とす，または物にぶつかる），運動技能（例：物を掴む，はさみや刃物を使う，書字，自転車に乗る，スポーツに参加する）の遂行における遅さと不正確さによって明らかになる
B. 診断基準 A における運動技能の欠如は，生活年齢にふさわしい日常生活活動（例：自己管理，自己保全）を著明におよび持続的に妨げており，学業または学校での生産性，就労前および就業後の活動，余暇，および遊びに影響を与えている
C. この症状の始まりは発達段階の早期である
D. この運動技能の欠如は，知的能力障害（知的発達症）や視力障害によってはうまく説明されず，運動に影響を与える神経疾患（例：脳性麻痺，筋ジストロフィー，変性疾患）によるものではない

(American Psychiatric Association. 日本精神神経学会　日本語版用語監修，髙橋三郎，大野　裕監訳. DSM-5 精神疾患の診断・統計マニュアル．東京：医学書院；2014[1])

診断にあたって必要な検査

　診断にあたっては，通常の神経発達障害の臨床と同様に，発達障害の家族歴，妊娠中や早産，仮死など周産期の異常，乳幼児期の発達歴，現病歴など詳細な問診は当然であるが，脳性麻痺，筋ジストロフィー，先天性ミオパチー，遺伝性ニューロパチー，変性疾患など一般的な身体疾患や神経・筋疾患の除外を行う必要がある．DSM-5 の診断基準 D のために，知的なレベルを評価することも重要である．しかしその際，田中・ビネーなど個別の発達検査におけるいくつかの項目も協調・知覚運動機能の発達要素によって構成されていることにも留意すべきである．さらに，視知覚，手と目の協応，図形模写など視覚機能検査を行うことも必要である．

● SNSs（微細神経学的徴候）の評価

　診察では，一般的な身体所見や神経学的所見に加え，発達神経学的診察を行い，いわゆる soft neurological signs（SNSs）（微細神経学的徴候）を評価する．SNSs を評価する診察手技としては，閉眼片足起立，継ぎ足歩行，回内・回外など変換運動と随伴運動，指鼻試験，指先接触試験，指対立試験，開口指伸展現象，閉眼持続，舌挺出，側方注視，2 点間同時触覚刺激，Touwen & Prechtl ら（1970）の診察手技や Garfield（1964）の Motor Impersistence Test などがある．

　わが国では，標準化された国際的な系統的診断・評価方法はなく，現時点ではこれらを組み合わせ，総合的に評価しているのが現状である．また，1 つの SNS が陽性でも異常の判断や診断にはつながらないことに留意すべきである．

　また，DSM-5 では「心理測定的に妥当性があり文化的に適切な標準化された検査を用いてなされた個別的評価」，ICD-10 における DCD と同義の運動機能の特異的発達障害（specific developmental disorder of motor function：SDDMF）においても「標準化された微細または粗大な協調運動の検査における評点が，その小児の暦年齢をもとにして期待される水準から，少なくとも 2 標準偏差以下」，国際ガイドラインでも「適切で信頼性・妥当性のある標準的な検査を行う」と各々記載されているように，わが国においても，これら，SNSs を系統的，客観的に評価する国際的検査が必要である．

　国際ガイドラインでは，Movement Assessment Battery for Children 第 2 版（M-ABC2）が，また，もしローカライズ版が存在すればとして Bruininks-Oseretsky Test of Motor Proficiency 第 2 版（BOTMP2）がエビデンスのある検査方法として推奨されているが，世界的に最も広く使われているのが M-ABC2（p.86 参照）である．現在，原作者の Henderson SE ら，また国内の大学・研究期間などとの共同研究により，日本語版の開発，標準化作業を行っている．

● 文献

1) American Psychiatric Association. 日本精神神経学会日本語版用語監修，髙橋三郎，大野　裕監訳．DSM-5 精神疾患の診断・統計マニュアル．東京：医学書院；2014.

● 参考文献

- 中井昭夫．協調運動機能のアセスメント―DCDQ-R, Movement-ABC2（M-ABC2）．辻井正次監．明翫光宜ほか編．発達障害児者支援とアセスメントのガイドライン．東京：金子書房；2014, p.257-64.
- 中井昭夫．同上．発達性協調運動障害（Developmental Coordination Disorder：DCD）．p.290-6.
- Blank R, et al; European Academy for Childhood Disability. European Academy for Childhood Disability （EACD）: recommendations on the definition, diagnosis and intervention of developmental coordination disorder （long version）. Dev Med Child Neurol 2012; 54: 54-93.

発達性協調運動障害（DCD）
自然経過，他の神経発達障害との関連

中井昭夫

自然経過

乳幼児期・学童期

　DCDの発症は乳幼児期で，乳児期における嚥下の困難・むせの多さ，滑舌の悪さ，筋緊張の低下，寝返りの困難，座位の不安定・左右差，ハイハイのバリエーション・左右差，歩行の遅延・左右差・重心の不安定など，運動発達の遅延が最初の徴候である場合も多い．

　幼児期と学童期でみられる特徴を❶に示す．

　学童期では，一連の運動や協調を必要とする動作，姿勢保持などに困難を示し，集団への遊びやスポーツへの参加の減少，体力の低さ，身体活動の減少，および肥満が生じる．学業成績の低下，自尊心や自己肯定感の低下，怠学，いじめ，不登校など情緒的または行動的な問題などにつながることも多い．

青年・成人期

　長期的に改善する場合もあるが，DSM-5によれば50～70％と従来考えられていたよりはるかに高い頻度で成人になっても残存し，青年・成人期には，特有の課題，たとえば，タイピング，細かい手作業，料理，メーキャップ・髭剃りなどの整容，自動車の運転など，日常生活からアカデミックスキル，就業訓練・職業選択，生産性にも影響し，社会参加の減少，うつ病・不安障害などの精神障害，肥満や糖尿病などの生活習慣病から心血管障害などの二次障害につながることが明らかとなっている．

サブタイプ分類

　臨床的には，運動が得意なアスリートだが，書字が汚かったり，手先が極端に不器用だったりするものがいる一方，運動は苦手だが，手先がたいへん器用で繊細・緻密な手作業を職業にしているものもいる．さらに手先は器用だが，書字が汚いケースもあり，書字には文字の形を思い描く（事前視覚化）ことや指の移動軌跡を追う（位置認識）能力が必要とされ，この違いが書字と微細運動機能の違いを生んでいるのではと推定されている．

　「協調」とは，視知覚・触覚・固有覚・位置覚など感覚入力から，出力である運動制御までの一連のプロセスによる脳機能であることから，DCDは単一の障害でなく，いわゆる症候群であり，このように，いくつかのサブタイプがあることが推測される．実際，筆者らのDCDQ日本語版を用いた検討でも，協調運動得意群・苦手群，微細運動得意群・苦手群の4つのサブグループがあることが示唆された．また，Prechtl, Touwen, Hadders-Algraらは，minor neurological dysfunc-

❶ DCDの特徴的症状（幼児期，学童期）

幼児期	・塗り絵で線に沿ってなどきれいに塗れない ・スプーン，コップなどがうまく使えない ・はさみがうまく使えない ・のりなどで手がべとべと ・着替えが遅い，難しい ・階段の昇り降りが下手，何となくおかしい ・うんちがうまく拭けない ・3輪車に乗るのが下手 ・ボール，遊具でうまく遊べない
学童期	・行が乱れる，マスからはみ出す ・筆圧が強すぎる・弱すぎる ・字が汚い・乱雑 ・消しゴムを使うと，紙が破れる ・線がまっすぐ引けない ・定規がうまく使えない ・コンパスがうまく使えない ・はさみがうまく使えない ・パズル，モデルの組立が苦手 ・鍵盤・リコーダーが苦手 ・器械体操・鉄棒・球技・バドミントンが苦手 ・自転車に乗れない，補助輪が取れない ・リズムがとれない，ダンスが苦手 ・縄跳びが跳べない ・雑巾が絞れない ・姿勢が崩れやすい ・何でもないところですぐ転ぶ ・よくぶつかる ・物をよく落とす

tion(MND)という概念を提唱しているが，彼らはMNDを大きく単純MND，複雑MNDの2つに，さらに，姿勢・筋緊張障害型，軽度のジスキネジア型，微細運動障害型，軽度の脳神経障害型など8つのサブタイプ分類をしている．

他の神経発達障害との関連

　DCDは，文化，人種，社会経済状況にかかわらず，約5〜10%という頻度で報告されており，ある遺伝的要因や基礎となる神経発達過程が推定される．特に，DCDとADHD，SLD，ASDはそれぞれに多く併存することから，共通の遺伝的影響や神経基盤が想定されている．

DAMP症候群
● 日本人での検討

　スウェーデンのGillbergらは，注意欠陥障害（attention deficit disorder）と運動知覚障害（motor perception dysfunction）を併せ持つDAMP症候群（deficits in attention, motor control and perception）という概念を以前から提唱してきた．スウェーデンの疫学調査で約1.7%存在したという重症DAMP症候群と呼ばれる状態はAsperger障害を含む広汎性発達障害（PDD）の診断基準を同時に満たしたと報告している．また，DAMP症候群はADHD単独，DCD単独よりも心理社会的な予後が悪いとされている．

　DCDQ日本語版，ADHD-RS日本語版を用いた筆者らの日本人での検討でも，DCDQ，ADHD-RSのそれぞれの総スコアならびに各下位尺度のスコアはすべてよく相関し，日本の子どもにおいても，協調を苦手とする子どもは不注意や多動・衝動性を示しやすい傾向にあり，協調と実行機能，報酬系，時間処理などの発達の関連が示唆される．

　ちなみに，筆者らの検討では，日本における重症DAMP症候群の推定頻度は1.3%，その他，ADHD単独は4.2%，DCD単独は3.8%であったことから，ADHDは5.5%，DCDは5.1%となり，これらの各頻度はこれまでの世界的な報告と同様であることもわかった．

　さらに，脳機能画像研究でも，ADHD単独群とDAMP症候群では，脳血流量のベースラインでの違いやメチルフェニデートへの反応の差も報告されている．

● 新たな関連遺伝子の発見

　一方，筆者らの検討からも，逆にADHDのすべてにDCDを併存しているわけではないということも明らかである．これまでのドパミン関連遺伝子などADHDの遺伝子多型研究においても，それらのオッズ比は平均1.3程度とされ，その意義や病態への関与などについては議論が絶えないところである．しかし，ADHDとDCDの併存，すなわちDAMP症候群という視点でのゲノムワイド関連解析（GWAS）および経路解析により，従来の候補遺伝子とはまったく異なる，MAP2K5（mitogen-activated protein kinase kinase 5），CHD6など神経伸長関連遺伝子やSNPsが見出されている．

　MAP2K5はむずむず脚症候群（restless legs syndrome：RLS）でも強い関連が報告されている．ADHDにおいてRLSの併存は約4割，周期性四肢運動障害（periodic limb movements：PLMs）は約6割に併存し，逆にRLSの3割がADHDと診断される．

　また，近年，肥満を伴うADHDでMAP2K5の関連，特に不注意との相関が報告された．この報告では肥満を伴うADHDにおいて，協調に関する検討はされていないが，DCDでは遊びやスポーツへの参加の減少，身体活動の減少を伴い，その結果，肥満傾向になることは周知の事実であり，この報告で肥満を伴うADHDの中にはDCD併存例もあったのではないかとも推測される．

　このように，これらの結果は，協調と実行機能や報酬系，時間処理との関係，さらに，睡眠との関連からも非常に興味深い．

DCD特性とASD特性の関連

　DSM-IV-TRまではPDD（ASD）とDCDの併存は認められていなかったが，臨床的にはASDにDCDが併存しやすいことはよく知られている．実際，Aspergerの最初の報告にも「彼の動きは，自然ではなく……ひとまとまりの動きとして運動

システムが適切に協調しながら展開することはなかった」「不器用な子どもは，たちの悪い書き方……ペンが彼の言うとおりに動くことはなかった」というような記載がある．

　また，オーストラリアやGillbergらのAsperger障害の診断基準には「不器用さ」という項目があり，さらに，DSM-IVのアスペルガー障害の診断基準の中にも「運動の不器用さ・ぎこちなさがあるかもしれない」，ICD-10のAsperger障害の診断基準にも「著しく不器用であることが普通である」とされている．

　GreenらはM-ABCを用いてASDの協調を評価し，約80%にDCDを認めたとしている．また，Hiltonらは，運動能力はASDの重症度に強く相関すると報告しているが，協調のどの要素が相関するかについては言及していない．

　筆者らの日本人高機能PDD男児における検討では，約40%に相当なレベルの「不器用さ」があり，さらに，ADI-R日本語版のコミュニケーションとDCDQ日本語版の総スコアならびに粗大運動・微細運動の下位尺度に相関を認めた．筆者らの別の検討でも，ASDとDCDそれぞれの特性の程度が相関すること，なかでもASD特性と微細運動の程度が相関することが明らかとなった．さらに，開発中のM-ABC2日本語版を用いた予備的な検討でも，特に手の巧緻性とASDの重症度がよく相関していた．

　筆者らのこれらの検討から，協調，特に手指の巧緻性と社会・コミュニケーションの発達やその重症度が関連していることが示唆される．

DCDとASDに共通する神経基盤が存在する可能性

　DCDの神経基盤はいまだ明らかではないが，DCDでは，脳の運動制御モデルである内部モデルの障害や，模倣の障害が示唆されている．

　Haswellらは，運動制御・学習の内部モデル獲得の際にASDでは視覚情報よりも固有感覚情報に頼る傾向があること，さらに固有感覚情報への依存度合が強いASDほど，模倣や社会性の障害の程度も大きいことを報告し，ASDの社会性障害に関する症状が，運動遂行に不可欠な内部モデルの特徴に起因している可能性を指摘している．協調も社会性もどちらも自己を基準に他者や周囲の環境を認識するというプロセスが必要であり，両者に共通基盤が存在する可能性が示唆される．

　DCDに関する近年の脳機能画像研究では，頭頂葉，基底核，小脳などが報告されている．特に小脳は，運動学習・協調・姿勢制御などDCDとの関連に加え，時間処理などADHDとの関連のみならず，ASDでは古くからその解剖学的異常も報告されている．さらに，近年，社会的な設定における対人関係の認知や共感などにも関連することが報告されており，協調と実行機能や報酬系，時間処理，社会コミュニケーションの関連を考えるうえでたいへん興味深い．

● 参考文献

- 中井昭夫．協調運動機能のアセスメント―DCDQ-R, Movement-ABC2(M-ABC2)．辻井正次監．明翫光宜ほか編．発達障害児者支援とアセスメントのガイドライン．東京：金子書房；2014, p.257-64, p.290-6.
- 中井昭夫．同上．発達性協調運動障害(Developmental Coordination Disorder：DCD)．p.290-6.
- Nakai A, et al. Evaluation of the Japanese version of the Developmental Coordination Disorder Questionnaire as a screening tool for clumsiness of Japanese children. Res Dev Disabil 2011; 32: 1615-22.
- Nakai A. ADHD: Cognitive Symptoms, Genetics and Treatment Outcomes. New York: Nova Science Publishers; 2012, p.81-104.
- Miyachi T, et al. Evaluation of motor coordination in boys with high-functioning pervasive developmental disorder using the Japanese Version of the Developmental Coordination Disorder Questionnaire. J Dev Phys Disabil 2014; 26: 403-13.
- Hirata S, et al. Motor Skills and Social Impairments in Children With Autism Spectrum Disorders: a pilot study using the Japanese Version of the Developmental Coordination Disorder Questionnaire(DCDQ-J). SAGE Open. Aug 2015; 5(3) DOI：10.1177/2158244015602518

発達性協調運動障害(DCD)
必要な検査

中井昭夫

アセスメントツール

DCDの診断のためには，まず，DSM-5の診断基準A)「協調運動技能の獲得や遂行が，その人の生活年齢や技能の学習および使用の機会に応じて期待されるものより明らかに劣っている」という記述における「明らかに」と表現されるものをある程度，標準的に抽出し，客観的に評価することが必要である．そのためには国際的なアセスメントツールが有用であるが，わが国ではDCDに関するツールが存在していなかった．

そこで，筆者は複数の国際共同研究により，国際ガイドラインでも推奨されているDevelopmental Coordination Disorder Questionnaire 2007(DCDQ)をはじめ，Movement Assessment Battery for Children 第2版(M-ABC2)チェックリスト，保育士・教師用のMotor Observation Questionnaire for Teachers(MOQ-T)，3〜4歳を対象とするLittle Developmental Coordination Disorder Questionnaire(Little DCDQ)，青年・成人を対象とするAdult Developmental Co-ordination Disorders/Dyspraxia Checklist(ADC)の日本語版の開発を行っている．

Developmental Coordination Disorder Questionnaire 2007(DCDQ)

DCDQのオリジナルはカナダ・カルガリのWilson BNにより2000年に開発されたが，2007年に改訂版が発表され，日本語版はこの改訂版をもとに開発した．この改訂版では，対象年齢を5歳から14.6歳に拡大し，質問項目も簡便化された．DCDQは10か国以上に翻訳され，2012年の国際ガイドラインでも最もエビデンスのある評価尺度として推奨されている．

DCDQは「動作における身体統制(6項目)」「書字・微細運動(4項目)」「全般的協応性(5項目)」の15項目，3つの下位尺度からなる．各項目に示される内容が，他の子どもと比べて自分の子どもにどの程度当てはまるかについて，「全く当てはまらない(1点)」「少しだけ当てはまる(2点)」「当てはまる(3点)」「ほとんど当てはまる(4点)」「全くそのとおり(5点)」の5件法で回答し，得点が高いほど，協調運動機能が高いことを示す．オリジナルのDCDQは男女別のデータはなく，各年齢のみの評価となっているが，日本語版では，年齢別総スコア・各下位尺度スコア，また男女別に加え，教育現場での利用も想定し学年別による検討も行っている．

Motor Observation Questionnaire for Teachers(MOQ-T)

MOQ-Tはオランダ・グローニンゲン大学のSchoemaker MMらにより2008年に開発された教師用のアセスメントツールである．対象年齢は5〜12歳，18項目4件法で，粗大運動，微細運動の2因子を評価する．DCDQとは逆に，得点が低いほど協調運動機能が高いことを示す．MOQ-Tはオリジナルにおいても年齢と性別に報告されている．

日本語版の開発にあたっては，15歳までと年齢幅を拡大し，DCDQと同様，また開発の目的が教師用の質問紙であることから，保育・教育現場での利用を想定し，学年別による検討も行っている．また，Schoemaker MMらによりMOQ-TとDCDQの相関があることも検証されているが，日本語版においてもオリジナルと同等の相関が確認された．

Little Developmental Coordination Disorder Questionnaire(Little DCDQ)

DSM-5では，幼児期では運動技能の獲得にかなりの個人差があり，評価が安定せず，また，各国の医療経済状況を含め，運動発達の遅れの他の原因が十分に明らかにされているとは限らないため，DCDは5歳より前に診断されることは典型

的ではないとされている．しかし，保育所・幼稚園などでの活動を含めて，DCDを強く疑わせ，気づきから適切な介入につなげる必要のある子どもたちが多いことも事実であり，幼児用のアセスメントツールの開発が望まれていた．このような流れを受け，イスラエルのRihtman Tらにより，2011年に3～4歳用のLittle DCDQが開発された．原版はヘブライ語（イスラエル）で開発されたが，DCDQの作者であるWilson BNとともに英語版が作成され，これをもとに，現在，日本語版を含め，13か国，8言語以上による国際共同研究による開発が進められている．

　名称にはDCDQが使われているが，実際にDCDQから引用されたものは3項目のみであり，残りの12項目はこの対象年齢で，より観察・評価しやすい項目として新しく作成された．DCDQを基本とし，15項目，5段階評価で，粗大運動，微細運動，全般的協調の3因子を評価し，得点が高いほど，協調運動機能が高いことを示す．日本語版の開発にあたっては，より臨床で使用しやすいように，就学前までの年齢幅で行っている．

Adult Developmental Co-ordination Disorders/Dyspraxia Checklist (ADC)

　DCDの約50～70％が青年・成人期まで持ち越し，この年齢特有の問題があることが指摘されている．しかし，世界的にも青年・成人期の協調の問題を客観的に評価する尺度が存在しなかった．そこで，2010年英国のKirby AらによりADCが開発された．ADCは青年・成人期におけるさまざまな「不器用」「協調」の問題を系統的・客観的にとらえるアセスメントツールで，小児期の回顧（10項目），現在の状況（10項目），QOLや社会参加など（20項目）の3つのサブスケールから構成されている．

国際的標準的検査法

M-ABC2日本語版の開発にあたって

　DCDの診断には，DSM-5やICD-10，国際ガイドラインでも，文化的に適切な，信頼性・妥当性のある標準的な検査を行うことが記載されている．わが国独自の協調運動の評価法の一つに，田中美郷らによる随意運動発達検査（1970）とその改訂版（1990）がある．本検査は元々，言語障害児における随意運動機能の発達を診断する方法としてOseretsky Test of Motor Proficiencyおよびこの検査を一部適用して作成された運動能発達検査を参考に作成されたものである．オリジナルでは，手の随意運動，顔面・口腔の随意運動，躯幹・下肢の随意運動，高次視覚機能，人物画，生活運動の6領域であったが，改訂版では，運動の随意的な協応，調整過程を評価するために，手の随意運動，顔面・口腔の随意運動，躯幹・下肢の随意運動の3領域，各3種，合計40項目となっている．2歳0か月～6歳11か月までの健常児723人による検討から，課題ごとに健常児の90％が通過する基準年齢が示されている．しかし，本検査は対象年齢が幼児に限定されており，また，DCDの診断の妥当性の検討が不十分であること，わが国独自の検査のため国際比較や国際的な研究雑誌への投稿などが困難な状況となっていた．

　このような状況を受け，筆者は，世界的に最も広く使われており，エビデンスも豊富で国際ガイドラインでも最も推奨されているM-ABC2について，英国Pearson社より日本語環境での使用権ならびに版権を獲得し，また，日本語版発売についてはPearson社と日本の出版社との間で契約も完了し，現在，原作者のHenderson SEら，また国内の大学・研究期間などとの共同研究によりM-ABC2日本語版の発売を目指して，標準化などの作業を行っているところである．

● M-ABC初版からM-ABC2への改訂点

　M-ABC初版はTest of Motor Impairment（1972）をもとに，英国のHenderson SE & Sugden DAにより1992年に出版され，2007年にHenderson SE，Sugden DA，Barnett ALにより，第2版として改訂された．第2版では対象年齢を3歳から16歳11か月まで拡大し，3～6歳，7～10歳，11～16歳の3つの年齢層に分類，スコアの簡略化，準備時間の短縮など，より使いやすいものに改訂された．手先の器用さ，ボール

❶ M-ABC2 検査内容

年齢層1 （3〜6歳）	手先の器用さ（コイン入れ，ビーズひも通し，道たどり），目標当て・キャッチ（お手玉キャッチ，マットへのお手玉投げ），静的バランス（片足バランス），動的バランス（かかとあげ歩行，マットでの両足跳び）
年齢層2 （7〜10歳）	手先の器用さ（ペグ差し，ひも通し，道たどり），目標当て・キャッチ（両手ボールキャッチ，マットへのボール投げ），静的バランス（一枚板バランス），動的バランス（継ぎ足歩行，マットでの片足跳び）
年齢層3 （11〜16歳）	手先の器用さ（ペグ返し，ナットとボルトでのトライアングル作り，道たどり），目標当て・キャッチ（片手ボールキャッチ，壁の的当て），静的バランス（二枚板バランス），動的バランス（継ぎ足後ろ向き歩行，マットでのジグザグ片足跳び）

スキル，静的・動的バランスを評価するが，それぞれの検査課題は各年齢層により少しずつ異なり，それぞれの年齢層と課題に必要な道具を検査キットから選択，実施する．検査の所要時間としては子どもの能力にもよるが20〜40分程度とされている．

M-ABC2の概要

それぞれ年齢層の検査内容を❶にまとめる．

M-ABC2では，2つのカットオフ値として5パーセンタイルと15パーセンタイルを設定している．5パーセンタイルもしくはそれ以下に相当する子どもは，重篤な運動機能障害があるとみなされるべきであるとし，また，6〜15パーセンタイルに相当する子どもは，リスク群に含まれていると考えられるため，少なくとも1年間は入念な観察が必要とされ，再評価がなされるべきであるとしている．

M-ABC2日本語版の出版を目指して

時に学会・論文発表や，臨床でのM-ABC2の使用例を散見するが，原作者や出版社からもこのような日本における臨床的ならびに研究規範や倫理感に疑義をもたれているのが現状である．日本語環境での研究用使用や日本語版の開発についてはPearson社から厳しいプロトコルを求められ，それぞれの契約に基づいて，さまざまな諸問題を長期間かけてクリアしての原作者との共同研究，販売を目指した標準化などを行っている．

M-ABC2は握力や肺活量など身体機能を測定するものではなく，あくまでも「協調」という「脳機能」の発達を評価するアセスメントツールであること，もし仮に，WISC-VやK-ABC3など知能・発達・認知検査の新しい版が欧米で発売されても，ガイドラインに基づく適切な日本語化や検査方法，解釈の研修，標準化データもないまま海外から輸入し，版権所有者に許可も得ず，子どもたちのアセスメントに用いることは常識的にありえないのと同様であることをご理解いただきながら日本語版発売まで今しばらくお待ち願えれば幸いである．

参考文献

- 中井昭夫．協調運動機能のアセスメント―DCDQ-R, Movement-ABC2（M-ABC2）．辻井正次監．明翫光宜ほか編．発達障害児者支援とアセスメントのガイドライン．東京：金子書房；2014. p.257-64.
- 中井昭夫．同上．発達性協調運動障害（Developmental Coordination Disorder：DCD）．p.290-6.
- 山根律子ほか．改訂版 随意運動発達検査．音声言語医学 1990；31：172-85.
- 田中美郷監．改訂版 随意運動発達検査．発達科学研究教育センター．
  http://www.coder.or.jp/test/test2.html
- Blank R, et al. European Academy for Childhood Disability. European Academy for Childhood Disability (EACD): recommendations on the definition, diagnosis and intervention of developmental coordination disorder (long version). Dev Med Child Neurol 2012; 54: 54-93.
- Henderson SE, et al. Movement Assessment Battery for Children. 2nd edition (Movement ABC-2). examiner's manual. London: Harcourt Assessment; 2007.

発達性協調運動障害(DCD)

治療と療育

中井昭夫

個々の発達課題に合わせた療育プログラム

治療・介入として，それぞれのライフステージにおける課題や困り感に合わせて，理学療法，作業療法，感覚統合療法などいわゆる療育プログラムを組み合わせて行う．また，構音・咀嚼・嚥下に問題がある場合には言語療法を，自尊感情の低下や不登校など問題行動や二次障害がある場合は心理社会的なアプローチも必要である．

課題指向型アプローチと障害指向型アプローチを組み合わせる

文献的にさまざまなプログラムが報告されているが，それぞれ個別のプログラムとなるため，メタアナリシスを行うと，現在，明らかにエビデンスのある方法はなく，今後，さらに科学的な介入方法の開発が望まれる．

国際ガイドラインではDCDと診断された子ども全員に介入すること，子ども自身ができるようになりたいことを課題として設定し学際的に取り組む，課題指向型アプローチ(task-oriented approach)・認知運動アプローチ(cognitive-motor approach)，また，日々の生活の場面で行われること，子どもに関わる保護者や教師など重要な人物との協働が謳われている．DCDのある子どもたちも，練習したことは徐々にではあるが確実に上手になっていく．一方，微細運動への介入を行う際にも，姿勢制御や姿勢保持，上肢の安定性など粗大運動が微細運動を支えているという観点は重要である．

これらのことから，感覚統合や体幹筋など抗重力筋への障害指向型アプローチは汎用性・応用性もあり，トップダウン的な課題指向型アプローチとボトムアップ的な障害指向型アプローチを個人個人の評価やニーズに基づき，有機的に組み合わせて行うことが望まれる．

薬物療法の可能性

ADHD併存例，いわゆるDAMP症候群ではメチルフェニデート徐放剤やアトモキセチンによる薬物療法が保険診療の範囲で可能である．

メチルフェニデート

メチルフェニデートに関してはADHDの中核症状に対する効果以外に，さまざまな協調運動に対する有効性が報告されている．FlapperとSchoemakerは，メチルフェニデートによりADHD症状とM-ABCにて評価した協調の改善のみならず，health-related quality of life (HRQOL)に関しても改善がみられたとしている[1]．一方，Bartらは，ADHDとDCD併存例において，メチルフェニデートの投与によりADHD症状の改善に加え，M-ABCのスコアの改善がみられたが，その割合は約33%であったと報告している[2]．

実際に，自験例でもメチルフェニデート開始後，子ども自身や保護者，教師から，「集中できる」「忘れ物が減った」「キレなくなった」などADHDの中核症状の改善以外にも，協調に関しても，「書字がきれいになった」「鉛筆が折れなくなった」「自転車の補助輪がとれた」「すぐに転ばなくなった」「姿勢が良くなった」「運動が得意になり，嫌いだった体育が好きになった」などの声を多く聞く．

メチルフェニデートはADHDに関係する脳部位である前頭葉や基底核のドパミンを調整するため，両者に共通の脳部位においてドパミン神経系を介して協調に関しても効果があると推測される．しかし，これらはいずれも小規模，短期間の検討であり，国際ガイドラインもメチルフェニデートの一定の効果は認めつつも，今後，大規模・長期間での臨床研究が必要としている．

アトモキセチン

　一方，ドパミン神経系と異なり，脳機能画像研究からDCDに深く関わるとされる小脳や，その他脊髄にも分布するノルアドレナリン神経系に関わるアトモキセチンに関しては，メチルフェニデートと異なる精神神経薬理作用で有効な可能性があり，実際，自験例でもアトモキセチンにより協調の改善が多く認められている．

　しかし，RCTを含めた大規模治療研究の報告は，筆者の調べた限り現時点では認められなかった．オメガ３脂肪酸に関しての報告も散見されるが，メタアナリシスでは有効性が見出されず，国際ガイドラインでも推奨されていない．

支援技術の活用

　さらに，すべてうまくできなくても，たとえば，書字であればワープロの音声入力などの代替手段を利用する支援技術を積極的に利用するといった合理的配慮も重要である．

　DCDQ，M-ABC2など国際的アセスメントツールの日本語版の研究用使用，共同研究については，筆者までご連絡いただければ幸いである．

● 文献

1) Flapper BC & Schoemaker MM. Effects of methylphenidate on quality of life in children with both developmental coordination disorder and ADHD. Dev Med Child Neurol 2008; 50: 294-9.
2) Bart O, et al. Influence of methylphenidate on motor performance and attention in children with developmental coordination disorder and attention deficit hyperactive disorder. Res Dev Disabil 2013; 34: 1922-7.

● 参考文献

- 中井昭夫．協調運動機能のアセスメント―DCDQ-R, Movement-ABC2（M-ABC2）．辻井正次監．明翫光宜ほか編．発達障害児者支援とアセスメントのガイドライン．東京：金子書房；2014, p.257-64.
- 中井昭夫．同上．発達性協調運動障害（Developmental Coordination Disorder：DCD）．p.290-6.
- Nakai A. Motor coordination dysfunction in ADHD: new insights from the classroom to genetics. In: Thompson R, et al, eds. ADHD: Cognitive Symptoms, Genetics and Treatment Outcomes. New York: Nova Science Publishers; 2012, p.81-104.
- Blank R, et al. European Academy for Childhood Disability. European Academy for Childhood Disability（EACD）: recommendations on the definition, diagnosis and intervention of developmental coordination disorder（long version）. Dev Med Child Neurol 2012; 54: 54-93.
- Flapper BC, et al. Fine motor skills and effects of methylphenidate in children with attention-deficit-hyperactivity disorder and developmental coordination disorder. Dev Med Child Neurol 2006; 48: 165-9.

選択性緘黙

診断をめぐって

八木智子

選択性緘黙とは

選択性緘黙とは，通常児童期にみられ，会話をする能力は正常であるにもかかわらず，話すことが求められる特定の社会的場面（たとえば学校や友達といる状況など）で一貫して話すことができない状態をいう．原因としては，不安になりやすい生来の気質や遺伝，言語発達の障害やコミュニケーションの苦手さといった発達の問題，家庭や学校などの環境，などが複合的に関与していると考えられている．

選択性緘黙は，社交不安と関連が深く，不安症の一種と考えられており，国際的な診断基準の1つであるDSM-5（Diagnostic and Statistical Manual of Mental Disorders, FiFth Edition；精神疾患の診断・統計マニュアル改訂第5版）においても，不安症に分類されている．一方で，発達の早期から症状が出現するということと，気質や発達特性も含めた脳機能の発達が関連していることから，発達障害という視点からも考えることができる疾患といえる．また，言語発達の問題を発症以前から有することが少なからずあり，自閉スペクトラム症，コミュニケーション症，知的発達症などの典型的な発達障害と密接に関連するという特徴もある．選択性緘黙の直接的原因は不安の問題であると考えられるが，リスク因子として発達の問題は重要であり，治療を検討するうえでも，発達の評価は欠かすことができない．

かつて選択性緘黙は，「大人になれば治るもの」と考えられていた．しかし，そのままにした場合，うつ症状や不登校などの二次障害を呈するケースもある．また，緘黙症状が改善したとしても，成人後に社交不安症などの精神障害を呈することも多いため，近年，特に欧米では，早期からの適切な治療的介入の重要性が強調されている．

緘黙の臨床症状

選択性緘黙では，特定の社会的場面でまったく話せなくなるのが典型であるが，なかには，ささやき声や短い音節で発声できる子どももいる．声の出しにくさ，話しづらさは，場所やそこにいる人，活動内容によって異なる．家庭では話すことができ，学校で緘黙となることが多いが，まれに反対のパターンのこともある．「家庭や友達との会話では話すが，授業中はまったく話さない」「特定の家族や友達とだけ話す」といったケースもある．また，アイコンタクト，うなずきや首振りなどの非言語的な方法で意思表示をしたり，発語が必要でない活動への参加は積極的に行ったりする子どももいる．それに対して，発語だけでなく，表情や動作での意思表示，動作表現も抑制され，身体が動かしづらくなり，ひどいときは全身が硬直して固まったようになる子どももいる．

このように，子どもによって症状（話せない場面，程度）に大きな差があるが，話せない場面のパターンは子どもごとに一定しているのが特徴である．

選択性緘黙の前提として，正常ないしそれに近い言語能力があり，リラックスした場面（家族や親しい少数の友人といる状況）では，普通にコミュニケーションがとれる，ということがある．話す機会が他の子どもより少ないにもかかわらず，話すことができる場面では，流暢に話し，おしゃべりである子どももいる．しかし，どこまでを「正常な」言語/コミュニケーション能力とするかは難しく，後述するように，言語およびコミュニケーションの問題や，全般的な発達の遅れが伴う場合が少なくないことに留意が必要である．

選択性緘黙の診断基準

選択性緘黙のDSM-5における診断基準[1]を❶に示す．

DSM-5の基準では，症状が1か月以上みられ

❶ 選択性緘黙：DSM-5 による診断基準

A. 他の状況で話しているにもかかわらず，話すことが期待されている特定の社会的状況（例：学校）において，話すことが一貫してできない
B. その障害が，学業上，職業上の成績，または対人コミュニケーションを妨げている
C. その障害の持続期間は，少なくとも1か月（学校の最初の1か月だけに限定されない）である
D. 話すことができないことは，その社会的状況で要求されている話し言葉の知識，または話すことに関する楽しさが不足していることによるものではない
E. その障害は，コミュニケーション症（例：小児期発症流暢症）ではうまく説明されず，また，自閉スペクトラム症，統合失調症，または他の精神病性障害の経過中にのみ起こるものではない

（American Psychiatric Association. 日本精神神経学会 日本語版用語監修，髙橋三郎，大野 裕監訳．DSM-5 精神疾患の診断・統計マニュアル．医学書院；2014[1])）

ることが必要であるとしている．また，入学など新しい環境で不安になる子どもは多いので，入学後の最初の1か月間は，選択性緘黙の診断はつかないことになっている．

子どもが慣れない状況でどのように振る舞うかは，個人差が大きい．特に，恥ずかしがり（shyness）や引っ込み思案（inhibition）の気質をもつ子どもは，不安を生じさせるような初めての場面では，一時的に話すことができなくなることがある．入学時に話すことができなくなる子どものほとんどはすみやかに改善し，このような場合は一過性の適応的な恥ずかしがりといえ，病的なものではない．選択性緘黙は，恥ずかしがりの延長上にある状態ともいえるが，選択性緘黙が恥ずかしがりと明らかに異なる点は，症状が強く長期間続くことと，学校生活や対人関係の妨げになるなど生活上の支障がでているということである．

また，言語の知識が不足していて話せない場合は，選択性緘黙とは診断されない．たとえば，バイリンガルの子どもの場合は，6か月以上，母国語と第二言語両方で緘黙症状がある場合に，選択性緘黙と診断することが推奨されている[2]．

さらに，症状がコミュニケーション症では説明できないこととされる．コミュニケーション症には，言語症，語音症（以前の音韻障害），小児期発症流暢性障害（吃音），または語用論的（社会的）コ
ミュニケーション症などが含まれる．このようなコミュニケーション症群では，発語の問題が特定の社会的状況に限定されないため，選択性緘黙と区別される．

また，自閉スペクトラム症や重度の知的障害などの神経発達症群や，統合失調症などの精神病性障害群では，社会的コミュニケーションの問題があるために，社会的状況に応じて適切に話すことができないことがある．ある社会的状況（典型的には家庭）では適切に話す能力がある子どもに限って，選択性緘黙と診断すべきである．

DSM-5 では，選択性緘黙は，共通した症状をもつ一つの「障害」とされているが，厳密には，選択性緘黙は一つの障害というより「症状」を指しているといえる．後述するように，言葉が話せないという症状は共通していても，その原因や特徴は多様である．

発達障害，不安症と選択性緘黙

発達障害と選択性緘黙

DSM-5 では選択性緘黙は不安症に分類されているが，選択性緘黙の子どもたちには，不安症と同様に高率に発達障害あるいは発達の遅れがみられるとの報告がある．Kristensen の報告では，選択性緘黙の子どもの17％が発達性協調運動障害，32％が排泄障害（夜尿や便失禁），8％が軽度精神遅滞，7％が Asperger 障害の診断基準（DSM-Ⅳ）を満たしていた[3]．特に，Asperger 障害については，すべての選択性緘黙の子どもについて，可能性のある診断として考慮すべきであるとしている[3]．実際，臨床では，自閉スペクトラム症の経過中に選択性緘黙がみられることはまれではない[4,5]．社会スキルの乏しさやコミュニケーションの苦手さといった自閉スペクトラム症の特性がベースにあって，話すことへの緊張が高まるということは，容易に想像できる．

また，選択性緘黙の子どものうち，20～50％に構音障害などの言語表出の障害や言葉の遅れがみられ，11～50％はコミュニケーション症の診断基準を満たすといわれる[4,6,7]．

さらに，近年，選択性緘黙の子どもに，中耳の

❷ 社交不安症/社交不安障害：DSM-5 による診断基準

A. 他者の注目を浴びる可能性のある 1 つ以上の社交場面に対する，著しい恐怖または不安．例として，社交的なやりとり(例：雑談すること，よく知らない人に会うこと)，見られること(例：食べたり飲んだりすること)，他者の前でなんらかの動作をすること(例：談話をすること)が含まれる
　　注：子どもの場合，その不安は成人との交流だけでなく，仲間達との状況でも起きるものでなければならない
B. その人は，ある振る舞いをするか，または不安を見せることが，否定的な評価を受けることになると恐れている(すなわち，恥をかいたり恥ずかしい思いをするだろう，拒絶されたり，他者の迷惑になるだろう)
C. その社交的状況はほとんど常に恐怖または不安を誘発する
　　注：子どもの場合，泣く，かんしゃく，凍りつく，まといつく，縮みあがる，または，社交的状況で話せないという形で，その恐怖または不安が表現されることがある
D. その社交的状況は回避され，または，強い恐怖または不安を感じながら耐え忍ばれる
E. その恐怖または不安は，その社交的状況がもたらす現実の危険や，その社会文化的背景に釣り合わない
F. その恐怖，不安，または回避は持続的であり，典型的には 6 か月以上続く
G. その恐怖，不安，または回避は，臨床的に意味のある苦痛，または社会的，職業的，または他の重要な領域における機能の障害を引き起こしている
H. その恐怖，不安，または回避は，物質(例：乱用薬物，医薬品)または他の医学的疾患の生理学的作用によるものではない
I. その恐怖，不安，または回避は，パニック症，醜形恐怖症，自閉スペクトラム症といった他の精神疾患の症状では，うまく説明されない
J. 他の医学的疾患(例：パーキンソン病，肥満，熱傷や負傷による醜形)が存在している場合，その恐怖，不安，または回避は，明らかに医学的疾患とは無関係または過剰である

(American Psychiatric Association. 日本精神神経学会 日本語版用語監修，髙橋三郎，大野　裕監訳．DSM-5 精神疾患の診断・統計マニュアル．医学書院；2014[1])

遠心性聴覚反射の機能低下がみられることがあることが指摘されている[6]．話している最中に中耳の筋を収縮させて自分の声を聞こえにくくするという通常の反射ができないために，自分の声が異常に感じられる可能性がある[6]．実際に，選択性緘黙の子どものなかには，「自分の声がおかしく聞こえる」と話す子どもがいることが以前からいわれており，聴覚の遠心性活動の減弱が，社交不安，恥ずかしがり，行動抑制などと相まって，緘黙の病因となる可能性があると考えられる[6]．

神経発達の問題と場面緘黙の関係については，今後さらなる研究が必要であるものの，選択性緘黙の背景に，言語やコミュニケーションの障害，全般的な発達の遅れ，神経学的異常といった神経発達に関する因子が存在することが示唆される．

不安症と選択性緘黙

選択性緘黙は，社会的場面や人前で何かをする状況に関連して極度の恐怖があり，困惑し，そのような状況を避けるという点で，社交不安の特徴と重なる点が多い．選択性緘黙の子どもの 90% は，社交不安症の診断基準[1](❷)を満たすといわれ，選択性緘黙は，社交不安症の一亜型という位置づけが適当とする意見もある[7]．

鑑別診断

❶のように，DSM-5 ではコミュニケーション症や自閉スペクトラム症が鑑別疾患としてあげられている．これらの障害による発語やコミュニケーションの障害は，話をする能力そのものの問題であるため，選択性緘黙と異なり，特定の場面に限らずどの場面でも症状がみられる．

その他の鑑別疾患として，転換性障害の失声がある．失声は，ストレスなどが原因で突然声が出なくなるもので，症状がすべての場面でみられることが選択性緘黙と異なる．

また，幼児期の心理的な外傷体験後に緘黙を呈することがあるが，これは，心的外傷性緘黙として区別される[7]．

選択性緘黙と社交不安症との関連については，先に述べたとおりであるが，その他の不安症として，過剰な不安が伴っているような場合，分離不安症や全般性不安症が併存する可能性を検討する必要がある[8]．また，対人場面で過剰に抑制が強く警戒的なときは，反応性愛着障害の可能性があ

り，虐待などの重大な養育の問題がないか注意する[9]．

診断概念の歴史的変遷

選択性緘黙は，古くは，1877年にドイツのKussmaulによって"aphasia voluntaria"という概念で記述されている．日本語では「自発的な失語」というような意味になると思われる．その後1934年にスイスのTramerが"elective mutism"という用語を使い，DSM-Ⅲでも同病名が使用された．electiveという単語のニュアンスから，子どもが意図的に話さないことを選択しているように誤解を与えかねないため，DSM-Ⅳでは，electiveはselectiveに変更された．これにより，話さないと意地を張ったり反抗したりしているのではなく，子どもの意思はニュートラルであることと，特別な状況でのみ会話ができなくなるという点が強調された．

選択性緘黙は，DSM-Ⅳでは「通常，幼児期，小児期または青年期に初めて診断される障害」の項目に分類されていたが，2013年に出版されたDSM-5では，不安症に分類された．話すことを拒絶しているのではなく，話すのが不安で話せないということがより明確に示されたといえる．なお，DSM-5の日本語訳では「選択性緘黙」となっているが，「場面緘黙」といわれることもある．選択性緘黙という病名は，子ども自らが「選択して」黙っているという誤解を与える可能性があり，「場面緘黙」の病名のほうが適当とする考えもある[4]．

● 文献

1) American Psychiatric Association. 日本精神神経学会日本語版用語監修，髙橋三郎，大野　裕監訳．DSM-5精神疾患の診断・統計マニュアル．東京：医学書院；2014.

2) Rutter M, et al, editors. Rutter's Child and Adolescent Psychiatry. 5th ed. London: Wiley-Blackwell; 2010.

3) Kristensen H. Selective mutism and comorbidity with developmental disorder/delay, anxiety disorder, and elimination disorder. J Am Acad Child Adolesc Psychiatry 2000; 39: 249-56.

4) 河村雄一，駒井恵里子．場面緘黙（選択性緘黙）．「精神科治療学」編集委員会編．精神科治療学 Vol.23 増刊号，児童・青年期の精神障害治療ガイドライン 新訂版．東京：星和書店；2008．p.238-41.

5) 根來秀樹，大西貴子．場面緘黙（選択性かん黙）．臨床精神医学 2011；40（増刊）：371-3.

6) Muris P, Ollendick TH. Children Who are Anxious in Silence: A Review on Selective Mutism, the New Anxiety Disorder in DSM-5. Clin Child Fam Psychol Rev 2015; 18: 151-69.

7) Sadock BJ, Sadock VA. Kaplan and Sadock's Synopsis of Psychiatry: Behavioral Sciences/Clinical Psychiatry. 11th edition. Philadelphia: Wolters Kluwer/Lippincott Williams & Wilkins; 2015.

8) 笠原麻里．ことばに関する問題─場面緘黙・吃音．こころの科学 2006；130：56-60.

9) 小野善郎．夜尿，緘黙，吃音，虚言などへの対応．青木省三ほか編．精神科臨床エキスパート 専門医から学ぶ 児童・青年期患者の診方と対応．東京：医学書院；2012．p.134-5.

選択性緘黙

疫学と病因，家族歴

八木智子

疫学

選択性緘黙の有病率は年齢により異なり，年齢が低いほど有病率が高い．DSM-5では，有病率は，調査の対象(臨床対学校対一般人口)や，対象者の年齢に応じて異なるが，0.03〜1%とされている[1]．

イギリスの大規模疫学研究では，入学直後の4〜5歳の子どもでは，選択性緘黙の有病率は0.69%であったが，8か月後には0.08%に低下していたという[2]．選択性緘黙は，年齢が低いほどリスクが高く，年齢が上がると自然と症状がなくなる場合が多いことが示唆される．

また，選択性緘黙は男子より女子に多いとされ，総数のうち女子の占める割合は，報告により異なるが55〜75%とされる[3]．

病因

選択性緘黙の病因には，遺伝，気質，環境，神経発達の異常など，多様な因子が関与しており，相互作用の結果，症状が出現すると考えられる[2]（❶）．おそらく，生来行動抑制的な子どもが，家庭や学校でのストレス，あるいはわずかながらでもコミュニケーションや言葉の問題をもっていることによって，不安が高まり選択性緘黙を呈していると考えられる．緘黙という症状は同じでも，その原因や特徴は子どもによって大きく異なるため，子どもの全体像を包括的に理解することが重要である．

家族歴，遺伝

選択性緘黙の子どもの家族には，選択性緘黙の既往歴や，極端な恥ずかしがり(shyness)，社交不安，単独行動を好む傾向，回避性パーソナリティ障害，などがみられることが有意に多い[2]．このような家族内集積性が遺伝によるのか，親が子に与える心理社会的な影響の結果であるのかは，

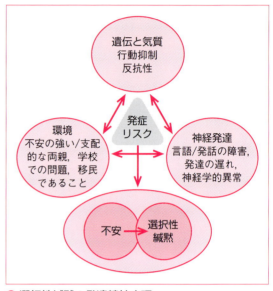

❶ 選択性緘黙の発達精神病理

(Muris P, et al. 2015[2])

双生児研究が行われていないため，評価できない．

選択性緘黙の遺伝研究は少なく不明な点が多いが，かつて自閉スペクトラム症などの社会性の障害との関連が指摘されていたコンタクチン関連タンパク質様2遺伝子(contactin-associated protein-like 2 gene：CNTNAP2)の変異が，選択性緘黙と社交不安の両方に関与していることが報告されている[2]．これは，選択性緘黙と社交不安は，遺伝子レベルでも共通する部分があることを示しており，両者の関連を考えるうえで興味深い[2]．

また，遺伝だけでなく，親が過保護であったり不安が強かったりすることで，子どもの緘黙症状が強化されてしまうなど，親子間の心理的な相互作用の影響も考えられる[3]．

気質

選択性緘黙は，行動抑制(behavioral inhibition)の気質と関連があると考えられる[2]．行動抑制は，心理学で用いられる用語で，新しくなじみ

のない人，状況，物事に直面するときに，持続的な恐怖と回避を示す傾向を指すものであり，引っ込み思案，臆病，内気，といったことと近い．選択性緘黙と行動抑制の直接的な関連を明らかにしたエビデンスはないが，行動抑制と不安症に関しては，児童早期に行動抑制を示す子どもは，児童後期に不安，特に社交不安を生じるリスクが高い[2]など，関連が指摘されている．

また，選択性緘黙は，不安だけでなく，反抗性とも関連している場合がある[2]．頑固，不機嫌，短気といった性格特徴や，かんしゃく，反抗挑戦性障害などの外在化障害との関連がさまざまな研究で指摘されているが，その一方で，コントロール群と比較して有意な関連はないとする報告もある[2]．緘黙と反抗が同時にみられるのは，併存症であるのか，不安で恐ろしい状況におかれて二次的に反抗的になるのかという点は不明である[2]．

神経発達因子

選択性緘黙は社交不安症と病因的に共通する因子が多い．さらに，選択性緘黙では，選択性緘黙以外の小児期の不安症と異なり，初語が遅かったり発話の異常があったりすることが多く，言語/発話の問題の関連が疑われる[3]．（「診断をめぐって」"発達障害，不安症と選択性緘黙" p.91）．

環境因子

家族機能不全，強いストレス，親の支配的な関わり，学校での否定的な体験，移民であること，などのさまざまな環境の影響が選択性緘黙の原因と関与していると考えられている．しかし実際には，このような環境因子と選択性緘黙との関連については，研究が少なくエビデンスが乏しいということに注意すべきである[2]．ただ，このような環境因子は，より広い不安症の病因としてはよく報告されているため，選択性緘黙とも関連する可能性は考えられる[2]．

持続因子としての回避

選択性緘黙の子どもが話さないのは，彼らなりの感情コントロールの方法とみるべきであるともいわれる[2]．すなわち，緘黙を呈することにより，学校などのストレスの多い状況のなかで，不安や不快感を緩和させ，自分を守っているのかもしれない．その意味では，緘黙症状が適応的に働いている側面もあるかもしれないが，これは不安症が遷延するメカニズムと共通しており，回避することで不安症状を一時的には消去できるものの，回避的な行動を強化することにもなるという点に注意すべきである[2]．

● 文献

1) American Psychiatric Association. 日本精神神経学会 日本語版用語監修, 髙橋三郎, 大野　裕監訳. DSM-5 精神疾患の診断・統計マニュアル. 東京：医学書院；2014.
2) Muris P, Ollendick TH. Children Who are Anxious in Silence: A Review on Selective Mutism, the New Anxiety Disorder in DSM-5. Clin Child Fam Psychol Rev 2015; 18: 151-69.
3) Rutter M, et al, editors. Rutter's Child and Adolescent Psychiatry. 5th ed. London: Wiley-Blackwell; 2010.

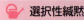 選択性緘黙

自然経過

八木智子

自然経過

発症年齢

通常，入園など環境が変化する時期に緘黙の徴候がみられたとしても，多くの場合一過性であり，数か月で自然に改善し，診断基準を満たすことはない[1].

一方，選択性緘黙と診断される子どもは，就学前から極端に恥ずかしがりであることが多く，通常5〜6歳以降に症状が顕在化し，診断基準を満たすようになる[1]．幼稚園などでは，緘黙があっても，他児と一緒に行動できている限りは必ずしも重大な問題として認識されないが，就学後に生活や授業での言語的コミュニケーションの比重が高くなると，緘黙は実質的な問題となりやすい[2]．つまり，選択性緘黙は，ある時点で「発症」するというよりは，子どもの社会的な活動が広がるとともに，親や周囲の大人たちに「気づかれる」というのが実際のところといえる[2].

緘黙症状は，他人に迷惑をかけないため周囲から問題視されづらく，また，本人も話さないので，生活への支障がわかりにくい．このため，発症から何年も経過してから受診する場合も多い[3].

学童期以降の特徴

選択性緘黙の子どもは，言葉を話す以外の学習や日常生活技能には基本的に問題がないことが多い[4]．授業中口頭での発表はできないが，筆記試験の成績では標準的な学力を示し，年齢相応の日常生活技能が身についていることがほとんどである[4].

一見適応良好な選択性緘黙の子どもがいる一方で，発言ができないために授業参加に支障をきたして学業上の困難が生じることがある[1]．友達がつくれず，いじめを受けて不登校になる場合もある[1]．また，選択性緘黙の子どもは，恥ずかしがりで不安が強く，うつ病のリスクが高い[1]．家庭では，頑固さ，強迫性，拒絶，かんしゃく，反抗的攻撃的な行動などがみられることもある[1].

予後

選択性緘黙の子どもの約1/2は5〜10年以内に改善するとされている[1]．10年以内に改善しない場合，10年以内に改善がみられた子どもよりも長期化し，予後不良である[1].

適切な支援を受けることなく，緘黙症状をもったまま年齢が上がっていくと，不安に対する不適切な対処行動として，緘黙症状が強化されてしまう．また，緘黙症状があることで，対人交流の機会が減り，社会的スキルが発達しないことも考えられる．このように，緘黙症状が遷延すると，病態が複雑化，難治化する．

さらに，緘黙症状自体は改善しても，成人期以降も，コミュニケーションの問題や，高い失業率など社会機能の障害が持続することが多い[5]．約1/3の選択性緘黙の子どもは，治療の有無にかかわらず，選択性緘黙以外の不安症やうつ病などの精神疾患になるという報告もある[1]．選択性緘黙の家族歴があると予後は特に不良である[6].

文献

1) Sadock BJ, Sadock VA. Kaplan and Sadock's Synopsis of Psychiatry: Behavioral Sciences/Clinical Psychiatry. 11th edition. Philadelphia: Wolters Kluwer/Lippincott Williams & Wilkins; 2015.
2) 小野善郎．夜尿，緘黙，吃音，虚言などへの対応．青木省三ほか編．精神科臨床エキスパート 専門医から学ぶ児童・青年期患者の診方と対応．東京：医学書院；2012. p.134-5.
3) 根來秀樹，大西貴子．場面緘黙（選択性かん黙）．臨床精神医学 2011；40（増刊）：371-3.
4) 笠原麻里．ことばに関する問題―場面緘黙・吃音．こころの科学 2006；130：56-60.
5) Steinhausen HC, et al. A long-term outcome study of selective mutism in childhood. J Child Psychol Psychiatry 2006; 47: 751-6.
6) Rutter M, et al, editors. Rutter's Child and Adolescent Psychiatry. 5th ed. London: Wiley-Blackwell; 2010.

評価と治療

選択性緘黙

八木智子

評価

診察，問診

診察場面そのものが，選択性緘黙の子どもにとっては不安を増大させ，いっそう話ができなくなるような状況といえる．したがって診察時は，リラックスした雰囲気をつくって，子どもが見知らぬ大人と関わることへのプレッシャーが軽減できるよう配慮することが重要である．

診察場面で本人は話をしないことが多いので，問診内容は，親から聴取することになる．主訴が緘黙であった場合は，どのような場面で（いつどこで誰と）話ができ，どのような場面で話ができないのかを保護者に尋ね，それぞれの場面の共通性があれば確認する．また，緘黙症状による生活への支障について尋ねる．心理社会的介入を行う際に，生活上の支障が少しでも緩和するような具体的な提案ができるとよい．

また，言語発達の問題や，コミュニケーションの苦手さなどが選択性緘黙の発症因子になっていることがしばしばあるため，発達歴は詳細に聴取する．

さらに，生来不安が強く内向的であるとか，強迫的で完璧主義といった性格特徴をもつ子どもが多いので，そうした素因があれば聞いておく．それらに加えて，家族構成，遺伝負因，生活歴，既往歴，現病歴を問診し，診断の参考にする．

検査

他の状況では会話ができていれば，聴覚異常など身体疾患は否定的といえる．

発達検査は，発達障害も視野に入れて必ず行うべきである[1]．しかし，ビネー式，ウェクスラー式などの通常の知能検査は言語性の要素が含まれているため，話し言葉で回答できない選択性緘黙の子どもの正確なIQを知ることは難しい[2]．その場合，動作性IQのみの評価や，グッドイナフ人物画知能検査（Goodenough draw a man intelligence test）などが参考になる[1]．選択性緘黙の子どもは，特に初めての場面では，身振りや描画などであっても，明確な意思表示をすることが苦手な場合があるため[2]，このような検査も難しいことがある．その場合は，遊んでいる様子や親との関わり方を観察したり，家庭や学校での様子を聴取したりすることで，発達レベルを推測することになる．また，家庭での子どもの会話を録音してもらう，子どもが書いたものを見せてもらう，などといったことも，子どもの構音や言語水準の評価に役立つ．

治療

治療のゴールは，不安を軽減し，自尊心を高め，社会場面での自信やコミュニケーションを増やすことである[3]．単に「子どもに話をさせること」に重点が置かれるべきではない[3]．

選択性緘黙は比較的まれな疾患であり症例数の蓄積が困難なために，大規模な治療研究やランダム化試験はほとんどなく，選択性緘黙の治療の研究は質も量も不十分といわざるをえない[4]．エビデンスは限られているものの，選択性緘黙の治療では，心理社会的介入と薬物療法が有効とされている．

欧米では，心理社会的介入においては行動療法，薬物療法においては選択的セロトニン再取り込み阻害薬（selective serotonin reuptake inhibitors：SSRI）が積極的に行われているが，これらの治療は，日本ではまだあまり一般的とはいえない．

また，海外の治療コンセンサスでは，年齢が幼いほど治療効果が高いことと，難治化すると治療がより複雑で困難になることから，早期介入の重要性が強調されている[7]．

精神療法

精神療法のうち，最も研究報告が多いのは，認知行動療法であり，そのほかに，言語療法，家族療法，力動的精神療法なども行われる[4]．

● 脱焦点化コミュニケーション

少人数のランダム化比較試験で有効性が示された認知行動療法では，"脱焦点化コミュニケーション（defocused communication）"という，子どもに言語的コミュニケーションを強要せず，不安が軽減できるような関わり方を基本アプローチとして用いながら，心理教育や行動療法を行っている[6]．

脱焦点化コミュニケーションでは，社交不安を軽減することを目的として，以下のような対応を行う．

- 子どもの正面ではなく横に座る．
- 子ども自身に注目するのではなく，子どもが楽しめるような活動を用いて共同注視（joint attention；興味・関心を共有すること）をする．
- 子どもに直接質問をするよりは，独り言をいうような感じで話しかける．
- 子どもにたくさん語りかけるよりは，子どもが反応するのに十分な時間をとる．
- 子どもが言葉で返答しなくても，会話を続ける．
- 返答できたときは，子どもをほめるよりも，ニュートラルに対応するのがよい．

● 行動療法

選択性緘黙に対する行動療法は，日本での報告は少ないが，欧米では標準的な治療である．強化学習（好ましい行動ができたらほめることによって，好ましい行動を繰り返させる教育訓練法）と，脱感作療法（十分にリラックスした状態で，刺激程度の弱いものから強いものへと徐々に導入する方法）を用いることが多い．

医療機関などカウンセリングの場面で話すことができるようになっても，それを園や学校で応用することにはつながらない場合が多いため，行動療法は，園や学校など，緘黙症状が生じる環境で行うことが重要とされる[7]．海外の治療コンセンサスでは，保護者と密な連携を取りながら，教師と専門家が協力して，園や学校などで治療プログラムを行うことを推奨している[7]．行動療法を行う際は，子どもが不安を感じていることを受容し，脅威的でないリラックスしたやり方で，子どもを自然に社会的環境に導いていけるように配慮する[3]．

たとえば，ほとんど人が周りにいない時間帯の学校に，親が子どもを連れて行き，話す練習をさせる．やがて1〜2人友達を学校に連れて行き，ほかに誰もいない所で一緒に遊ばせる．徐々に普通に話せるようになったら，先生，そして他の児童というように，少しずつ集団の場へ慣れさせていく[3]．子どもの不安が軽減して安心を感じ，少し勇気づければ必ず受け入れられると思われたときに限り，言語化への強化を行うようにする．

● 心理カウンセリング

欧米で行われているような本格的な行動療法は，日本の現状ではまだ一般的ではない．日本の心理カウンセリングは，学校で話せるようにするというよりも，安心して自己表現できる場を家庭以外にも持つことで，コミュニケーションに対する自信をつけてもらうということを目的として行うことが多い．身振り，指さしによる選択，筆談など，話す以外のコミュニケーションの手段を利用したり[8]，遊戯療法，絵画療法，スクウィグル，箱庭療法などといった非言語的なセラピーを行うこともある[1]．

また，個人の心理カウンセリングだけでなく，同年代少人数集団でのグループセラピーを行うこともある[8]．集団の中で自己表現する方略を考えることと，同年代とコミュニケーションが取れたという体験を通じて，自己評価を高めることが目的である[8]．最初は慣れ親しんだ大人が集団に入ってその場を楽しめるようにし，子どもが興味をもち始めたら，大人が媒介となって子ども同士のコミュニケーションを促していく[8]．

心理教育

家族や教師への心理教育はとても重要である．一般に，緘黙の子どもに無理矢理話をさせようとしてもできないものであり，むしろ子どもの不安を増大させ，状況を悪化させてしまいかねな

い[5]．話すようプレッシャーをかけたり，話すことを期待したりすることはせず，子どもが話すことに恐怖を感じているのを親が理解していることと，この辛い時期を通して子どもを支援したいと思っていることを，子どもに伝えることが重要である[3]．子どもの成果や努力をほめ，辛さやどうにもできないいらだちに気づいてあげて，子どもを支える[3]．また，脱焦点化コミュニケーションの考え方は，保護者や教師が本人と関わる際にも役立つ[6]．

「疫学と病因，家族歴」の項〈p.94〉で述べたように，選択性緘黙の子どもの親も，不安が強く，行動を抑制する傾向をもっている場合が少なくなく，学校に協力を求めることを控えがちなことがある．親が周囲から「過保護」「心配し過ぎ」と言われて傷つき，孤立していることもある．学校，医療機関などが家庭と協力して支援を行うことで，親の不安が和らぎ，程よい距離感で子どもの成長を見守れるようにすることが重要である．

また，海外の治療コンセンサスでは，園や学校の支援者や家族が，適切な支援機関の情報にアクセスできるようにすべきであるとしており，一例としてイギリスの選択性緘黙の支援団体SMIRA（the Selective Mutism Information and Research Association）を紹介している[7]．日本では，非営利の民間支援団体による"かんもくネット"（http://kanmoku.org/index.html）が，選択性緘黙の家族や当事者に役立つ情報を公開している．エビデンスに基づいた情報が家族向けにわかりやすくまとめられた資料や，学校などに向けたリーフレット，家族会や勉強会の情報などがウェブ上で閲覧できる．

環境調整

子どもは，登園/登校を続けることで，同年齢の子ども集団のなかに身を置いて社会的体験をすることができる．園や学校での発語の有無にかかわらず，子どものコミュニケーションスキルと社会スキルを発達させていくことができるように，園や学校，家庭と連携して環境づくりを支援することが重要である[8]．

● 入園・入学前に場所や人に慣れる練習をしておく

不安が強い子どもたちにとって，入園，入学といった環境変化で，新しい場所と人間関係の両方に慣れることは，たいへん困難である．事前に場所や人に慣れる練習をしておくことで，不安感を軽減でき，新しい環境に馴染みやすくなると思われる．たとえば，入学前に，校舎の中を下見する，誰もいない教室を家族と一緒に訪れて遊ぶ，養護教諭と過ごす時間を設けて学校の中に安心して関われる大人がいることを知ってもらう，園の友達と同じクラスになるように依頼する，といった工夫が考えられる[8]．

● 入学後は子どもの発達・性格に合わせて支援の仕方を工夫する

入学後は，学級担任をはじめとして，学校との話し合いを積極的に行う．子どもの発達や性格の特徴を共有したうえで，学校生活や友達関係が円滑になるように支援の仕方を考えていく[8]．

支援のコツとして，①楽しんで参加できる場を用意すること（遊びの要素がある），②話せない状況でも参加できる見通しをもてるようにすること（発声や積極的な表現を求めない），③非言語的な表現方法を，子どもと一緒に考え，試行錯誤すること，があげられる[3]．できそうな方法を家庭で事前に打ち合わせして，最初は選択肢から選ばせるやり方から進めるのがよい（たとえば，意思表示を首振りでするか，指さしでするか．はい，いいえだけでなく，意見や感情を表現するには，筆談をするか，カードを大人が提示して子どもが選択するか，あるいは子どもがカードを持ち歩き，それを使って表現するか，など）[3]．

社交不安の高い子どもは，自分が目立つことへの恐怖感が強いため，カードなど人と違う道具を使うことは難しく，目立たない自然な形での支援が有効であることが多い．たとえば，出欠時の返事をするときは皆挙手する決まりにする，紙に書かせてから発表する（選択性緘黙の子は友達と一緒に読む），全員が黒板に書きに行く，筆談は付箋を使って渡す（ホワイトボードやノートを使うより抵抗感が少ない），といった方法がある．一

方，言語表出の問題が大きく，社交不安は少ない子どもには，道具を使ったコミュニケーションが有効であるかもしれない．

● 家庭でできること

家庭でできる環境調整としては，友人を自宅に招くとか，低学年であれば両親が友達との遊びの約束をアレンジするといったことがある．友達と関わる機会が増えることで，学級への不安が軽減することが期待できる[5]．また，特に，自閉スペクトラム症の特性をもつ子どもの場合には，特性をよく理解したうえで，本人の過敏さや興味の偏りなども考慮して，その子どもに合う環境づくりをしていくことも重要である[5]．

薬物療法

欧米では，選択性緘黙に対する薬物療法はよく行われており，子どもの不安症に対して第1選択であるSSRIが用いられることが多い[7]．しかし，選択性緘黙に対する薬物療法については，大規模研究や長期的な治療効果のエビデンスはほとんどないのが現状である．日本では，選択性緘黙に適応となっている薬剤はなく，研究もなされていないが，併存する，あるいは基盤となっている不安症にアプローチするという視点から投与を検討することができるかもしれない[5]．

薬物療法の効果を評価する際には，短期間で話すことができるようになることは少ないので，話せるようになったかということだけでなく，学校で表情が柔らかくなったか，緊張が少なくなったか，といった非言語面の変化にも注目する[1]．

● SSRI

選択性緘黙の薬物療法として，海外ではSSRIの有効性を示した報告が主である．なかでもfluoxetine（日本未発売）が，最もよく使用されており，少なくとも1つのプラセボ対照二重盲検比較試験で有効性が報告されている[9]．

選択性緘黙は社交不安症の一亜型と考えられるようになってきていることを考慮すると，選択性緘黙には社交不安症の治療が有効である可能性がある[9]．社交不安症の子どもへの治療で，ランダム化比較試験で有効とされているSSRIには，fluoxetine（日本未発売），フルボキサミン（ルボックス®，デプロメール®），セルトラリン（ジェイゾロフト®），パロキセチン（パキシル®）などがある[9]．

子どもにSSRIの処方を行う場合は，副作用などリスクについても家族によく説明し，少量から開始し，十分な経過観察を行うなど，慎重な対応が必要である．

子どもにSSRIを処方する際に，特に注意すべき重大な副作用として，賦活化症候群や心臓突然死がある[4]．賦活化症候群でよく知られるのは，SSRIの処方開始・増量時に，小児期ないしは若年成人において自殺関連事象が認められることがあるというものである[4]．その他，臨床上比較的よくみられる賦活化症状として，不眠，不安，焦燥，易刺激性，攻撃性，衝動性などがあり，注意深い観察が必要である．また，循環器系のモニタリングとして，内服開始前と，内服開始後に定期的な心電図検査を行うことが望ましい[4]．PR間隔の延長や血圧上昇がみられた場合は，薬剤を減量あるいは中止すべきである[4]．

また，成人の場合と同様に子どもでもみられるSSRI処方時の頻度の高い副作用として，嘔気，食欲低下など消化器症状，過鎮静，抗コリン作用による口渇や便秘などがある．さらに，子どもにSSRIを投与した際にまれにみられる副作用として，皮下血腫や鼻出血が報告されている[4]．

● 抗不安薬

海外の治療指針では記載がないが，日本では少量の抗不安薬を使用する場合がある．小児への抗不安薬の投与は，眠気，ふらつき，依存性といった一般的な副作用に加え，小児期に特有の奇異反応（興奮，不穏，脱抑制，不安など）を惹起することがある．日本ではいずれの抗不安薬も小児への慎重投与の注意がなされており，適応は慎重に判断されるべきである．

小学校中学年以上の選択性緘黙の子どもの治療

小学校中学年以上や10代など，年齢が上の選択性緘黙の子どもの場合，幼い子どもよりも治療に難渋することが多い．その理由として，不安を回避する対処行動として緘黙症状が強化され習慣

化してしまっていること，緘黙症状があるために対人交流の経験が少なく社会性の発達が遅れていること，それまでの体験やストレスによって病理が複雑化していること，などがあげられる[3]．行動療法も薬物療法も，幼い緘黙の子どもほどには奏効しないことが多い[3]．緘黙症状を改善させることは，これまでの行動パターンを変えて不安を引き起こす状況に身をさらすことであり，彼らに強い恐怖感を与える[3]．このため治療に抵抗を示すことも多い[3]．したがって，小学校中学年以上の選択性緘黙の子どもの場合，治療に積極的に関わらせ主導権を持たせることが必要である[3]．彼らが自分自身の不安を把握し，実際の生活場面において，少しずつ自覚的に改善のステップを踏んでいくことを周りが支援する[3]，という治療関係になるように意識する．支援の焦点は「学力面でその子どもの持っている力を伸ばすこと」と「社会とのつながりを持つこと」に絞り，小さな進歩にも目を向けて子どもの自信を失わせないように働きかけることが重要である[3]．

● 文献
1) 根來秀樹，大西貴子．場面緘黙（選択性かん黙）．臨床精神医学 2011；40（増刊）：371-3.
2) 小野善郎．夜尿，緘黙，吃音，虚言などへの対応．青木省三ほか編．精神科臨床エキスパート 専門医から学ぶ児童・青年期患者の診方と対応．東京：医学書院；2012．p.134-5.
3) かんもくネット 場面緘黙とは．http://kanmoku.org/kanmokutoha.html
4) Muris P, Ollendick TH. Children Who are Anxious in Silence: A Review on Selective Mutism, the New Anxiety Disorder in DSM-5. Clin Child Fam Psychol Rev 2015; 18: 151-69.
5) 笠原麻里．ことばに関する問題―場面緘黙・吃音．こころの科学 2006；130：56-60.
6) Oerbeck B, et al. Selective mutism: follow-up study 1 year after end of treatment. Eur Child Adolesc Psychiatry 2015; 24: 757-66.
7) Keen DV, et al. Selective mutism: a consensus based care pathway of good practice. Arch Dis Child 2008; 93: 838-44.
8) 河村雄一，駒井恵里子．場面緘黙（選択性緘黙）．「精神科治療学」編集委員会編．精神科治療学 Vol.23 増刊号，児童・青年期の精神障害治療ガイドライン 新訂版．東京：星和書店；2008．p.238-41.
9) Sadock BJ, Sadock VA. Kaplan and Sadock's Synopsis of Psychiatry: Behavioral Sciences/Clinical Psychiatry. 11th edition. Philadelphia: Wolters Kluwer/Lippincott Williams & Wilkins; 2015.

表出性言語遅滞

診断と考え方

木村育美

表出性言語遅滞の診断

　表出性言語遅滞とは「ことばの遅れの原因となりうる聴覚障害・知的障害などの明らかな障害ないし環境的要因を認めず，言語理解面・非言語的コミュニケーションの発達にも明らかな問題を認めないにかかわらず，表出言語面に限定した遅れを認める児」の状態を指すが，除外診断に依存した暫定的な病名で実際の転帰も幅広く，多様な臨床像を含む．

診断の進め方

用語と臨床像の整理

　"他の面では全般に問題がないように見えるのにことばのみ遅れている子ども"に対して複数の類似した呼称[1]・訳語が存在する[2]．❶，❷を参照されたい．

　幼児期に「発達性」とみなされた表出性言語発達遅滞で，学齢期に正常域と判断されるのは半数以下との報告もある[3]．言語知識を蓄積していても言語の運用法を心得るのに時間を要している例もある．「成長に伴う改善は期待できるが言語面の何らかの弱点領域を伴う可能性のある児」との認識は小児科医側には必要であろう．乳幼児健診ではおおむね1歳半まで有意語がない，3歳で二語文がない場合に，明らかなことばの遅れと指摘される．それ以上の年齢では語彙の乏しさ，不適切な助詞，文の流暢さに欠けるなど発語の量だけでなく質の問題としても認識されることになる．

診察・評価の要点

● 聴力障害の鑑別をまず第一に

　軽度〜中度の聴力障害が見落とされていることがある．聴力障害があれば言語の入力段階で問題が生じるので当然言語面の発達に支障をきたすことになり，病態に応じた治療の早急な開始が必須である．したがって，中耳炎を含めた耳鼻科的問題・聴力障害の鑑別は第一に進める．

　聴力障害を除くと精神遅滞，自閉症スペクトラム障害，構音障害，環境要因が主な鑑別診断となり，動作性知能，言語理解，非言語的コミュニケーション能力，生育環境に明らかな問題がないことの確認を要する．言語発達の途中で停滞や退行がみられた場合，自閉症，Landau-Kleffner症候群（獲得性てんかん性失語）のほか，進行性神経疾患の鑑別を要する．選択性緘黙が疑われる場合でも，自宅での会話の内容も具体的に聞く必要がある[4]．

● 運動面，言語理解と非言語的コミュニケーション面の評価

　一般的な身体診察に加え，運動面（移動機能のみならず，体幹のバランス・姿勢の保持，微細運動操作の様相に，年齢に比して大きな問題がないか，口頭部筋群の状態に気になる所見がないかなど）に関しても，脳性麻痺や発達性協調運動障害を念頭において精緻に評価する．

　言語理解と非言語的コミュニケーション面を評価するが（p.237 付表参照），通常の個人差も大きく，おおむね半年程度の幅はみてよい．早さ（獲得月齢）以上に各段階が順次出現しているかの判断が大切となる．子どもへの声かけの際に大人は身振りを伴って伝えるのが通常だが，言語理解の評価のためには身振りなしでことばのみでの反応を観察する．または同じ身振りをしつつ一部内容を変えた声かけをいくつか行う．

　非言語的コミュニケーション行動では視線，指さし，模倣，興味のあるものを大人に見せて喜ぶか，喜びを共有するために笑顔を大人に向けるかなどは特に重要な評価項目であり，直接確認が必要である．

　最低限でも視野内の指さしへの注目・追従反応は確認したい．聴診器を嫌わない子どもであれば，身体診察のなかに意識して組み込むと，かな

● 言語遅滞に関する用語の分類と臨床像

英米	邦訳	臨床像（日本国内の文献記載による状態像）	備考（疫学，その他の指摘など）
specific developmental language disorders /specific language delay	特異的言語発達遅滞症候群/特異的な言語発達遅滞/特異的言語発達遅滞 ⇒下位分類として： ☆運動型言語発達遅滞症候群/運動型言語発達遅滞	言語発語が他の能力に比べて明らかに遅れているが，原因となる医学的所見が見出せない(="ことばのみが遅れている")群 ・経験を言語化してまとまりのある文(構文)で表現することに困難 ・発語は遅れるが2〜3歳で発語が急に活発になり，3歳以降言語発達が改善．主に発語にかかわる運動機能（舌・口唇など）の未成熟に伴う遅れと解釈	・男児に多い ・動作性知能や精神発達にも偏り
/developmental dysphasia	発達性失語症 ⇒下位分類として： ☆発達性運動失語	☆同上	
	☆特発性(単純性)言語遅滞/特発性言語発達遅滞	言語成熟の遅れ，言語発出の遅れ（表出•言語理解も共感性も問題のない群） ・言語表出以外は問題なく3歳前後で急速に発話し，幼児期のうちにcatch upする	・正常個人差範囲としての解釈を念頭に，使用を選択される用語
specific language impairment (SLI) ⇒下位分類として：	特異的言語発達障害/言語発達障害/特異的言語障害/特異的言語機能障害	言語発達が定型発達児よりも遅れているが，その要因が全般的な知能発達の遅れや環境要因，神経学的疾患では説明がつかない特異的な障害 ・非言語的認知能力は保たれている一方で，言語性の意味理解能力が低下 ・初語がその後の語彙や構文の発達も遅れ，語想起の問題もみられる ・典型的特異的言語障害例は時制や語尾変化，助動詞，冠詞など文法規則面の獲得に困難を示し，音韻短期記憶容量・言語性作業記憶の弱さも指摘される	欧米で使用頻度が高い用語．日本でも療育現場で使用されやすい ・就学後，高率に読み障害をきたす
	語用(論)性言語障害*	文法的には正しくても場面に応じた会話ができない群（語用に問題）*	⇒DSM-5のSCD*に定義入りした
	典型的特異的言語障害	文法などにも問題がある群→現在単にSLIと呼ぶ場合は通常こちらの群を指す	
developmental language delay (DLD) ⇒下位分類として：	発達言語遅滞/特異的言語発達遅滞	全般的な(あるいは非言語的な)知的能力に比べて明らかに，言語による コミュニケーション能力が低下している，その対人関係の質的な異常は伴わない ・全般的な知的発達・聴覚・社会性に問題がないことが前提であるものの，しばしば対人関係の苦手さ，情緒障害，多動，不注意，不器用などを伴う	"発達性"の含みとして，"発達性"なる子どもに徐々に改善を期待するニュアンス(#)を伴う用語
	☆運動型(表出性)言語遅滞	☆言語理解が年齢相当で，言語の表出のみが遅れている	☆しばしば"不器用"なども存在 ・就学後に学業不振，多動，不注意
	感覚型(感覚性)言語遅滞/受容-表出性言語遅滞	言語理解が悪いことによって発語にも遅れを伴うことが多く，表出に言語の理解にも遅れを伴う ・身振り言語の理解・表出にも遅れを伴う ・幼児期のうちに日常生活レベルでの言葉の問題は改善することが多いが，以後も抽象的思考やコミュニケーション能力の苦手さを残す例が少なくない	・意味理解が悪い二型と，聴覚認知の不良型の二型に大別される ・聴力検査・脳波検査は特に必須

❶ 言語遅滞に関する用語の分類と臨床像（つづき）

英米	邦訳	臨床像（日本国内の文献記載による状態像）	備考（疫学，その他の指摘など）
developmental language disorder (DLD)	発達性言語障害	特別な要因を認めずに，言語領域の発達のみが年齢相応のレベルに達しない ・就学後の読み書き障害（dyslexia）の関連が指摘されている	日本小児神経学会用語集第4版収録語 ・"発達性"として同上（#）の含みあり ・遺伝要因の関与が推定されている
⇒下位分類として：			
	☆（発達性）表出性言語障害	☆表出面の言語は遅れるが，非言語性能力，言語理解能力は正常に保持 ・18か月頃にはまだ有語がなく，音声模倣も乏しく指さしや身振りで意志表示 ・一方で疎通性は良く視線は合い，共感性は認められる ・他の神経学的症候を伴わない例では3歳頃から急速に表出言語の習得が進むが，発語がみられた後も語彙数は乏しく，文法習得の未熟や構音の問題を呈してくる	☆予後良好は約半数である ・運動発達の遅れや他の神経学的症候を合併するものは就学後も言語障害を残し，年齢が進むにつれて注意欠陥多動性障害や学習障害を呈してくる
	(発達性)受容表出混合性言語障害	幼児期には自閉症スペクトラム障害との区別がつきにくいこともある ・年長になり言語理解が進んでも概念的抽象的思考が発達しにくい ・学習障害や二次的な適応障害をきたしやすい	予後は表出性言語障害よりも不良 ・教育的医学的対応が長期的に必要
specific developmental disorders of speech and language (F80)	会話および言語の特異的発達障害		ICD-10 国際疾病分類
⇒下位分類として：			
	☆表出性言語障害（F80.1）	☆受容性言語能力は年齢水準の2標準偏差以内にかかわらず，表出言語能力が本人の非言語性IQや年齢水準から明らかに低下している特異的発達障害 ・非言語的コミュニケーションおよび想像機能の言語機能の使用理解は正常範囲内 ・表出言語の使用に影響を及ぼすような神経学的・感覚的・身体的な障害を除外 ・広汎性発達障害，非言語性IQが70以下を除外	☆学齢期の小児では，交友関係の困難，情緒障害，行動上の問題，および/または多動と不注意などが随伴
	受容性言語障害（F80.2）	受容性言語能力が本人の非言語性IQ/年齢相応水準よりも明らかに低下 ・除外基準同上	精神遅滞との鑑別はしばしば困難
communication disorders (CD)	コミュニケーション障害（DSM-IV-TR/DSM-5）		コミュニケーション障害（DSM-5）
⇒下位分類として：旧DSM-IV-TRで ☆表出性言語障害 受容・表出混合性言語障害	⇒下位分類として：旧DSM-IV-TRで expressive language disorder mixed receptive-expressive language disorder	☆表出性言語発達得点が非言語性知的能力および受容性言語発達の得点に比して十分に低い，著しく限定された語彙，時制の誤りをおかすこと，語想起や発達的に適切な長さと複雑さをもつ文章をつくることの困難さで明らかになりうる．この障害が学業的または職業的な成績，または対人的意志伝達を妨げ達するものを含む．	⇒下位分類としてDSM-5では2群を分けず Language Disorder（言語障害）に，言語習得と使用の障害（コミュニケーション障害の下位分類項目）に整理された

表中の（☆）で記載されている群が本項で扱う［表出性言語遅滞］に相応すると考えられる．
臨床像の記載は当然大きく重複するが，用語によりわずかずつ異なる焦点に即して描写されている．
＊ SCD：social communication disorders；語用論的コミュニケーション障害（コミュニケーション障害の下位分類項目）

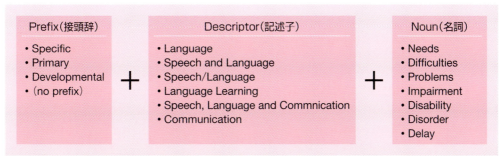

❷ 子どもの「ことばの発達の問題がある状態」を指す専門用語
Google スカラーでの論文検索では 130 通りの表現（168 例のありうる接頭辞＋記述子＋名詞の組み合わせのうち）を認めた．
(Bishop DV. 2014[1])

りの情報をさりげなく評価できる．まず同じ目線の高さから子どもに声をかけ，対人注目の度合いをみる，聴診器の膜面を動かして見せて関心を引き，「おへそどこかな」と医師の指さしを視野内で動かし視線が追ってくるか，子どもも自分の視線をおなかに向けるか（二項関係），向けてさらに医師の顔を窺うか（三項関係の共同注視〈共同注意〉成立），交互に隣の保護者を見るか，コレと指さすか（応答段階の指さし）などである．

簡単な言語指示に従える段階の子どもであれば，運動面の診察を通しても状況認知，身体認知，教示理解，文脈理解，注意保持力などの発達の様相をある程度観察することができる．知的評価・言語面の詳細評価は臨床心理士・言語聴覚士に依頼する＊．

● 診察室にて言語指示応答行動ができなかった場合

診察室にてできなかった言語指示応答行動について，保護者が「家庭ではできます」と述べる場合，言語だけでなく保護者の一定の身振りや家庭での情景（パターン化された形の非言語的情報）とセットで理解されている可能性がある．この際，「言語のみでは十分に理解していない所見」と保護者に不用意に伝えるのは適切ではない．気づきのある保護者から質問された場合は当然丁寧に回答説明を行うが，生真面目な保護者が"身振りなしで言語指示に従う訓練"を自宅で開始するような事態に至るのでは，医師の診察が有害である．しっかり子どもの注意を引きつつ非言語的な働きかけとセットではっきり簡潔に"これまで通りの言

＊言語・認知に関する検査例（主に未就学児に利用するもの）

知的発達全般の評価はおおむね 3 歳未満では発達検査（遠城寺式，新版 K 式など），3 歳以上相当の言語応答が可能なら原則的には知能検査（田中ビネーV検査など）を施行する．

遠城寺式乳幼児分析的発達検査表：診察室で簡単に活用でき，運動（移動運動・手の運動），社会性（基本習慣・対人関係），言語（発語・言語理解）の各領域において発達到達年齢とそのばらつきを見るには便利であるが，多くを聞き取りに依存せざるをえず，言語項目の目も粗いので参考尺度として扱う．

PVT-R（Picture Vocabulary Test-revised：絵画語彙発達検査）：対象年齢 3 歳 0 か月〜12 歳 3 か月）．語彙理解力の発達度検査．診察室で実施可能．

Frostig 視知覚発達検査：対象年齢 4 歳〜7 歳 11 か月．子どもの視知覚上の問題点を発見し適切な訓練を行うための検査．巧緻動作能力が低下している場合は解釈に注意が必要．

LC スケール（言語・コミュニケーション発達スケール）：0〜6 歳に適用．言語表出・言語理解・コミュニケーションの 3 つの軸別に LC 年齢と LC 指数（発達指数）評価を得ることができる．

ITPA（Illinois Test of Psycholinguistic Abilities）は言語的聴覚音声回路と非言語的視覚運動回路との比較が可能な検査だが，2012 年 3 月に販売中止．

葉かけ"をしてもらうことを，保護者には推奨する．

フォローアップの注意点

時期を逃さず適切な治療に結びつける

保護者の問題意識にいまだのぼっていない内容について一方的に言及するのは慎重にするべきである．保護者の側で（あるいは所属集団内での指摘で）気にならないかを軽く打診する姿勢で，ある程度認識されているなら，必要な対応追加を併せて検討する．

感覚過敏や微細協調運動の問題の合併は神経質や不器用という形で比較的気づかれていることが多く，作業療法士に相談する．基本的には初診時一度は言語聴覚士に相談し，言語面の詳細評価と対応方針に関する意見を得ることが望ましい．表出性言語遅滞と推定されるなら，3歳頃までは言語療法の定期指導を導入せず経過観察可能であるが，経時的な評価体制を少なくとも学齢期に入るまで継続する．

重要なのは時期を逃がさず適切な治療に結びつけることであり，単に集団保育のなかで経過をみるだけではあまり効果は期待できない[5]．

●文献

1) Bishop DV. Ten questions about terminology for children with unexplained language problems. Int J Lang Commun Disord 2014: 49: 381-415.
2) 加我牧子編著．小児のメディカル・ケア・シリーズ．新版 小児のことばの障害．東京；医歯薬出版；2000.
3) 小枝達也．発達障害のなかにおける特異的言語発達障害の位置づけ―医学の立場から．音声言語医学 2003；44：204-8.
4) 太田さやか．表出性言語発達遅滞．小児内科 2014；46：1654-7.
5) 若宮英司．言語遅滞の早期発見と鑑別診断．小児内科 2010；42：410-3.

Column

☑ 子どもの時宜段階に即した助言を優先度を絞って伝える

「発達」という表現の解釈における幅も認識しておきたい．特に神経発達を専門とする医師は"発達性の病態"という言葉から「発達の過程に関連した何らかの支障（質的な問題）の存在」を想起するが，一般保護者が"発達性の"という言葉から想起するのは「発達すれば良くなる」予測（Bishop DV. Int J Lang Commun Disord 2014; 49: 381-415）であろう．医師も"発達性の"という言葉のもつソフトな印象を利用して話すことはあるが，学習面の問題が生じてきた際の対応など先々で保護者が初めて当惑することにならないよう，状態像の理解に関しても常に整理しつつ支援を進める必要がある．

時間の限られた再診でも診察評価所見に基づき必要な説明追加を行い，その子どもの時宜段階に即した助言を優先度を絞って伝えることが責務と考える．ただし医師があまり一気に伝えても，保護者はまず持ち帰れない．複数のことを同時にお伝えする必要があるときは，筆者は小さなブロックメモに箇条書きに書いて保護者にお渡ししている．しばしば保護者が"前回の診察後，子どもの表出が急に増えた気がする"と言ってくださることがある．成長点を見つけてゆくことは肯定的なフィードバックにつながるものと思われる．

（木村育美）

聴力検査

木村育美

発達障害と聴覚障害

発達の障害に難聴が合併する可能性があり，軽～中度の難聴児が必ずしも聞こえの問題を主訴として来院せず，応答性の偏り・指示の入りが悪い・落ち着きがない・言葉の遅れ，などの問題を主訴に小児科外来を初診することもある．小児に行える主な聴力検査には，それぞれ利点と弱点がある．臨床所見に照らし適宜組み合わせて評価することが大切である．

小児に行える代表的な聴力検査

行動観察時の注意で，中程度の先天性難聴では反射的な聴性行動（Moro反射など）が月齢を追っても消退しないことがむしろ所見とされる[1]．一般には，反射的な聴性行動の消退に対し言語を操作する準備段階の聴性行動が徐々に発達し，生後4か月頃を境に逆転優位となる．生後4か月前後は健聴児でも聴性行動が鈍くみえることがある．聴性行動反応の閾値は原始反射の時期には70～80 dB*だが，新たな反応が形成されると（6か月以降）急速に閾値が下降し，40～50 dBで反応がみられる．

聴性行動反応聴力検査（BOA）

BOA（behavioral observation audiometry）の対象は乳児から1歳前後．防音室にスピーカーを配置し，あらかじめ音源の周波数と音圧を測る（周波数と出力音圧の調整ができるオージオメーターを利用することが多い）．児に見えないところから音を聞かせ，反応を観察して測定．非条件づけ検査のため慣れが生じないうちに終了させる．

条件詮索反応聴力検査（COR）

COR（conditioned orientation response audiometry）の対象は6か月以上3歳程度まで．音に対する詮索反応，定位反応を光刺激によって強化し条件づけて聴力を測定する．健聴の判定には，早くて月齢8か月，平均1歳頃まで待たなければ確証は得られない．基本両耳聴評価だが，1歳半頃以降ではインサートイヤホンを使って片耳ずつの検査も可能（auditory neuropathy/dys-synchrony〈AN〉ではCORの結果は良好でも，ABRで無反応，ASSRで閾値上昇または無反応となることに注意）．

純音聴力検査（オージオメトリー）

4～5歳以降．検査耳に周波数の異なる純音を与え，対側にはマスキング音を与える．音圧を変えて聞こえたらボタンを押すかまたは手を挙げさせ，聞こえなくなったらボタンを離すか手を下げさせる．成人では基本の検査．

聴性脳幹反応検査（ABR）

ABR（auditory brainstem response）は聴覚誘発電位（聴覚刺激による脳幹～大脳誘発電位）のうち最も臨床利用されている．通常クリック音で，ヘッドフォンを介して片側ずつ耳に与える．刺激側の記録波形は7つの頂点からなるが，主にⅠ～Ⅴ波（[2]）をみる．

具体的には潜時・頂点間潜時を測り，Ⅴ波で閾値を評価する．Ⅰ波，Ⅲ波，Ⅴ波が判定しやすく，臨床的にはこれらに着目する．Ⅰ波の潜時は新生児期から成人とほぼ同じだがⅤ波の潜時は成長とともに短縮し，2～3歳で成人とほぼ同

---

*dB HL（hearing level）
　聞こえの能力の指標として用いられる数字の単位．0 dBは20歳代の健聴成人が聞こえる平均の最小音量レベルを表しており，音量0という意味ではない．成人では0～25 dBが正常な聞こえの範囲．0 dBは非常に静かな状態の音．通常の会話の音声のレベルは65 dB（35 dBはささやき声程度）．120 dBは非常に大きな音．

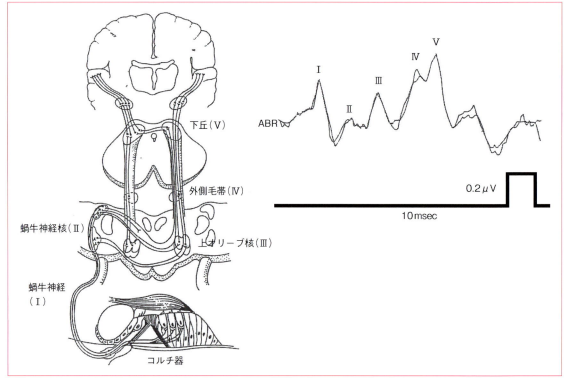

● 脳幹聴覚路中継核と ABR の各波の起源（推定）
ABR の各波と脳幹聴覚路の中継核とは厳密には一対一対応ではないが，波形の判定や Ⅰ→Ⅴ 波間・Ⅰ→Ⅲ 波間・Ⅲ→Ⅴ 波間の各潜時の測定結果は，聴力評価だけでなく脳幹障害の部位・程度の判別に役立つ．

（舩坂宗太郎．必携 聴性脳幹反応ガイドブック．2000．p.2-9[2]）

じと報告される．在胎 24 週で基本的な波形はすでに認め，28〜34 週にかけて急速に潜時が短縮する．Ⅴ波の閾値は新生児も成人と大差ない[3]．

感音難聴では閾値上でほぼ正常な反応が得られ，閾値以下になると急速に潜時が延長し反応が認められなくなる．伝音難聴では Ⅰ 波潜時が延長し，Ⅰ-Ⅴ 波間の潜時は正常，さらに難聴の程度に応じて閾値が上昇する．伝音難聴のみの聴力損失は最高 60 dB で，これより高音圧で無反応の場合は感音難聴の混合を考える必要がある[3]．

中枢系の未成熟により ABR の閾値上昇，波形分離不良を生じる場合もあり，Down 症候群など高度難聴と診断されても発達に伴い正常化する例がある（ABR のみの評価で波が出ないから即聞こえていないと判断するのは誤りである）．覚醒・睡眠は問わないが，安静記録が必須のため乳幼児では基本鎮静が必要．一般にクリック音を用いるため周波数ごとの聴力測定はできず，閾値は 2〜4 kHz での聴力を反映するため低中音域の聴力評価は困難．

聴性定常反応（ASSR）

ASSR（auditory steady-state response）は刺激音に AM/FM 複合音を用い，250〜4,000 Hz の聴力を周波数別に推定できる．検査音にゆらぎを与えそのゆらぎに同調する反応波形を検出する．ABR と比べ難聴の原因を推測することには向かないが，周波数別の聴覚閾値推定には優れている．自然睡眠で検査を行った場合背景ノイズが大きく ASSR 閾値が悪く出てしまうため，最初から睡眠導入剤を使用する．

耳音響放射（OAE, DPOAE）[4]

OAE（otoacoustic emission）は内耳性難聴の診断評価に適する．OAE はクリック音だけでも出るが，f1,f2 という周波数の異なる音を与えると 2f1-f2 という差音が生じ，これを Distortion Product OAE（DPOAE）という．任意のペアの刺

激音を複数用いることで，オージオグラム様の書式で幾何平均周波に対する DP-Gram として示すこともできる．得られる2つの反応(OAE)はそれぞれ DP1，DP2 と呼ばれ，DP1 の周波数は 2f1-f2，DP2 は 2f2-f1 の関係にある．入力音圧が大きいとき DP の値も大きくなる．DPOAE の測定周波数 $F=\sqrt{f1f2}$ は f1，f2 の幾何平均計算値である．

　静かな環境であればよいが，ある程度の防音は必要(雑音 35〜40 dB 以下)．5〜10 分で簡単に検査できること，自然睡眠や ABR には不十分な浅い鎮静下でも施行できることが大きな利点だが，伝音性障害があると出現しないので事前に耳垢，中耳炎のチェックが必須．

　高音域で良好な反応が得られる検査で，500 Hz 以下は評価できず，低音障害型の難聴の場合正常となりうる．また聴力レベルが 50〜60 dBHL 以下(より重度)になると検出されない(50 dBHL 以上の難聴について，その程度は評価できない)．

● 文献
1) 益田　慎．小児の聴覚の正常発達．小児内科 2010；3：456-9．
2) 舩坂宗太郎．聴性脳幹反応(ABR)とは．舩坂宗太郎監修，橋本　勲ほか編．必携 聴性脳幹反応ガイドブック．東京：メジカルビュー社；2000．p.2-9．
3) 加我牧子．幼少児疾患と聴性脳幹反応．舩坂宗太郎監修，橋本　勲ほか編．必携 聴性脳幹反応ガイドブック．東京：メジカルビュー社；2000．p.120-35．
4) 加我君孝編．新生児・幼少児の耳音響放射と ABR―新生児聴覚スクリーニング，精密聴力検査，小児聴覚医学，小児神経学への応用．東京：診断と治療社；2012．

主な検査

画像検査

木村育美

発達障害と画像検査

画像検査の位置づけ

広い意味で発達障害の概念に含まれる疾患群は，①知的障害(精神遅滞)，②幼児早期の言語や運動発達の遅れ，③すべての発達期の問題(脳発達障害：精神遅滞，脳性麻痺，重症心身障害を含む)，④認知・コミュニケーションの障害(特異的学習障害，自閉症スペクトラム障害，注意欠陥多動性障害など)がある．現在国内で単に「発達障害」といった場合には通常，④に該当する群をさすことが多い．

これらの群には当然重なりあいがある．たとえばてんかんに合併する特異的学習障害，染色体異常に関連して知的障害がありさらに自閉症を伴うもの，などさまざまである．狭義の発達障害④の群において各診断名は"操作的"診断に基づいており(原因を問わず症候・状態像により診断される方式)，脳の器質的所見や病態から診断につながる形では整理されていない．すなわち，④の群の発達障害の特定の診断名に該当した子どもの一集団において頻度の高い画像所見を認めても，原因と関連した所見か統計的に併存しやすい所見にすぎないのかを判別可能な段階には現時点ではいまだ至っていない．

したがって，(以降断りなく表記した場合④の概念での)発達障害の臨床診療において画像検査は，現時点では診断自体や病態の原因解明に直結するものではなく全例において必須ではない．画像診断可能な他疾患の存在に関して鑑別精査の医学的必要を認める場合に，実施の適応がある．

画像検査実施の適応

具体的には以下のようなケースと思われる．

1. 明らかな知的障害を認め，かつ過去に(前医で)原因診断・画像診断とも未施行の場合．
2. 発達面の明らかな退行を認めている場合(進行性の神経疾患が疑われる場合)．
3. 診察上，運動面の明らかな病的徴候(微細協調運動障害の合併として解釈可能な範囲を超えた異常運動・姿勢反射)，明らかな神経学的異常所見を認める場合．
4. 中枢神経疾患の発症(存在)が否定できない新規の症状の出現を認めた場合(例：強い頭痛，起床時の嘔気，局在性のあるてんかん発作の出現など脳腫瘍を否定できない症候)．
5. 脳波検査の結果，明らかな局在性の異常(特発性部分てんかんと診断可能なものは除く)，基礎波(覚醒・睡眠時それぞれ)の著しい左右差などを認める，過呼吸負荷時のre-build up(脳血管奇形の疑い所見)などで，器質的異常が疑われると主治医が判断するケース(⇒最後の例はMRIのルーチン撮像に加えてMRA〈MR angiography〉の撮像評価が必要)．
6. 外耳疾患や中耳炎で説明できない中度以上の聴力障害を認め，画像精査未施行のケース．

基本的には画像精査としては頭部MRIを行う必要があるが，頭部外傷や脳腫瘍の緊急的な鑑別には頭部CTが優先される．先天性の内耳奇形の診断には側頭骨CT/MRIが必要である．

発達障害で過去に指摘されている脳画像所見

現状では発達障害の診断確証を得る目的で画像評価を行うことはないが，病態解明に近づく知見も蓄積されつつあり，一部に絞り紹介する．特に近年の拡散テンソル画像解析(注：大脳白質線維の方向性と量を画像化し表示できる手法)による成果はめざましく，幼児期〜思春期の大脳皮質，大

脳白質の機能的成熟障害が，いわゆる発達障害といわれる自閉症，注意欠陥多動性障害，学習障害などの背景に存在する可能性が想定され，研究が進められている[1]．

自閉症スペクトラム障害(ASD)

出生時には対照と頭囲の差はみられないがその後急速に頭囲増大，4歳以降に失速することが，従来より報告されている．6～11歳の自閉症児における脳の部位別容量解析にて，半球間の皮質と皮質間を結合する線維が通過する放射状白質の外側部（短い線維が主な表層の白質）体積が大きい一方，左右の半球をつなぐ白質や矢状方向に走る白質（長い線維のある深部白質）体積に差がなく，この不均等が情報処理に影響する可能性が推測された[2]．

病理学的には特定部位での神経細胞の密度増加・神経細胞の小型化による短い軸索増加，分子遺伝学的研究からはシナプス形成過程の障害，シナプスの構造維持に関する遺伝子群の欠陥が存在する可能性が指摘され，神経細胞のアポトーシスやシナプスの刈り込み不良の結果，巨脳を示す可能性が示唆されている[1]．

注意欠陥多動性障害(ADHD)

ADHD群の脳は一般群より脳全体が3%程度小さく，脳の小ささは中枢刺激薬の影響ではないこと，白質と皮質では白質の容量減少が各報告で一致している．前頭前野に関しては左半球の白質容量が低下し皮質容量は左右とも低下または右半球が優位に低下．後頭側頭葉や下頭頂葉も，ADHD群では白質容量が低下し皮質容量はむしろ増加，脳梁の大きさもADHD群で優位に低下の指摘がある[1]．

特異的学習障害

学習障害のなかでは読字障害(dyslexia)が頻度も高く，比較的よく研究されている．

頭部MRI

①読字障害の患者集団において，左シルビウス溝周辺の側頭葉，頭頂葉，後頭葉の異常の報告がある．特に側頭平面の大きさが左右対称（注：通常は左半球のほうが大きい）であるとの結果は複数の報告で一致し，左半球側頭葉における音韻処理の問題との関連性が示唆されている．

②運動視覚と関係する外側膝状体の大細胞層の神経細胞の大きさが健常者の27%，との報告がある[3]．読字障害の基本的な病態は「視覚情報でとらえた文字を脳内で音になおすdecoding」の段階の障害と考えられているが，網膜からの早い段階の視覚情報の処理の問題が文字の読みの困難と関連することが推測される．

拡散テンソル画像解析

左半球の側頭・頭頂葉白質の微小構造の成熟が，読みの熟達と関係するとの報告がある[1]．

脳機能画像

fMRIの研究から，decodingは左大脳半球の頭頂側頭結合部で行われ，読字障害群は対照群と比べこの部位の活性が低いこと，さらに，decoding後に文章を流暢に読むためには後頭側頭結合部の活性化（単語形態処理）が必要であるが，読字障害群はこの部位にも機能低下があり定型発達児と異なった脳内処理を行っていることが示唆されている[4]．

● 文献

1) 大野耕策．大脳白質の発達と小児神経疾患．大野耕策監修，齋藤義朗編．脳機能と症候からみる小児神経学．東京：診断と治療社；2007．p.69-87．
2) 橋本俊顕．発達障害の脳画像所見．平岩幹男編．小児科臨床ピクシス2．発達障害の理解と対応．改訂第2版．東京：中山書店；2014．p.84-9．
3) 宮本信也．発達障害の原因と病態―最近の考え方．前掲書．p.4-9．
4) 平谷美智夫．学習障害の診断基準．前掲書．p.64-7．

主な検査
染色体・遺伝子検査

星野英紀

発達障害と染色体・遺伝子

自閉症スペクトラム障害（ASD）

ASDの80～90％は原因不明とされている．ASDの候補遺伝子として❶に示すものがあげられているが，実際には遺伝性に加え環境要因の影響もあると考えられている．またDSM-5への改訂が示す通り，発達障害の概念自体が変遷していることもあり，個々の症例において染色体・遺伝子の関与を議論するのは容易ではない．

一方，既知の染色体異常や遺伝子疾患の中にASD様の症状が前面に現れる疾患があることがよく知られている．このうち，22q11.2欠失症候群，7q11.23欠失（Williams症候群），15q11-13欠失（Angelman/Prader-Willi症候群），17p11.2欠失（Smith-Magenis症候群）などの染色体微細欠失症候群でASDの症状を呈することがある．数多くの染色体異常症にASDの合併が報告されているが，特に7番染色体，15番染色体，X染色体の異常が病因との関連で注目されている．

なかでも，SHANK3, Neuroligin, Neurexin1, MeCP2など候補遺伝子のいくつかは，シナプス形成に関与しており，現在ではこれらの候補遺伝子の複数の異常が個々の病態に関与している多因子遺伝と考えられている．

以下に，単一遺伝子変異がASD症状と関連する疾患について概説する．

● 結節性硬化症

結節性硬化症（tuberous sclerosis complex：TSC）は，脳，腎臓，皮膚，肺，心臓など全身のさまざまな場所に腫瘍をはじめとする症状が出現し，てんかん，知的発達の遅れ，自閉傾向が出現する疾患である．80～90％の症例で皮膚に葉状白斑がみられる．TSC1遺伝子（9q34）とTSC2遺伝子（16p13.3）の2つの遺伝子がTSCの責任遺伝子として同定されており，常染色体優性遺伝であるが，孤発例やTSC1・TSC2遺伝子のモザイクの報告もみられる．TSCタンパクは，細胞内シグナルタンパク質であるmTOR活性を制御しており，そのためTSCでは多臓器に腫瘍症状を認め，時に進行性の病変を生じる．

2012年12月よりmTOR阻害薬エベロリムスが使用可能となっており，動物実験では認知機能が改善したとする報告もみられ[1]，今後の臨床応用が期待されている．

● 脆弱X症候群

脆弱X症候群は，長い顔，大きな耳，扁平な足，大きな睾丸，手の指に顕著な関節過伸展などの身体的特徴と，さまざまな程度の精神遅滞・自閉傾向を認める疾患である．X連鎖劣性遺伝であり，X染色体中のFMR1遺伝子のCGGコドンの繰り返し配列（リピート）の異常伸長が原因である．

単一遺伝子疾患による発達障害としては最も頻度が高く，有病率は1,000～1,500人に1人とされる．男児のほうが重症であり，ASDに加えて知的障害をきたすが，保因者女児では知的に正常であることも多く，学習障害や行動の問題のみをきたすこともある．

❶ ASDの候補とされる遺伝子

染色体	遺伝子
2p16.3	Neurexin1
7q31	FOXP2
9q34/16p13.3	TSC1/TSC2
15q11-13	UBE3A
17p11	RAI1
22q13	SHANK3
Xq13.1	Neuroligin
Xq28	MeCP2, FMR1

Rett 症候群

Rett 症候群は，1966 年にウィーンの小児神経科医である Andreas Rett により初めて報告された疾患である．乳児期に筋緊張低下，発達の遅れをきたし，乳児期後半以後に特徴的な手の常同運動と精神運動退行が出現する．てんかん，ジストニア，側弯，情動異常，睡眠・呼吸パターンの異常などの多彩な症状がみられる．

最重度の知的障害を認めるうえ，ASD との類似性から DSM-Ⅳ までは自閉症のサブカテゴリーに分類されていたが，本症の原因遺伝子として Xq28 に連鎖する methyl-CpG-binding protein 2 (MeCP2) 遺伝子が同定されたため，DSM-5 では ASD から削除された．臨床的な典型例では 80～90％で MeCP2 遺伝子の変異がみられるが，非典型例で CDKL5，FOXG1 など新規遺伝子変異も見つかってきている．

ADHD

ADHD は二卵性双生児の一致率が 32％なのに対して，一卵性双生児では 79％と高いことから，遺伝的素因が高いと考えられている[2]．多因子遺伝と考えられているが，PET や動物実験から，ADHD の病態の一つとしてドパミン神経活性が低いことが示されており，候補遺伝子として DRD，DAT などのドパミン関連遺伝子の他，ノルアドレナリンやセロトニン神経伝達に関わるいくつかの遺伝子の関与が推定されているが[3]，確定していない．連鎖解析による研究では細胞移動や接着因子に関連した遺伝子との関連が示唆されている[4]．

ADHD 様の症状で発症する遺伝性疾患として，副腎白質ジストロフィー(adrenoleukodystrophy：ALD)がある．ALD は中枢神経の脱髄，神経細胞変性と副腎の機能不全を特徴とする遺伝性疾患で，X 染色体に存在する ABCD1 遺伝子の異常により生じる進行性の神経変性疾患である．小児期発症例では，知能低下や行動の異常で発症することが多く，徐々に視力低下，下肢の痙性が進行し急速に寝たきりとなる．

細胞内小器官であるペルオキシソームにおける脂肪酸の β 酸化の障害により細胞内に極長鎖脂肪酸が蓄積し，神経細胞機能異常を引き起こすと考えられている．発症早期に造血幹細胞移植を行うことが有効である可能性がある．

どのような患者に染色体・遺伝子検査を行うか？

発達障害の疑いで小児科を受診した患者を診療する際には，染色体・遺伝子異常を有する先天異常症候群の児が紛れ込んでいる可能性を常に意識すべきである．そのためには，上記にあげた疾患について正しい知識をもち，小奇形や臓器合併症，皮膚の異常について細部まで診察し，既知の症候群を疑う患者において染色体検査・遺伝子検査を考慮すべきである．

近年では従来の染色体検査(G-BAND, FISH)に加え，マイクロアレイ検査やエクソーム解析のような詳細かつ網羅的な遺伝子検査が技術的に進歩してきており，ASD 児では健常児に比べて新規の遺伝子突然変異が有意に多いことや，自閉症の関連候補遺伝子が，大脳皮質の発生中期に，皮質深部である 5/6 層の神経細胞のうち，神経軸索を投射している細胞に発現していることがわかってきた[5]．近い将来，臨床現場で安価に施行可能になることが予想されており，発達障害の原因遺伝子についての知見は今後ますます広がるものと思われる．

文献

1) Sato A, et al. Rapamycin reverses impaired social interaction in mouse models of tuberous sclerosis complex. Nat Commun 2012; 3: 1292.
2) Levy F, et al. Attention-deficit hyperactivity disorder: a category or a continuum? Genetic analysis of a large-scale twin study. J Am Acad Child Adolesc Psychiatry 1997; 36: 737-44.
3) Gizer IR, et al. Candidate gene studies of ADHD: a meta-analytic review. Hum Genet 2009; 126: 51-90.
4) Lasky-Su J, et al. Genome-wide association scan of the time to onset of attention deficit hyperactivity disorder. Am J Med Genet B Neuropsychiatr Genet 2008; 147B: 1355-8.
5) Willsey J, et al. Coexpression networks implicate human midfetal deep cortical projection neurons in the pathogensis of autism. Cell 2013; 155: 997-1007.

主な検査

脳波検査

星野英紀

どのようなときに脳波検査を行うべきか？

　脳波検査は，発達障害の診断に必須の検査ではない．たとえば，知的障害を伴うASDの30〜80％に脳波異常があると報告されているが[1]，知的障害を伴わないASDでは異常の出現率は低く，また特異性の低い検査である．

　脳波検査が診断的に重要な役割を果たすのは，発達障害様の臨床病態にてんかんの関与がある場合である．一部のてんかん症候群では特徴的な脳波異常により発達障害様の病像を示し，てんかん発作がなくても認知異常が進行することがあり，てんかん性脳症と呼ばれる．また，てんかん発作後には，もうろう状態や眠気・集中困難が現れることがある．欠神発作や動作停止のような複雑部分発作では，外から見て発作と理解されない場合もある．そのため，認知や行動の異常で外来を受診したケースであっても，詳細な問診からてんかんを疑う場合には脳波検査を施行する．特に，画像検査で脳の器質的異常が見出された場合には，電気生理学的な評価を積極的に行うべきであろう．また，難治性のてんかん患者では，知的障害やASDが合併することはよく知られているほか，小児良性部分てんかん，小児欠神てんかんのようなてんかんの発作予後の良い疾患でも，ASDやADHDの併存頻度が高いことが報告されている．

　以下に，発達障害診療において鑑別を要するてんかん症候群について概説する．

欠神てんかん

　就学前から学童期にかけて好発する小児欠神てんかんでは，数十秒の意識減損が1日に数十回と繰り返し認められることがあり，発作そのものを不注意と受け取られる場合がある．この症状はバルプロ酸ナトリウムやエトスクシミドなどの抗てんかん薬によって比較的容易に抑制される．

徐波睡眠時に持続性棘徐波を示すてんかん（CSWS）

　CSWS（continuous spikes and waves during slow wave sleep syndrome）は，1971年にPatryらにより初めて報告されたてんかん症候群であり[2]，幼児期から学童期にかけて発症する．正常な知的発達をたどっている児において，知的面での退行や学習困難，対人関係の問題が顕在化する「てんかん性脳症」の一種である．脳波上の特徴として，症状の極期には睡眠中にてんかん様の電気活動（electrical status epilepticus in sleep：ESES）を示す．徐波睡眠期の85％以上をてんかん性の棘徐波複合が占める場合に診断される．約50％の症例で脳性麻痺，脳形成異常症などの基礎疾患を認める．CSWSはけいれん発作と併存するが，臨床的な発作がないにもかかわらず脳波が悪化する症例が存在する．このような脳波異常は年齢依存的で平均11歳で脳波所見は改善するが，動作・認知の改善は脳波所見が改善しても遅いか，部分的である．

　治療としてバルプロ酸ナトリウム，クロナゼパム，スルチアムなどの抗てんかん薬に加え，コルチコステロイドの投与が試みられている．

　中心・側頭部に棘波をもつ良性小児てんかん（benign epilepsy of childhood with centro-temporal spikes：BECCT）でもCSWS様の脳波異常を一時的に認める場合があり，行動・知能・言語障害をきたす非典型例（atypical BECCT）の一群が存在することが知られている．

Landau-Kleffner症候群

　幼児期までの知的・言語発達は正常で，幼児期後半から学童期にかけて難聴のように聞き返しが多くなり，発語にも異常を生じる後天的失語症で，てんかん性脳症の一つである．約70％に臨床的なてんかん発作を伴う．脳波は側頭・頭頂部

優位に ESES の所見を呈する．純音聴力検査ではほぼ正常であるのに言語音の聞き取りがきわめて悪く，失語は感覚失語から全失語まで，また聴覚失認を認める．

抗てんかん薬は合併するてんかん発作には有効であるが，言語障害には通常無効である．一部の症例でステロイド療法が有効であるとされている．

側頭葉てんかん・他

側頭葉てんかんは成人，学童期に比較的多くみられるてんかん症候群であり，既往歴として幼少時に熱性けいれんの重積発作がみられることがある．発作症状の一部に記憶障害，妄想を含めた情動障害があり，精神疾患や発達障害の二次障害と誤解されることがある．頭部 MRI で海馬を含めた内側側頭葉に信号異常（海馬硬化症）を認める場合があり，このような症例では発作焦点の外科的切除も考慮される．

このほか，脳波にてヒプスアリスミアという特徴的な所見を認める West 症候群では知的発達の停滞・退行がみられ，発作が抑制された後も ASD 傾向を認めることが多い．Angelman 症候群では，精神運動発達の遅れ，声を上げて笑ったり場にそぐわない笑顔などの独特の行動に加え，背景脳波で高振幅の遅棘徐波複合を認めることが特徴的である[3]．

ASD と脳波異常

ASD 患者に認められる脳波異常の意義について，以下のような点で注意が必要である．

てんかんの合併

ASD では，報告によってさまざまであるが，10〜30％にてんかんの合併が認められる．ASD にてんかんが合併しやすい関連因子として，10歳以上の年齢，低い IQ，言語機能や ASD 症状の強さがある[3]．発作型としては複雑部分発作と二次性全般化発作が多い．てんかん性の脳波異常の焦点は，前頭部，中心側頭部に多く見られ，年齢とともに前頭部内側に目立つようになる．

脳波異常と認知機能

発作間欠期の脳波異常が ASD の認知機能にどのような影響を与えるかに関しての比較研究は十分ではない．てんかん性の脳波異常を示す ASD 患者のほうが IQ が低いという報告もみられるが[4]，そうでないとする報告もある[5]．てんかん発作を伴わずに偶発的に見つかった脳波異常に対して，抗てんかん薬の内服により認知機能の改善にも効果があるとする報告も散見されるが，薬物治療の有効性に十分な根拠はなく，今後の症例の蓄積が必要である．

ASD と電気生理

ASD の中心病態としてシナプスの形成と刈り込みのアンバランスが示唆されており，そのような病態を反映して，感覚刺激に対する反応性の異常が，事象関連電位を用いたオドボール課題に対する P300 の振幅低下や，ミスマッチネガティビティの異常として報告されている．

●文献

1) Chez MG, et al. Frequency of epileptiform EEG abnormalities in a sequential screening of autistic patients with no known clinical epilepsy from 1996 to 2005. Epilepsy Behav 2006; 8: 267-71.
2) Patry G, et al. Subclinical "electrical status epilepticus" induced by sleep in children: a clinical and electro-encephalographic study of six cases. Arch Neurol 1971; 24: 242-52.
3) Viscidi EW, et al. Clinical characteristics of children with autism spectrum disorder and co-occurring epilepsy. PLoS One 2013; 8(7): e67797.
4) Yasuhara A. Correlation between EEG abnormalities and symptoms of autism spectrum disorder(ASD). Brain Dev 2010; 32: 791-8.
5) Baird G, et al. Sleep electroencephalograms in young children with autism with and without regression. Dev Med Child Neurol 2006; 48: 604-8.

主な検査

内分泌・代謝検査

星野英紀

発達障害様の症状を呈する内分泌・代謝疾患

発達障害の中核症状として存在する認知障害，代謝障害，コミュニケーション障害などは非特異的な症状であり，脳器質的疾患や身体疾患による類似症状との鑑別には慎重を要する．発達障害様の症状を呈する主な内分泌・代謝疾患を❶に示す．

内分泌疾患

内分泌疾患としては甲状腺ホルモンの異常が重要である．

● **甲状腺機能亢進症**

甲状腺機能亢進症は，甲状腺ホルモンの過剰による頻脈，発汗増加，体重減少，手指振戦などの症状を呈するが，小児期発症例では初期には集中力の低下，落ち着きのなさ，イライラするなどのADHD様症状で気づかれることがある．

● **甲状腺機能低下症**

甲状腺機能低下症は新生児マススクリーニング対象であるが，スクリーニング正常の場合もあり，精神遅滞や低緊張，成長障害などで判明することもある．後天性の甲状腺機能低下症では，意欲低下，記憶力低下として発症することもある．

● **甲状腺ホルモンの輸送障害**

MCT8遺伝子異常による甲状腺ホルモンの輸送障害では，血清T_3濃度の高値，T_4濃度の低値，TSHは正常からやや高値を示す．乳児期早期から重度の精神遅滞，痙性麻痺，筋緊張低下を示す．

● **Prader-Willi症候群**

Prader-Willi症候群は，父親由来の15番染色体のq11とq13の欠失により生じる疾患で，新生児期にフロッピーインファントを認め，アーモンド様の目や小さい口などの特徴的な顔貌にて診断される場合が多い．その後，言語発達や認知発達の遅れが生じるほか，幼児期以降に肥満，低身長，耐糖能異常，食行動の問題，体重増加，睡眠障害，かんしゃくや感情の爆発，攻撃性などの行動の異常により初めて診断される場合がある．

代謝性疾患

先天性の代謝性疾患の多くは，栄養素に含まれる物質の代謝酵素の活性低下により，① 体内のエネルギー産生が障害されるエネルギー欠乏症状，または ② 異常な代謝産物が蓄積することによる症状，のいずれかにより症状が出現する．また，個々の疾患ごとに冒されやすい臓器に特徴がある．

現在では先天性代謝スクリーニング対象疾患であるホモシスチン尿症，フェニルケトン尿症では，マススクリーニングが施行される以前にはASD様の症状にて発症し，徐々に臓器合併症が進行して診断される場合があった．また，重症例では新生児期から症状が現れたり急激に精神・運動発達退行を認めるのに対し，酵素活性がある程度残存する軽症例では，発達障害様の症状で発見されることがある点にも注意が必要である．

● **OTC欠損症**

オルニチントランスカルバミラーゼ(ornithine transcarbamylase：OTC)欠損症は，X染色体上のOTC遺伝子の異常により発症する尿素サイクル異常症である．男児では新生児期より高アンモニア血症を認め致死的な場合もあるが，女児例では一般的にヘテロ接合体であるため，酵素活性に

❶ 発達障害様の症状を呈する主な内分泌・代謝疾患

内分泌疾患	甲状腺機能亢進症 Prader-Willi症候群
代謝性疾患	OTC欠損症 ムコ多糖症Ⅲ型(Sanfilippo病) ミトコンドリア機能異常 脳クレアチン欠乏症

バラツキがあり，嘔吐・意識障害などで発症する症例もあるが，多動・行動異常が前面に立つ症例が存在する[1,2]．

血液検査で高アンモニア血症とトランスアミラーゼの上昇を認め，血漿アミノ酸分析でグルタミンの高値とシトルリンの相対的低値を認める．尿中オロット酸の高値により診断される．

ムコ多糖症Ⅲ型（Sanfilippo病）

ムコ多糖症Ⅲ型（Sanfilippo病）では，初期に行動面の異常が目立つケースの報告がある[3]．これは，細胞内小器官であるリソソーム内の加水分解酵素の欠損によりリソソーム内にムコ多糖が蓄積し，進行性の症状をきたす神経代謝性疾患である．尿中ムコ多糖分析により診断を行う．臨床症状としては，4～5歳頃から睡眠障害，知的障害が目立つようになり，しだいに多動・攻撃性・興奮性が増してんかんを発症することもある．

他の病型では骨髄幹細胞移植や酵素補充療法が行われるが，本症では根本的な治療法はなく対症療法を行う．

ミトコンドリア機能異常，脳クレアチン欠乏症

ミトコンドリア機能異常がASDの病態に関与しているという報告がある[4]．ASDの20％に高乳酸血症が認められ，7％に酸化的リン酸化障害を認めた．非症候性のASDと思われる症例の中でも，小頭症や感音性難聴，眼球運動の異常などに注意が必要である．

SchiffらはASD患者のうち，遺伝的なスクリーニング検査で異常がみられなかった274例に対して，尿中のムコ多糖分析，尿中プリン・ピリミジン，尿中クレアチニン，尿中グアニジノ酢酸，尿中有機酸分析，血漿・尿アミノ酸分析による代謝スクリーニングを行ったところ，1例で尿中有機酸分析にて3-メチルグルタコン酸の高値を認め，1例で尿中のクレアチニン排泄の増加を認めた[5]．

3-メチルグルタコニルCoAヒドラターゼ欠損症はロイシン代謝異常症であり，ミトコンドリア機能異常の一種とされている．

脳クレアチン欠乏症はクレアチントランスポーターの異常などにより，知的障害，てんかんに加えて自閉傾向をきたすまれな疾患である．

どのような症例に検査を行うべきか

これまでみてきたように，発達障害と扱われてきたなかに，ごくまれではあるが先天性の代謝異常，内分泌異常が存在することがあるといえる．これらのなかには治療可能な疾患も含まれていることから，特に行動異常が重度の場合や認知面での退行がある場合，また眼症状・肝機能障害・他の神経学的異常を認める場合には，甲状腺検査，血漿アミノ酸分析，食後のアンモニア値，血中・髄液中の乳酸・ピルビン酸，尿中ムコ多糖分析，尿中クレアチニン分析，尿中有機酸分析などを個々の症例ごとに検討するべきである．

文献

1) 竹本　潔ほか．注意欠陥・多動性障害を疑われたオルニチントランスカルバミラーゼ欠損症の1女児例．小児科臨床 2005；58：391．
2) Görker I, Tüzün U. Autistic-like findings associated with a urea cycle disorder in a 4-year-old girl. J Psychiatry Neurosci 2005; 30: 133-5.
3) Jabourian A, et al. Autistic like disorders and Sanfilippo syndrome. Ann Med Psychol 2002; 160: 421-6.
4) Oliveira G, et al. Mitochondrial dysfunction in autism spectrum disorders: a population-based study. Dev Med Child Neurology 2005; 47: 185-9.
5) Schiff M, et al. Should metabolic diseases be systematically screened in nonsyndromic autism spectrum disorders? PLoS One 2011; 6: e21932.

主な検査

発達検査，知能検査

瀬尾亜希子

発達検査

　心理検査のうち，乳幼児の運動や精神の発達の程度を測定する検査を発達検査という．発達を，運動，身辺自立，言語，社会性などの領域別に検査して，それぞれの発達領域が「同じ年齢の子どもと比べてどの程度発達しているのか」をグラフに示して発達のバランスを見ることができる．知能検査と発達検査の違いを簡単に説明すると，運動発達についての検査項目が入っているものを発達検査に分類することが多い．

　発達検査は，乳幼児健康診査の際のスクリーニング検査として用いられる間接検査(養育者への質問紙法)と，スクリーニングされた子どもの発達をより精密に測定する直接検査に分けることができる(❶)．

　スクリーニング検査の中には発行年が古く時代に合わなくなってきているものもあるため，検査として採用する際に注意する必要がある．また，知能検査と比べると統計的に標準化された検査が少ないため，検査の実施者は発達のプロセスを熟知している必要がある．発達的な遅れや偏りをもつ子どもの場合，養育者との相互作用の過程や環境との適応過程に問題が生じやすい．たとえば，ジャンプができない場合，それは運動発達が遅れているため以外に，子どもに遊びの偏りがあり，養育者が，子どもがジャンプをしている姿を見たことがない可能性もある．そのため，養育者へ結果を伝える際には，評価のみを伝えるのではなく，発達の積極的な面を強調しながら，全体像をフィードバックすることで，より適切な関わりができるように説明していくことが必要である．

　乳幼児期の発達は変化してくることがあるため，1回の検査ですべてを判定するのではなく，経過を追って判断していくことが重要である．また，乳幼児に直接検査を行うことは難しいが，スクリーニング検査で気になる結果が示されたら，より精密な直接検査による発達検査や知能検査を実施することが望ましい．

知能検査

　知能の程度を科学的，客観的に測定する検査を知能検査という．発達検査と同様に知能をいくつかの領域別に検査して，それぞれの知能領域について「同じ年齢の子どもと比べてどの程度の知能をもっているのか」に加え「個人の中で知能領域のバランスが整っているか」を知るためのものが多い．この種の知能検査は，測定された各領域の知能を標準化された数値を用いて比較し，個人間および個人内の知能のバランスを知る目的として用いられる．一方，ビネー式のように知能全体の水準を知ることが目的のものもある．

　知能検査は，実施方法によって個別式知能検査と集団式知能検査に分けられるが，ここでは，個別式知能検査について述べていく．

検査の選び方

　検査の開発の背景となる学術理論や目的によって客観的な基準として何に対する反応を測定するかが異なるため，多くの種類の検査が存在する．それぞれの知能検査の特性を知り，目的に応じた検査を選んで実施することが必要である(❷)．

　また，子どもを対象とした知能検査には検査に対する適用年齢がある．したがって，対象となる子どもの年齢に応じた適切な検査を選ぶことが大切である．

❶ 主な発達検査

スクリーニング検査	精密検査
津守・稲毛式乳幼児精神発達検査(1961)	新版K式発達検査2001(2001)
遠城寺式乳幼児分析的発達検査(2009)	

❷ 主な知能検査

検査名	発行年	適用年齢	測定領域	個人間差	個人内差
田中ビネー式知能検査Ⅴ	2003年	2歳〜成人（1歳以下も発達チェック可能）	言語，動作，記憶，数量，知覚，推理，構成などさまざまな内容からなる	○	×
WPPSI知能診断検査	1969年 ※改訂版を作成中	3歳10か月〜7歳1か月	言語性，動作性，全検査の3種類のIQ	○	○
WISC Ⅲ知能診断検査	1998年	5歳0か月〜16歳11か月	言語性，動作性，全検査の3種類のIQ 4つの群指数（言語理解・知覚統合・注意記憶・処理速度）	○	○
WISC Ⅳ知能診断検査	2011年	5歳0か月〜16歳11か月	全検査IQ 4つの指標得点（言語理解・知覚推理・ワーキングメモリー・処理速度）	○	○
K-ABC心理・教育アセスメントバッテリー	1993年	2歳6か月〜12歳11か月	認知処理過程を継次処理過程と同時処理過程に分けて測定し，習得度と比較	○	○
KABC-Ⅱ心理・教育アセスメントバッテリー	2013年	2歳6か月〜18歳11か月	認知を継次・同時・計画・学習の4つの尺度に分けて測定し，習得尺度（語彙・読み・書き・算数）と比較	○	○

さらに，発行年から時間が経っている検査を使用する場合は，時代背景や文化的な要因の変化を考慮して検査結果の解釈を行う必要がある．

検査実施時の留意点

知能検査は受検者や受検児の保護者の相談したいことを解決するための情報収集の一つとして行う．そのため，知能検査を行う際は，来談者に検査の目的やその結果わかることを十分に説明し，同意を得たうえで実施することが必要である．

また，妥当な検査結果を得るためには，①検査用具の理解，②標準的な実施手続きの遵守，③標準的な実施時間，④検査にふさわしい環境，⑤ラポールの形成と維持の5つが重要である[1]．

個別式検査は検査の信頼性を損なわないようにするため，同一の検査を再度実施する場合は，1〜2年の期間を空けなければならない．頻繁に実施できるものではないので，個別検査のオーダーは，その検査の実施に精通した者に出すことが望ましい．

検査中の記録については，子どもの反応が正しかったか間違っていたかの結果だけではなく，言動のすべてをもらさず詳細に記録することが大切である．

発達障害の子どもに実施する場合の留意点

● 子どもの特性に合わせて問題の意図を理解させる

発達に遅れや偏りをもつ子どもに対して知能検査を行うことは難しい．教示を十分に理解できなかったり，注意が逸れてしまったりする．当然標準的な実施手続きは遵守しなければならないが，たとえば，視覚刺激を分析して統合する能力を評価する検査において，言語的な教示の理解が不十分なために得点できずに低い結果となった場合，視覚的な処理が弱い，と解釈するのは誤っている．受検児の特性に合わせて説明し，問題の意図をきちんと理解させたうえで評価をしなければならない．子どもの手を握るなどして注目をしっかりと引く，教示が口頭とある場合でも，絵や図などで問題の取り組み方を可視化して示す，正答を導き出せるまで練習問題を用いて問題の回答の方法を練習する，などの配慮が必要である．

多くの検査では練習用の問題が用意されているが，検査によっては練習問題がない検査もある．そのような検査は発達に遅れや偏りのある子ども

の特性をアセスメントする検査としては適さない．

● 最後まで意欲的に取り組めるよう配慮する

多くの検査では検査時間が1時間を超える．不安の強い子どもの場合，どれくらいで検査が終わるのか，という見通しが立たずに検査の後半に調子を崩すこともある．検査項目を数や表，場合によっては絵や写真等で伝え，あとどのくらいで終わるのかを示すことで，最後まで意欲的に検査に取り組むことができるように配慮するとよい．

● 励ます肯定的な言葉がけを積極的に行う

正解したかどうかを気にする子どももいる．正解かどうかを伝えることはできないまでも，回答したことを認め，励ます肯定的な言葉がけを積極的に行うようにするとよい．また，問題が難易度順に配置されている検査がほとんどであることから，検査を始める前に，問題がだんだん難しくなることを伝え，難しい問題にも挑戦するように励まし，その取り組みに賞賛を与えることで，できなかったと子どもが感じても取り組みの意欲を下げないようにする工夫を行う必要がある．

なお，上記のような配慮や工夫を行った場合は検査所見に必ず記入し，検査結果の解釈を行う際にも実施した配慮や工夫を含めるようにする．

検査解釈時の留意点

● 来談者の相談内容に沿った解釈を行う

検査結果をどう読み取るかについては，慎重に行う必要がある．まず，なによりも来談者の相談内容に沿った解釈を行うことを心がける．検査結果で示された数値の読み取りに専心するあまり，来談者の相談内容をないがしろにしないよう，主訴に沿った解釈を行うようにする．

● 検査の理論的背景や統計的根拠を理解する

検査の理論的背景や統計的根拠に十分精通している者が結果を解釈することが望ましい．田中ビネー式知能検査もWISC Ⅳも同じ「IQ」という言葉を用いているが，その数値の算出方法はまったく異なる．検査結果を解釈する際は，どのような方法で算出された数値なのかを正しく理解し，来談者にわかるように説明する必要がある．

統計的に標準化された検査では，測定値以外に信頼水準ごとの信頼区間が示されている．検査の結果には誤差が存在するため，測定値ではなく，信頼区間に基づいた解釈を行うほうがよい．1回の検査ですべてがわかるわけではないので，検査結果以外に来談者の成育歴や相談内容，検査時の様子などの情報を加味して多角的に解釈をするように心がける．

● 標準出現率を確認したうえで結果を解釈する

2010年代に発行された検査には，各指標や尺度間の統計的な有意差以外に，「標準出現率」という考え方が導入されている．標準出現率という考え方が導入される以前は，各指標間に統計的な有意差があれば「能力に偏りがある」と解釈することが多かった．しかし，「統計的に有意な差がある」ということは，得点間に差がない確率がきわめて低いことを表しているにすぎず，確率的に差があると考えてよいというだけのことである．日常生活に支障をきたすような「偏り」であるかどうかを判断するために，標準出現率を確認し，統計的な有意差が「よくみられる差」なのか「まれな差」なのかを判断してから結果を解釈する必要がある．現在，標準出現率を算出することができる代表的な検査はWISC ⅣとKABC-Ⅱである．

たとえば，WISC Ⅳの「統計的に有意であるために必要な指標得点間の差」の表によると，全年齢群における有意水準15％の言語理解指標と知覚推理指標の差は10ポイントである．この差をもつ出現率は24.4～26.6％と示されているので，4人に1人は統計的な有意差をもつ可能性があるということになる．また，この標準出現率はIQ水準によって異なることが明らかになっている．IQ79以下では標準出現率は14.1％であるが，IQ120以上であれば，31.2～32.1％になり，標準出現率に大きな違いがある．各指標や尺度間の差に統計的な有意差がみられた場合は，IQ水準別に標準出現率を確認することが望ましい．

「日本版WISC-Ⅳ知能検査 理論・解釈マニュアル」によると，各指標や尺度間にみられる「差」が解釈に値するほどに「まれ」であると判断する目安は10～15％以下とされている[2]．この数値を採用する根拠は示されていないが，2012（平成24）年に文部科学省から出された「通常の学級に

在籍する発達障害の可能性のある特別な教育的支援を必要とする児童生徒に関する調査結果について」において学習面または行動面で著しい困難を示すとされた児童生徒の割合が6.5%であったことをふまえると[3]，10%以下の標準出現率の有意差が結果として示された場合，なんらかの配慮や支援が必要な状態であると考えることは妥当であると思われる．

● **下位検査の反応傾向も含めて結果を検討する**

算出された数値だけで優劣やばらつきを判断するのではなく，下位検査における子どもの反応傾向も考慮に入れて検査結果を検討する必要がある．

WISC ⅣやKABC-Ⅱなどの知能検査には「数唱」という課題がある．WISC Ⅳの「数唱」はワーキングメモリ（情報を一時的に保持し，その情報を操作する能力）に関する項目として，KABC-Ⅱの「数唱」は聴覚的な継次処理に関する項目として設定されている．「数唱」はランダムに言われた数字を復唱する課題であるが，その間違え方によって，検査が測定しようとしている能力を反映しているかどうかが変わってくる．教示された数詞を途中までしか言えない場合や順序が入れ替わってしまう場合は，検査が測定しようとしている内容を反映したものと考えられるが，答えられない場合は慎重に結果を吟味する必要がある．

もし，誤った問題が最初の問題だったら，教示の意図が伝わっていないことが考えられる．注意や記憶の問題ではなく，教示の理解という言葉の理解の問題で引っかかっている可能性である．また，その前の3数詞の問題を答えられていたとしたら，よくわからなくなってしまうと不安に陥りやすい，あいまいな回答や不十分な回答をしたがらない特性をもっている可能性が考えられる．

検査者が問題を言い終わる前に復唱を始めてしまうことが何度も続く子どもの場合は，衝動性の高さ，不安の高さ，ルール理解の困難さ，などを抱えていると推測される．

このように，発達に遅れや偏りをもつ子どもの誤反応は，ワーキングメモリや注意，記憶に関する項目であるにもかかわらず，検査が測定しようとしている能力ではない別の特性によって生じている可能性がある．しかし，結果だけをみると「数唱」の得点が低いので，ワーキングメモリの機能不全や注意，記憶に問題があるという判断をしてしまう危険性がある．

● **誤答傾向を分析して数値の意味を検討する**

問題が難易度順に並んでいる検査の場合，通常の結果であれば，実年齢以下の問題はほとんど通過し，実年齢以上の問題はほとんど通過しない，という傾向がみられるが，発達に遅れや偏りのある子どもでは，実年齢以下の問題からつまずき始めるものの，検査の中止条件に該当しないまま所々を正答し，実年齢以上の問題も部分的に正答する，という反応を示す場合がある．粗点を出すと，実年齢以下の結果となることが多く，結果の数値だけを見るとその検査が測定している領域に「遅れがある」という解釈を導き出してしまう．しかし，回答内容を見ると実年齢以上の問題に正答しているのである．注意のムラや衝動性が他の検査項目でも示されていないか検討したり，正答した問題や誤った問題の傾向を分析して子どもの認知の特性を示すものがないか精査する必要があるといえる．

このように，検査結果の解釈を行う際は，数値だけを見て判断するのではなく，回答の誤答傾向を分析して，「なぜ，その数値になったのか」を慎重に検討する必要がある．

● **文献**

1) Wechsler/日本版 WISC Ⅳ 刊行委員会訳編．日本版 WISC-Ⅳ知能検査 実施・採点マニュアル．2010．
2) David Wechsler 著，日本版 WISC-Ⅳ刊行委員会訳編．日本版 WISC-Ⅳ知能検査 理論・解釈マニュアル．東京：日本文化科学社；2010．
3) 文部科学省初等中等教育局特別支援教育課．通常の学級に在籍する発達障害の可能性のある特別な教育的支援を必要とする児童生徒に関する調査結果について．文部科学省；2012．

● **参考文献**

・上野一彦ほか．日本版 WISC-Ⅳによる発達障害のアセスメント―代表的な指標パターンの解釈と事例紹介．東京：日本文化科学社；2015．

主な検査
M-CHAT

神尾陽子

なぜASDの早期発見が重要か

今日，ASDの子どもと家族に対する早期支援は，発達障害対策の重要課題として取り組まれている．その理由として，第1に，ASD児の幼児期早期に療育を行うと，個人差はあるものの，発達経過や予後に良い影響を与えることがわかっているからである．第2に，親にも個人差はあるものの，後にASDと診断される子どもの親の大多数は1歳台で育児に心配を抱えていることもわかっている．ASD児の養育で親が経験する困難は必ずしも自閉症の中核症状と関連しているとは限らず，睡眠，哺乳，哺食，排泄などの日常生活の問題として話されることも多い．第3に，後にASDと診断される子どもは12〜24か月の時期に，対人コミュニケーションの発達が定型発達に比して減弱しており，遊びのパターンには反復的な物の扱いが認められることなどから，ASDの早期発見が可能となった[1,2]．

早期の育児における支援ニーズを見逃さず，そして「様子をみる」としていたずらに診断や支援を遅らせることなく適切な早期支援につなげるには，地域の母子保健やかかりつけ医がASDの早期徴候に対する感度を上げる必要がある．ただし，発見から支援の提供までは，地域が責任をもって医療だけでなく，保健，福祉，教育など多領域の縦横連携を築いて対応しなくてはならない[1,2]．

ASDの早期スクリーニングとM-CHAT

今日，24か月未満の幼児を対象としたASDスクリーニングは多数開発されているが，特に早期スクリーニングを目的とするものは，健診など一般集団を対象とした母子保健領域での使用を想定しており，使う側にも答える側にも負担の少ないものが作られている．スクリーニング尺度としての精度確認は，地域集団をフォローして実際に正しく診断を予測しえたかどうかを検証する必要があるが，これはたいへんな事業であるので，ごく一部を除く多くの尺度は少人数の臨床サンプルで陽性になることを確認するにとどまっている．

M-CHAT（Modified Checklist for Autism in Toddlers；乳幼児期自閉症チェックリスト修正版，http://mchatscreen.com/）は，米国で開発された16〜30か月児を対象とする23項目の親回答によるはい・いいえ式質問紙である．米国の大規模追跡研究では，陽性ケースのうち実際にASDと診断される割合（陽性的中率）は54％で，ASDに限らず発達の問題を有するケースに対象を広げると陽性的中率は98％と高い精度が報告されている[3]．現在，多くのガイドラインで推奨され，世界各国で用いられている．

項目内容

大部分が共同注意行動を含むノンバーバルな社会的行動に関連する（❶）．❷に示すように一般幼児では1〜2歳までの時期にこれらの社会的行動は月齢が上がるとともに頻繁にみられるようになることから，1歳6か月健診では社会的発達の確認に役立ち，通過していないことは赤信号となる．ほかにASD特異的な感覚反応や常同行動に関する項目も含まれる．

日本語版では質問の理解を助けるためにオリジナルな絵が追加されている（日本語版はhttp://www.ncnp.go.jp/nimh/jidou/aboutus/mchat-j.pdfからダウンロード可能）．

日本での手続き

初回は18〜24か月時に行う．カットオフ（3/23項目以上，または1/重要10項目〈2, 6, 7, 9, 13, 14, 15, 20, 21, 23〉以上の不通過，日本での使用に合わせて原版を修正）を超えた陽性ケースには，1〜2か月後のフォローアップ面接

❶ M-CHAT の項目別特徴

項目番号	項目内容	領域	親に確認するのに適した時期
1	体を揺らすと喜ぶ	ダミー項目	
2	他児への関心	対人的関心	8か月以前
3	高所のぼり	ダミー項目	
4	イナイイナイバーを喜ぶ	ダミー項目	
5	ふり遊び	対人的想像	11〜12か月
6	要求の指さし	コミュニケーション	11〜12か月
7	興味の指さし	共同注意	11〜12か月
8	機能的遊び	物の操作の理解・感覚反応	15〜17か月
9	興味あるものを見せる	共同注意	15〜17か月
10	合視	対人的反応	8か月以前
11	聴覚過敏	感覚反応（逆転項目）	
12	微笑み返し	情動的反応性	8か月以前
13	模倣	対人的反応	11〜12か月
14	呼名反応	情動的反応性	8か月以前
15	指さし追従	共同注意	11〜12か月
16	歩行	ダミー項目	
17	視線追従	共同注意	15〜17か月
18	常同行動	常同行動（逆転項目）	
19	親の注意喚起	対人的関心	15〜17か月
20	耳の聞こえの心配	対人的反応（逆転項目）	
21	言語理解	言語コミュニケーション	
22	感覚への没頭	感覚反応（逆転項目）	
23	社会的参照	対人理解	15〜17か月

ピンク の項目は，1歳6か月健診受診児中，ローリスク児と比べてASD児で有意に不通過の割合が多かった項目を示す．すべての項目は社会的発達に関連している．予想に反して，微笑み返し項目のみ，ASD児の親はローリスク児の親と同様の，「児は親の微笑みに微笑みで返す」との回答をした．これは欧米にはみられない結果で，日本の母子の距離が近い育児文化と関連する可能性がある．太字で示した6項目（項目番号5，6，9，14，15，21）は，日本の1歳6か月健診で使用した場合，最もASDを識別した項目である．

(Kamio Y, et al. J Aut Dev Disord 2015; 45: 4147-53)

（電話でも可）で不通過項目を中心に具体的に尋ねる（面接アルゴリズムは，http://www.ncnp.go.jp/nimh/jidou/aboutus/Japanese%20follow-up%20manual.pdf 参照）．再度，陽性（カットオフ3/23項目以上または2/重要10項目以上の不通過）であれば専門医に紹介する（要精検）．

日本では長期追跡に基づき，陽性的中率は46％と米国とほぼ同様であることが確認されている[4]．

使用上の留意点

M-CHATは，健診スタッフが乳幼児期の社会性の発達について理解したうえで，18〜24か月

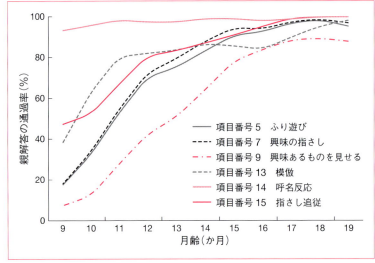

❷ **社会的発達を反映する項目*に関する一般幼児（地域サンプル318名）における通過率の発達的変化**

*ふり遊び，興味の指さし，興味あるものを見せる（これらはいずれも共同注意行動），模倣，呼名反応，指さし追従．

（Inada N, et al. Res Autism Spectr Disord 2010; 4: 605-11）

児の集団あるいは個別健診，臨床での問診に用いれば有用である．健診の手引き[5]では実際に簡単な検査を取り入れて的確な把握をすることを推奨している．さらに発見だけでなく，芽生えの時期（❶，❷）に育児支援として用いることもできる．2012（平成24）年の母子健康手帳の1歳の保護者記載欄に項目15が追加され，「健やか親子21」（第2次）（2015～2024〈平成27～36〉年度）には子どもの社会性の発達過程を知っている親の割合が10年後は95％に達することが重点課題の指標の一つとしてあげられている．

実際には，乳幼児期のASD児の発達経過には個人差が大きいだけでなく，親の理解についての個人差も大きいため，親回答では把握が難しく，また陽性となっても親は気づきが乏しいことがある．このようなケースでも育児支援ニーズがないとは限らないので，療育に限らず，保育所など日常場面で適切な支援につなげられるよう，親や専門家同士での話し合いをしておく必要がある．

● **文献**

1) Zwaigenbaum L, et al. Early identification of autism spectrum disorder: recommendations for practice and research. Pediatrics 2015; 136: S10-40.
2) Autism in under 19s: recognition, referral and diagnosis. National Institute for Health and Care Excellence: Clinical Guidelines. September 2011; http://www.nice.org.uk/guidance/cg128/resources/autism-in-under-19s-recognition-referral-and-diagnosis-35109456621253
3) Chlebowski C, et al. Large-scale use of the modified checklist for autism in low-risk toddlers. Pediatrics 2013; 131: e1121-7.
4) Kamio Y, et al. Effectiveness of using the Modified Checklist for Autism in Toddlers in two-stage screening of autism spectrum disorder at the 18-month health check-up in Japan. J Autism Dev Disord 2013; 44: 194-203.
5) 乳幼児健康診査の実施と評価ならびに多職種連携による母子保健指導のあり方に関する研究班．平成26年度厚生労働科学研究費補助金（成育疾患克服等次世代基盤研究事業）．標準的な乳幼児期の健康診査と保健指導に関する手引き ―「健やか親子21（第2次）」の達成に向けて．

Column

☑ 女性のASD

　近年ASDの個人差がますます重視されているが，性差は発達経過に影響をもたらす重要な要因の一つである．当事者である自伝作家には，Temple Grandin，Donna Williams，森口奈緒美，ニキ・リンコなど活躍中の女性たちが少なくない．その一方で，自閉症研究のこれまでのエビデンスはもっぱら男性症例を対象としたものである．振り返ると，Asperger（1944）は女性に典型例はいないと考え，男児症例のみを報告した．同時に，患児の母親に軽度の自閉症症状があることを指摘してもいた．Wing（1981）は，アスペルガー症候群の女性は表面的には社交的だが，双方向的な対人交流に困難があることを看破し，結婚後の育児困難から里子や養子に出す例や，結婚生活に適応できず抑うつに陥る女性症例を報告している．

　当時から数十年経った今日もASD女性に関するエビデンスはさして変わっていない．有病率は男性優位だが，そうした「女性保護効果」のメカニズムは不明である．X連鎖遺伝子の関与，ゲノム刷り込み，胎生期テストステロン過剰，遺伝×環境相互作用の違いなどの可能性が提唱されている．

　女性に特有な臨床特徴には，平均知能群では言語表出が良く，初語以降は自閉症症状が目立たなくなる．これは諸刃の剣である．なぜなら，高い言語能力は社会的障害を代償する代わりに，根底にある障害を隠す結果，治療の機会を逃すリスクにもなるからである．特に，思春期には友人関係の機微がわからず孤立しやすい．内面にうつや不安を抱え，または摂食障害や触法行為など行動化しやすい．一般に成人になって自ら精神科を受診する発達障害者は女性に多い．非臨床ケースでも，成人してから経験する結婚や育児といった高度な対人関係のつまずきが精神的な破綻を招くこともまれではない．

　今まさに性差医療が進むなかで，ASD女性はこれまで以上に焦点を当てられなくてはならない．早期支援の対象から漏れがちな女児ケースが思春期以降に孤立や自信喪失に陥ったときには，それまでの児の孤独と努力をきちんと理解することが重要である．幼児期の早期診断の機会を逃し，思春期以降の精神的危機にも誤診してしまうことのないよう，心に留めておきたい．

● 文献
- 神尾陽子．自閉症にみられる性差．教育と医学 2005；53（5）：85-93．
- 神尾陽子．アスペルガー症候群の性差による援助の違いは？　上島国利ほか編．EBM精神疾患の治療 2010-2011．東京：中外医学社；2010．p.343-7．

（神尾陽子）

主な検査
PARS-TR

安達 潤

PARS-TRとは

PARS-TR（Parent-interview ASD Rating Scale - Text Revision〈親面接式自閉スペクトラム症評定尺度 テキスト改訂版〉）とは，自閉スペクトラム症（ASD）にかかわる診断補助情報の把握と支援ニーズおよび支援の手がかりを見出すための評定尺度であり，支援に向けての活用を念頭に開発された．PARSのアクロニム（パース）は出版以来変わっていないが，正式名は2度の変更を経ている．

PDD Asj Rating Scale（広汎性発達障害日本自閉症協会評定尺度）として2008年に出版されたPARSは2013年の「一般社団法人 発達障害支援のための評価研究会」への著作権移行に際してPDD-ASD Rating Scale - Text Revisionと変更され，その後，2015年にPARS-TRと変更された．これが現在の正式名である．なお，直近の名称変更は，養育者による自記式評定という誤った使用を回避するとともに，DSM-5への移行を視野に入れたものである．TRとは，PARSの各項目に詳細な解説を加えてより妥当な評定が可能となるようテキスト部分を加筆・修正したことを意味しており，評価研究会の設立に合わせて行われた．

PARS-TRの尺度構造と評定の特徴

尺度構造

PARS-TRは知的水準の高低にかかわらず3歳以上の幼児から成人までの評定が可能である．PARS-TRには就学前（幼児期）34項目，小学生（児童期）33項目，中学生以上（思春期・成人期）33項目という3年齢帯の項目セットがあるが，年齢帯相互に共通項目があるため全項目数は57項目となっている．PARS-TR評定は，各年齢帯ともに幼児期項目による幼児期ピーク評定（幼児期の症状が最も顕著なときの評定）と各年齢帯項目による現在評定（評定実施時の症状評定）を行う．幼児期ピーク評定によりASD特性を把握し，現在評定により支援ニーズ（適応困難度）を把握する．

またPARS-TRには各年齢帯12項目の短縮版[1]が用意されており，ASDの中心的症状による短時間での評定が可能となっている．短縮版でも幼児期ピークと現在の両評定を実施する．なお幼児期ピーク評定は幼児から成人の対象で，国際標準のASD診断インタビュー評定であるADI-Rの社会的相互作用およびコミュニケーション得点と高い相関を示している[2]．

評定の特徴と留意点

PARS項目はASDの発達・行動症状を示しており，評定対象児者の養育者への半構造化面接によって，その症状の強さを頻度と程度に基づいて，0（なし），1（多少目立つ），2（目立つ）の3段階で評定する．母親の面接が困難な場合には，他の主養育者（入所施設の担当職員なども含む）への面接でもよい．評定によって得られるPARS得点は各項目の評定値の総和であり，年齢帯ごとにASDが強く示唆されるか否かのカットオフが示されている．

ただし当然のことながらPARS-TRのみでASD診断を得ることはできず，専門医による確定診断に代えることはできない．また評定の実施条件には厳格な資格制限を設けていないが「ASDの基本的知識を有するASDにかかわる専門家」でなければならない．

PARS評定の実際と支援への活用

評定の実際

PARS-TRの支援ツールとしての性格は，評定段階が3段階であることと親面接式評定であることに反映されている．評定段階の「0」は顕著な行動症状が存在しないことの確認であり，比較的シンプルである．ただし，この場合も当該症状の

主な検査：PARS-TR　127

❶ PARS-TR 冊子版(例：項目 7)

短縮版項目

項目 7．会話が続かない（頻度と程度を考慮して評定）

　［項目の視点］年齢相応の会話水準であるか否かをみる．2歳以上の言語発達水準のある対象者について評定．

聞き方(幼児期ピーク評定(幼児期の症状がもっとも顕著な時)：全対象者)：
　お子さん(・・・さん)は，(幼児であれば)これまでに/(小学生以上であれば)幼児期(就学前)に年齢相応に会話ができないことがありましたか？　会話は年齢相応にできましたか？　会話は時々(多少)できるが年齢相応にはできなかったですか？　会話はできなかったですか？

評定段階(数字を○で囲む)：
0．会話は年齢相応にできた．
1．会話は時々(多少)できたが年齢相応にはできなかった．
　　［評定例］子どもが話しているときに聞き手が問いかけたり，コメントすると，話が続かなくなった；
　　　　　　会話を続けていくためには大人の方がかなり子どもに合わせて話をする必要があった；
　　　　　　子どもがよく知っている内容であればある程度の会話になったが，それ以外ではできなかった；
　　　　　　応答しようとはするが言葉のキャッチボールにならなかった，など．
2．会話はできなかった．
　　［評定例］同年齢児に比べると著しく会話ができなかった；どのような場面でも会話にならなかった，など．
8．評定不能(幼児期の生育歴を母親(主養育者)が十分に想起できない場合)
9．評定不能(本項目を評定するだけの十分な言語能力がない場合)
　　［評定不能例］(幼児の場合)評定時までに会話が可能な言語水準に至っていない場合．
　　　　　　　　(小学生以上の場合)就学前を通じて会話が可能な言語水準に至らなかった場合．

現れ方のバリエーションは理解しておく必要がある．評定段階の「1」と「2」は存在する症状の程度評定となるが，ASD症状の多くは環境条件と独立して固定的・不変的であることはない．そのため症状の程度評定には，環境条件を含めた症状把握が必要となる．具体的には，当該症状の強さが変化する場面があるかどうかを確認していく．PARS-TRのいくつかの項目には，各評定段階に［評定例］が記載してあり，程度評定の参考となる．

以上のことを実際の評定項目に即して説明する．❶に示すのはPARS-TR冊子版[3]の項目7であるが，評定段階1の評定例には会話が中断する環境条件として「聞き手が問いかけたり，コメントする」があげられ，維持される環境条件として「子どもがよく知っている内容であれば」があげられている．これらの評定例にエピソードが合致していれば評定は「1」となり，支援の方向性としては「子どものよく知っている内容での会話場面を増やしつつ，子どもがよく知っていることについての質問やコメントを少しずつ入れていく」ことなどが考えられる．

支援ツールとしての活用

❶にあげられた例にとどまらず「ゆっくり会話すれば会話ができる」とのエピソードが把握されれば，それを支援に役立てることができる．そしてこのような環境条件に養育者が改めて気づくことは，養育者の対象児者へのより深い理解につながっていく．すべての項目に［評定例］が記載されてはいないが，考え方は同様である．

またPARS-TRは療育効果の確認にも活用できるとの報告[4]があり，ABA療育群60人と非ABA療育群18人の療育前後でのPARS得点の低下を検討した結果，ABA療育群の得点低下が非ABA療育群よりも有意に大きかった．PARS-TRは診断補助情報の把握だけでなく，支援の手がかりの把握や療育効果の確認など，支援ツールとしても活用できる評定尺度である．

● 文献

1) 安達潤ほか．広汎性発達障害日本自閉症協会評定尺度(PARS)短縮版の信頼性・妥当性についての検討．精神医学 2008；50：431-8.
2) Ito H, et al. Validation of an interview-based rating scale developed in Japan for pervasive develpmental disorders. Res Autism Spectr Disord 2012; 6: 1265-72.
3) PARS-TR親面接式 自閉スペクトラム症評定尺度．東京：スペクトラム出版社．
4) 平岩幹男．幼児期の自閉症を抱えた児に対するABA療育とPARSによる評価．小児科診療 2012；75：159-66.

二次障害への対応
不登校

児島正樹

不登校について

不登校の定義

文部科学省による不登校の定義は「何らかの心理的，情緒的，身体的あるいは社会的要因・背景により，登校しないあるいはしたくともできない状況にあるために年間30日以上欠席した者のうち，病気や経済的な理由による者を除いたもの」である．この場合の病気とは主に身体疾患を意味しており，発達障害は不登校のリスク因子に該当する．

不登校対策の現状

文部科学省は，不登校対応に関するパンフレット[1]をホームページ上に掲載している．ここには，柔軟なクラス替え，スクールカウンセラーの設置など，不登校の防止と不登校児の対応に有用な手段があげられている．これ以外にも，不登校児の家庭訪問，図書館や保健室への居場所づくりなど，学校ごとに独自の対応が行われている．

医療機関のなかには，院内学級を利用する，医療機関と学校が連携してデイケア通いが学校出席扱いとなるよう配慮する，などの（「学校代わり」という）特別な対策を行っているところもあるが，多くの医療機関は特別な不登校対策をもたない．このため，診療に際して，地域の不登校対策に精通したスタッフ（ソーシャルワーカーなど）の協力が望ましい．

不登校の評価と対応

不登校の多軸評価

不登校の対応は多職種，多機関の連携が必要である．逆に，医療機関しか行えないことは，診断と薬物療法である．不登校の多軸評価[2]の一例として，以下のものがあげられる（❶）．

① 身体面の影響（起立性調節障害，頭痛，過敏性腸症候群など）

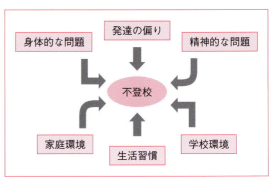

❶ 不登校の多軸評価の例

② 発達障害の影響（自閉スペクトラム症，ADHD，学習障害など）
③ 精神面の影響（うつ病，不安障害，強迫性障害など）
④ 生活習慣の影響（昼夜逆転，ゲームやネットの問題など）
⑤ 家庭環境の影響（親子関係，きょうだい関係，その他の家庭内の問題）
⑥ 学校環境の影響（いじめの有無，友人関係，担任との相性，校風など）

不登校児が発達障害を有する割合は20～70％程度と報告によって幅があるが，発達障害は不登校にしばしば関与している．単に発達障害と診断するのではなく，そのためにどのような学校生活の問題が生じているのかを把握することが重要となる．

多軸評価では，複数の問題が明らかとなる場合が多い．これらを把握したうえで，「今抱えている問題を解決するために何ができるのか」を考えることになる．

本人に合わせた環境づくりを目指す

不登校の背景は児によって異なるので，一律に対応を規定することは難しい．「学校を休ませたほうがいいのか，無理に行かせたほうがいいのか」という親からよく受ける質問に，決まった答

えはないので評価をもとに個別に考えていくしかない．ただ，良好な治療関係を結び，悩みを相談できることは，それ自体が重要な不登校対策である．

多くの不登校児は登校できないことに悩み，将来の不安を言葉に出せない．児の意見を聞き，一緒に相談して方針を決めることは，基本的なことだがきわめて難しい場合もある．発達特性への配慮という観点からは，本人の変化を目指すよりも，本人に合わせた環境をつくるほうが現実的である．居場所づくりという視点から，学校環境の調整，社会資源，デイケアの利用など，ソーシャルワークが主体となる事例も多い．

● **まず学校の方針を確認し，支援する形をとる**

学校環境を知るために，学校と医療機関の面談は重要となる．この第一の目的は情報収集と関係づくりにある．児に関する説明を行う場合は，守秘義務の観点から事前に親の同意を得る必要がある．不登校は多くの学校の悩みであり，さらに親から強い叱責を受けている事例もある．身体疾患に関する事項でなければ，医療機関は安易に「指導」という形をとらず，まず学校の方針を確認し，支援する形をとることが望ましい．

たとえば仲の良い子を一緒の組にして修学旅行に誘ったり，プリントを届けてもらったりする方法がある．学校に行きたくなくても，友達に会いたいから登校再開する事例がある．図書室や保健室に居場所づくりをしている学校も多い．学校内に本児の特性の理解者や相談役をつくることで，登校再開に至る場合もある．また，年度初めと休み明けは登校再開のきっかけをつかみやすい．「中学は塾に行って，高校から学校に行く」などの選択をする児もいる．児の特性によっては，特別支援学級の利用も一つの選択肢となる．

不登校児の長期予後

不登校児の長期予後に関する研究[2]は十分ではないが，80％程度は中学卒業以降に良好な社会適応に至るという報告がある．メンタルヘルスの観点から，長期不登校児については学業不振よりも孤立のほうが懸念される．不登校に続く「ひきこもり」については，次項で扱っている．

● **文献**

1) 文部科学省．不登校への対応にあたって（5つの視点）．http://www.mext.go.jp/a_menu/shotou/futoukou/03070701/001.pdf
2) 齊藤万比古編．不登校対応ガイドブック．東京：中山書店；2007．

二次障害への対応
ひきこもり

児島正樹

ひきこもりと不登校

厚生労働省の定義では，ひきこもりとは「仕事や学校に行かず，かつ家族以外の人との交流をほとんどせずに，6か月以上続けて自宅に引きこもっている状態」を指す．

日本に多いことが以前から指摘されており，hikikomoriという英語表記も存在する．

厚生労働科学研究の報告[1]では，少なくともわが国の総世帯数の0.5%にあたる255,510世帯にひきこもり者がいると推定されている．ひきこもりの平均開始年齢は22.3歳で，小中学校の不登校児がひきこもりに移行する率は約10%と報告[1]されている．

義務教育の小・中学校と異なり，高校ではフリースクールなど学校選択の幅が広がる．不登校児の約80%は高校で登校再開できるという報告がある[2]が，その一方，義務教育の終了とともに社会とのつながりを断たれてひきこもりとなる可能性のある児の存在が問題視されている[1]．

不登校の対応現場が主に学校であるのと異なり，ひきこもりはより成人期に近い問題として，精神保健福祉で扱われることが多い．不登校を「学校に行けない状態」とすれば，ひきこもりは「家から出られない状態」「社会と交流をもてない状態」を意味する(❶)．

ひきこもりの評価と対応

多軸評価法

ひきこもりの評価・支援に関するガイドラインでは，以下のような多軸評価法が紹介されている．

- 第1軸：背景精神障害の診断（発達障害，パーソナリティ障害を除く）
- 第2軸：発達障害の診断
- 第3軸：パーソナリティ傾向の評価
- 第4軸：ひきこもりの段階の評価
- 第5軸：環境の評価（家族，学校，地域サービスなど）
- 第6軸：診断と支援方針に基づいたひきこもり分類

これ以外に，自傷行為や家庭内暴力，浪費などの問題行動の有無に関して，家族へ確認を行うことが望ましい．

併発する問題と求められる対応

ひきこもりに発達障害が併発している割合は約30%といわれている[1]．自閉スペクトラム症，ADHD，知的障害のいずれも，同年代の集団から孤立しやすい．発達特性に応じた説明や環境調整がひきこもりから回復するきっかけになる場合もあるが，合併した精神障害の治療が優先される事例も多い．

ひきこもりと関連する主な背景精神障害に，不安障害，強迫性障害，うつ病，摂食障害，統合失調症などがあげられる[1,3]．薬物療法という治療的観点から，特に統合失調症の鑑別診断は重要である．時に入院治療の要否も含めた判断が必要となるため，ひきこもりの診療に際しては精神科医療機関との連携が望ましい．

❶ 不登校とひきこもり

	不登校	ひきこもり
好発年齢	中学生	20歳前後
主な問題点	学校に行けない	外に出られない 家族以外と交流がない
持続期間	年間30日以上	6か月以上
併発する問題	成績低下，孤立 ひきこもりへの移行（約10%）	家庭内暴力 統合失調症など
主な対応先	学校	精神保健福祉
政府の管轄	文部科学省	厚生労働省

時には，本人が来院を拒否したり，ほとんど会話ができない場合もあり，十分な評価はできないまま，とにかくできることを探していくしかない場合も多い．

たとえば，買い物に行くのか，家事はするのか，ゲームはするのか，どんなゲームが好きか，家族とは話すのか，1日中ベッドで過ごしているのか，といった具体的な生活を詳しく知ることで，糸口が見つかる場合もある．本人が今できていること，本人のニーズを知ろうとすることは重要である．

子どもの居場所づくりの支援

ひきこもりの相談で精神科を受診するケースでは，家族相談から本人の来院まで1年以上を要する場合もある．来院できないときには，家族を介して伝言をお願いする方法や，体の不調に関して受診を勧める場合もある．医療機関以外の相談機関のほうが通いやすい場合もある．地域におけるひきこもりの代表的な相談機関として，ひきこもり地域支援センターや地域若者サポートステーションがある．

一般にひきこもり期間が長いほど，社会に戻ることは難しくなる．ひきこもりの早期介入や予防は重要な課題である．学校に行けなくても，社会とのつながりがあれば，ひきこもりにはならない．このような観点から，登校再開が困難な子どものために学校以外の居場所づくりを行うことは，ひきこもり防止に役立つのではないかと思われる．

●文献
1) ひきこもりの評価・支援に関するガイドライン．厚生労働科学研究費補助金こころの健康科学研究事業「思春期のひきこもりをもたらす精神科疾患の実態把握と精神医学的治療・援助システムの構築に関する研究」（主任研究者 齊藤万比古）．2010．
2) 齊藤万比古編．不登校対応ガイドブック．東京：中山書店；2007．
3) 伊藤順一郎監修，ひきこもりに対する地域精神保健活動研究会編．地域保健におけるひきこもりへの対応ガイドライン．東京：じほう；2004．

二次障害への対応

いじめ

児島正樹

発達障害といじめ

いじめという概念の解釈

　文部科学省のいじめの定義は，「当該児童生徒が，一定の人間関係のある者から，心理的，物理的な攻撃を受けたことにより，精神的な苦痛を感じているもの」である．これに基づいて，実際にある事柄がいじめかどうか判断することは，必ずしも容易ではない．

　たとえば，2013（平成25）年度「児童生徒の問題行動等生徒指導上の諸問題に関する調査」[1]では，いじめの報告件数が最も多い県と最も少ない県で，子ども1,000人あたりのいじめ発生件数に80倍以上の格差がある．これは本来のいじめの発生件数よりも，いじめの解釈の相違による可能性がある．

　いじめは個人の問題ではなく，対人関係の問題である．学校ではいじめられている児が，塾で誰かをいじめている場合もある．いじめる側といじめられる側が逆転することもある．そのため，ある個人の問題として扱うことは本来望ましくない．

　また，いじめには客観的な基準がない．そのため，ふざけと思われることから，本来は恐喝や傷害など犯罪に該当する事項まで，すべていじめの一言で扱われている．

　このように，いじめは幅広い概念で，定義自体にもさまざまな問題がある．しかし，いじめは発達障害にとって普遍的な問題であり，避けて通ることはできない．

発達障害をもつ児の特性との関連

　知的障害を除いた自閉スペクトラム症の児に関する杉山らの調査では，約80%がいじめを受けていた[2]という報告がある．いじめに遭いやすい理由として，孤立しやすい，劣っていると思われやすい，コミュニケーションが苦手，などがあげられる．コミュニケーションの問題のため，いじめの存在自体がなかなか気づかれない場合も多い．

　この一方で，発達障害をもつ児が心ならずもいじめをしてしまう可能性もある．いじめを行う側の一般的な特徴に，共感性に欠ける，規則を嫌う，周囲より自分が上だと感じている，などが指摘されている．しかし，適切な友達付き合いの仕方がわからずに悩んでいたり，いじめという認識ができていない事例もある．

　いじめのすべてを一概に扱うことは難しい．本項では，「発達外来でいじめについて相談されたとき，どのように考えればよいのか」という点を念頭においている．

いじめにどう対応するか

学校でのいじめ対策の限界

　いじめの背景には，本児と周囲の発達特性，クラスの雰囲気，校風，家庭環境など多数の要因が関わっていることが多い．相談を受けたいじめ以外に，その児が他の対人場面でも悩みを抱えているかもしれない．

　いじめ相談の多くは学校のいじめであり，実際の対応は教員が中心となる場合が多い．

　いじめの予防や解決において，担任の力は大きい．担任のきわめて熱心な対応によっていじめから救われる子どもがいる一方，担任の不調から学級全体の統率が困難となり，学級内でいじめが多発する事例もある．個人の力量に頼ったいじめ対策には，どうしても限界がある．

多面的な解決方法の可能性

　自閉スペクトラム症専門の教員であったキャロル・グレイの著作『発達障害といじめ―"いじめに立ち向かう"10の解決策』[3]は，いじめの多面的な解決方法を扱っている．その主な対策として，以下のものがある．

- 学校内にいじめ対策チームを設置する．
- いじめを封じ込めるのではなく，とことん見つける．
- 大人が自分たち自身の姿勢を見つめなおす．
- すべての子どもに，いじめ防止プログラムを行う．
- 子どもの自尊心を育てる．

いじめの基礎には，人と人の関わり方の問題がある．人の好き嫌いや優越感・劣等感は誰にでもあるが，お互いを認め合い，適切な関係を築くことは，本来すべての子どもの道徳教育として重要なことだと思われる．

いじめ相談での介入における留意点

医療機関のいじめ相談では，学校外の機関としてこの一部に関わることになる．

いじめの相談は，その子がどのような精神的苦痛を受けたのかを知ることから始まる．その子自身がどうしたいと思っているのかを聞くことも重要となる．

実際の介入については，積極的な介入を要する事例もあるが，いじめ関係が徐々に友人関係に変わっていく事例もあって，何がよいのかを一律に決めることは難しい．

いじめられている子にどのような声かけがよいのかは状況やその子との関係性によって異なるが，一つの目標は，その子が希望をもてるようなアドバイスをすることである．それは，理解者ができたと感じられるものかもしれないし，友人関係の具体的なアドバイスかもしれないし，その子が自分に価値があると感じられることかもしれない．

時には，冗談を真に受けるのでからかわれてしまう，いじめられるとわかっているのに何度もその子と遊ぼうとするなど，発達特性と関連した問題点が見つかるかもしれない．発達特性への介入の際には，「自分が悪いからいじめられる」と自分を責めたりしないよう，十分な配慮が必要となる．

自分に自信をもてること，前向きになること，時には失敗もジョークにできるユーモアをもつことは，いじめに負けないための武器になる．ほめられたり，成功体験をもったり，自分のよさを自分で理解することで，これらの特性は身に着けることができる．

いじめを受けた子どものケアには，長い時間が必要となる場合もある．虐待と同じように，早期発見，早期の対処が最も理想的である．

今後の展望

2013（平成25）年にいじめ防止対策推進法が公布され，学校のいじめ対策は現在も発展途上にある．いじめは学校特有の問題ではなく，本来は社会全体として取り組むべき問題である．いじめ対策の発展とともに，1人でも多くの子どもがいじめから救われることが望まれる．

● 文献
1) 文部科学省初等中等教育局児童生徒課．平成25年度「児童生徒の問題行動等生徒指導上の諸問題に関する調査」について．平成26年12月19日．
2) 多田早織ほか．高機能広汎性発達障害の児童・青年に対するいじめの臨床的検討．小児の精神と神経 1998；38：195-204．
3) キャロル・グレイ著，服巻智子訳．発達障害といじめ―"いじめに立ち向かう"10の解決策．京都：クリエイツかもがわ；2008．

二次障害への対応
うつ病

児島正樹

うつ病に関する議論

現行のうつ病の診断は，DSM-5などの操作的診断基準[1]に基づく．診断は主に問診や観察によって行われる．① 抑うつ気分，② 興味・喜びの減退，③ 食欲の減退または増加，④ 不眠または過眠，⑤ 焦燥または思考の制止，⑥ 疲労感・気力の減退，⑦ 無価値感・罪責感，⑧ 思考力や集中力の減退，⑨ 希死念慮の9項目中，①②のいずれかを含む5項目以上が該当すること，症状が2週間以上持続すること，他疾患の除外によって診断される．

これらはうつ病の全体像を理解する参考になるが，たとえば川崎病の診断基準のように，本来は確定診断を補助する臨床的判断である．うつ病の診断基準自体に対する批判もあり，たとえば，米国の精神科医アレン・フランセスはDSM-5による精神疾患の過剰診断を厳しく批判している[2]．日本うつ病学会のガイドライン[3]は，診断基準を満たす患者群は多様で，そのまま治療に結びつくものではないと述べている．

うつ病は代表的な精神疾患の一つで，精神保健福祉法に基づく入院を要する場合も，難治例では障害年金が該当する場合もある．すべてのうつ病が必ずしもこの限りではないが，「うつ病」という説明は同様のイメージをもたせる可能性がある．本来，安易な診断は避けられるべきである．

このような問題点を抱えた一方で，現在子どものうつ病が注目されている．児童・思春期うつ病の有病率は，児童期で0.5～2.5％，思春期で2.0～8.0％と報告されている[4]．不登校や頭痛を主訴に来院していて，うつ病の診断基準に該当する児もいる．厳密な診断より，うつ病の治療が有用かどうかという判断のほうが重要となる場合も多い．

典型的なうつ病は成人に多く，好発年齢は20～30歳台である．貧血や甲状腺機能異常症，副腎疾患，頭蓋内疾患などの除外を行ったうえで，抗うつ薬を中心とした薬物療法と，心理社会的治療が行われる場合が一般的である．治療方針の一つとして，休養，心理面接，家族へのアプローチなどの非薬物療法があげられる．

子どものうつ病

子どものうつ病は非典型例が多く，その存在が気づかれにくい．発達障害の有無にかかわらず，多くの子どもは，「気分が落ち込む」「憂うつだ」などと心情を説明できない．「頭が痛い」「お腹が痛い」と表現する場合も多く，行動の変化から察する必要がある（❶）．成長発達に伴う正常の気分変動（思春期の心理変化など）も考慮したうえで，「普段と違う状態が長期間続いていること」は一つの目安となる．

子どものうつ病では，非薬物療法が第1選択となる．プラス思考，気持ちをコントロールするなどの認知行動療法も適応となるが，年齢や理解度に応じた配慮が必要となる．向精神薬に関するエビデンスは十分でなく，経験豊富な医師による十分な説明と副作用管理のうえで実施されることが望ましい．向精神薬よりも漢方薬の処方を優先する医師もいる．

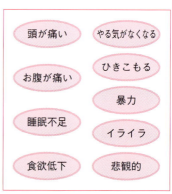

❶ 子どものうつ病を疑うサイン

発達障害の二次障害としてのうつ病の治療

ADHDや自閉スペクトラム症（ASD）などの発達障害は，二次的にうつ病を合併する頻度が高い．成人期に職場のストレスからうつ病に至る事例もあれば，学校不適応がきっかけとなって思春期以前からうつ病に至る事例もある．

この理由の一つに，うつ病のリスクである几帳面・完璧主義といった性格特性（メランコリー親和型性格）が発達障害の特性と重なる点があげられる．また，人と違っていること，生きづらさを感じやすいことも，二次的にうつ病を伴うきっかけとなる．

発達障害の二次障害としてのうつ病では，非典型例が多いことが一つの特徴である．治療が奏効せず，難治性と判断されている場合もある．逆に，転校や卒業，転職などの環境変化が契機となって回復する事例もある．

成人期以降の発達障害では，通常の抗うつ薬による治療が行われることが多い．逆に，思春期以前では，プラセボ薬と向精神薬の効果の差が乏しいといわれている．実際の臨床では，イライラを抑えるなど対症療法として処方する場合もあり，事例ごとの検討が必要となる．

発達障害に併発したうつ病の治療に関するエビデンスは十分ではない．発達障害ではもともと気分の波がある児も多く，一部の事例ではうつ病ではなく発達障害の一症状としてとらえるべきかもしれない．さらなる研究やガイドラインの構築が望まれる．

● 文献

1) American Psychiatric Association. 日本精神神経学会日本語版用語監修, 髙橋三郎, 大野　裕監訳. DSM-5 精神疾患の診断・統計マニュアル. 東京：医学書院；2014.
2) アレン・フランセス著. 大野　裕監修, 青木　創訳. 〈正常〉を救え—精神医学を混乱させるDSM-5への警告. 東京：講談社；2013.
3) 日本うつ病学会監修, 気分障害の治療ガイドライン作成委員会編. 大うつ病性障害・双極性障害治療ガイドライン. 東京：医学書院；2013.
4) 傳田健三. 児童・青年期の気分障害の診断学—MINI-KIDを用いた疫学調査から. 児童青年精神医学とその近接領域 2008；49：286-92.

二次障害への対応
強迫性障害

金生由紀子

強迫性障害（OCD）とは

強迫症状

強迫症状は、繰り返し考えてしまうという強迫観念と、繰り返し行動してしまうという強迫行為からなる．

強迫観念は、侵入的で望ましくないと認識されたことがあり、たいていの人で強い不安や苦痛を引き起こす．強迫観念には、汚れや病原菌に汚染されるのではとの心配、火事など何か恐ろしいことが起こるのではとの恐れ、物を"まさにぴったり"置きたいとの衝動などがある．

強迫行為とは、典型的には強迫観念に対応して、不安や苦痛を軽減したり恐ろしいことが起きないようにしたりするためのものである．強迫行為には、何回も何回もまたは長時間にわたって手を洗う、戸締りをしつこく確認する、敷居をまたいだり戻ったりを繰り返すなどがある．

診断

強迫行為または強迫観念があり、そのために大

❶ DSM-5 における強迫症/強迫性障害の診断基準

A. 強迫観念，強迫行為，またはその両方の存在
　強迫観念は以下の(1)と(2)によって定義される：
　(1) 繰り返される持続的な思考，衝動，またはイメージで，それは障害中の一時的には侵入的で不適切なものとして体験されており，たいていの人においてそれは強い不安や苦痛の原因となる
　(2) その人はその思考，衝動，またはイメージを無視したり抑え込もうとしたり，または何か他の思考や行動（例：強迫行為を行うなど）によって中和しようと試みる
　強迫行為は以下の(1)と(2)によって定義される：
　(1) 繰り返しの行動（例：手を洗う，順番に並べる，確認する）または心の中の行為（例：祈る，数える，声を出さずに言葉を繰り返す）であり，その人は強迫観念に対応して，または厳密に適用しなくてはいけないある決まりに従ってそれらの行為を行うよう駆り立てられているように感じている
　(2) その行動または心の中の行為は，不安または苦痛を避けるかまたは緩和すること，または何か恐ろしい出来事や状況を避けることを目的としている．しかしその行動または心の中の行為は，それによって中和したり予防したりしようとしていることとは現実的な意味ではつながりをもたず，または明らかに過剰である
　　　注：幼い子どもはこれらの行動や心の中の行為の目的をはっきり述べることができないかもしれない
B. 強迫観念または強迫行為は，時間を浪費させ（1日1時間以上かかる），または臨床的に意味のある苦痛，または社会的，職業的，または他の重要な領域における機能の障害を引き起こしている．
C. その障害は，物質（例：乱用薬物，医薬品）または他の医学的疾患の直接的な生理学的作用によるものではない．
D. その障害は他の精神疾患の症状ではうまく説明できない（例：全般不安症における過剰な心配，醜形恐怖症における容貌へのこだわり，ためこみ症における所有物を捨てたり手放したりすることの困難さ，抜毛症における抜毛，皮膚むしり症における皮膚むしり，常同運動症における常同症，摂食障害における習慣的な食行動，物質関連障害および嗜癖性障害群における物質やギャンブルへの没頭，病気不安症における疾病をもつことへのこだわり，パラフィリア障害群における性的衝動や性的空想，秩序破壊的・衝動制御・素行症群における衝動，うつ病における罪悪感の反芻，統合失調症スペクトラム障害および他の精神病性障害群における思考吹入や妄想的なこだわり，自閉スペクトラム症における反復的な行動様式）
▶該当すれば特定せよ
　病識が十分または概ね十分：その人は強迫症の信念がまったく，またはおそらく正しくない，あるいは正しいかもしれないし，正しくないかもしれないと認識している
　病識が不十分：その人は強迫症の信念がおそらく正しいと思っている
　病識が欠如した・妄想的な信念を伴う：その人は強迫症の信念は正しいと完全に確信している
▶該当すれば特定せよ
　チック関連：その人はチック症の現在症ないしは既往歴がある

（American Psychiatric Association. 日本精神神経学会 日本語版用語監修，髙橋三郎，大野 裕監訳. DSM-5 精神疾患の診断・統計マニュアル. 医学書院；2014 より）

幅に時間がかかったり，強い苦痛を生じたり，生活に支障をきたしたりしていればOCD（obsessive-compulsive disorder）と診断される（❶）．OCDの診断基準の中で，DSM-IV-TRでは，子どもには適応されないと注記しながらも，「経過のある時点で，その人は，その強迫観念または強迫行為が過剰である，または不合理であると認識したことがある」という項目が必須とされたが，DSM-5ではこの項目がなくなっている．とはいえ，強迫症状には先述したような特徴があり，考えや行動の繰り返しが必ずしも該当するとは限らない．

子どものOCDの特徴

OCDの発症年齢は10歳前後と21歳前後に2つのピークをもち，子どものOCDの独自性が示唆される[1,2]．OCDの頻度は子どもで1～2%程度であり成人と大差ないとされる．子どものOCDはTourette障害を中心とするチック障害や注意欠如多動性障害（attention-deficit hyperactivity disorder：ADHD）などの併発症を有することが少なくない．同時に，チック障害や自閉症スペクトラム障害（autism spectrum disorder：ASD）ではそれぞれチック，こだわりと強迫症状との鑑別が問題になる．

発達障害とOCD

子どものOCDと発達障害との関連は密接である．Tourette障害を中心に発達障害の本態に関わる可能性があり，併発症ではあっても厳密には二次障害とはいえない場合もあるだろう．とはいえ，発達の偏りに伴う生活しにくさに関連して強迫症状が増強したり改善しにくかったりすることがあると思われるので，ここでは子どものOCDをまとめて二次障害とする．

Tourette障害

Tourette障害にOCDが併発すると，チック関連OCDとなる．Tourette障害の約30%がOCDを併発するという．"まさにぴったり"感覚が得られるまで繰り返してしまうことが特徴的とされる[3,4]．経過中にチックが軽快する一方で強迫症状が目立ってくることもある．

ADHD

ADHDの約10%がOCDを併発するという．強迫症状を伴うADHDでは完全主義や反抗性が強いとの報告がある．

ASD

典型的な強迫症状では，やりたくないのにやってしまうという自我違和性や，ばかばかしいと思うのにやってしまうという不合理性の認識があって不安や苦痛を伴うのに対して，ASDのこだわりではこれらが乏しいことが鑑別点とされてきた．DSM-5ではOCDの診断にこの特徴が必須でなくなったが，治療を考えるうえでこの有無は参考になる．知的に遅れのないASDをもつ成人でOCDの併発が24%という報告もある[5]．ASDに典型的なOCDを併発する場合，従来あったASDのこだわりが強迫症状に発展することもあれば，新たに強迫症状が生じることもあるとされる．

OCDの治療

治療の構成

OCDの標準的な治療は認知行動療法（Cognitive Behavioral Therapy：CBT）と薬物療法からなるが，その前提として本人および家族がOCDに対応できるような基盤づくりが大切である[1,2]．OCDを持続しやすくしている本人の特性や家族の状況を考慮しつつ，よりよい生活のためにOCDを治したいという動機づけが高まるように働きかける．

アメリカ児童青年精神医学会は，軽症から中等症のOCDではまずCBTを単独で実施し，中等症から重症のOCDではCBTと薬物療法を組み合わせること，CBTのみでは効果に乏しい場合に薬物療法を追加することを勧めている[4]．

家族ガイダンス，心理教育および環境調整

子どもが強迫症状をやむにやまれず行っていることを家族が理解して，子どもに対して支持的に対応できるように促すことが大切である．OCDを病気として子どもから切り離すことによって，家族がOCDに悩んでいる子どもを受け入れやすくする．家族が強迫症状に巻き込まれて子どもの

肩代わりをしていると，OCDを持続させる方向に働くので，家族のたいへんさに共感しつつ冷静な対応を促すことも有意義である．

薬物療法

セロトニン再取り込み阻害作用のあるクロミプラミンまたは選択的セロトニン再取り込み阻害薬（selective serotonin reuptake inhibitor：SSRI）が用いられる．クロミプラミンの有効性が若干高いとされるが，副作用も考慮して通常はSSRIから開始される．これらの薬物では効果が上がらない場合，特にチック関連OCDの場合には，チックに対して使用されるような抗精神病薬（アリピプラゾールやリスペリドンなど）を追加したり抗精神病薬に切り替えたりすることがある．

ASDにおける反復行動に対するSSRIの効果が子どもでは否定されているが，成人では有効な可能性があるという[5]．ASDの強迫症状または反復行動で"まさにぴったり"感覚を有することがあるので，チック関連OCDに準じた薬物療法が考えられる．

CBT

OCDでは，先行刺激に伴って強迫観念が起こって不安になるのに対して強迫行為をすると，一時的に不安が軽減するものの，強迫行為をやめると再び不安になり，少し不安になるたびに強迫行為をせずにはいられなくなるという悪循環があると考えられている．この悪循環を止めるための方法が曝露反応妨害法である．不安を引き起こす刺激に直面することによって不安を減弱させることを目指している．

曝露反応妨害法は標準的なCBTであるが，他の技法を組み合わせる必要がある場合もある．特に発達障害に併発するOCDでは，どのような文脈で強迫症状が起こるかを機能分析して環境調整や対処スキルの習得を進めつつ，CBTを組み合わせるなどの工夫を要することがある．

● 文献

1) 金生由紀子．強迫性障害．小児科臨床 2011；64：853-60.
2) 齊藤万比古，金生由紀子編．子どもの強迫性障害 診断・治療ガイドライン．東京：星和書店；2012.
3) 金生由紀子．トゥレット障害と強迫性障害との関連．精神科診断学 2011；4：86-90.
4) 金生由紀子．子どものチック障害および強迫性障害．児童青年精神医学とその近接領域 2013；54：175-85.
5) 金生由紀子．自閉症スペクトラム障害における薬物療法．太田昌孝ほか編．自閉症治療の到達点 第2版．東京：日本文化科学社；2015．p.305-28.

二次障害への対応
パニック障害

児島正樹

パニック障害の概念・診断

診断の進め方

精神疾患の操作的診断基準であるDSM-5では[1]，パニック障害の診断は，繰り返される予期しないパニック発作，「また発作が起こってしまうのではないか」という予期不安，発作の起きた状況を回避しようとする不適応的変化，他疾患の除外によってなされる．

パニック発作の主な症状は動悸，発汗，息切れ，嘔気，めまい感，胸痛，腹痛，失神，脱力など多彩であるが，これらは自律神経症状が主体なので，臨床的には過換気発作や低血糖の症状に類似している．

パニック障害の診断には身体疾患の除外が必要となる．めまい，不整脈，喘息などの発作性疾患に，パニック障害が合併する場合もある[1]．主な鑑別疾患を ❶ に示す．

発達早期の不安障害との関連

パニック障害は他の精神疾患に併発することが多い．パニック障害は不安障害に分類され，それ以外の不安障害をしばしば合併する．社交不安障害（例：人に会いたくない，話すのが怖い），空間恐怖（例：特定の場所に行きたくない，外に出たくない）などである．その他に代表的な併発症に，うつ病がある．長期化した事例では，ひきこもりやアルコール・薬物依存を伴う場合もある．

パニック障害の好発年齢は20歳であるが，近年小児のパニック障害が注目されている[2]．発達障害は不安障害の併発率が高い[2]．また，発達早期の分離不安障害（例：親から離れると不安になりやすい）はパニック障害の併発率が高いことが報告されている[3]．

以上より，幼少期から新しい環境に慣れにくい，登園渋り，選択的緘黙といったさまざまな不安障害を抱えていた児が，後にパニック障害も合併する，という不安障害の連鎖が認められる場合がある．

すべての不安障害の根底にあるのは不安であり，安心はその最善の治療薬となる．自閉スペクトラム症（ASD）やADHDなどの発達障害では，将来の見通しが立たない，物音に過敏に反応しやすい，叱責を受けやすいなど，さまざまな要因で不安を多く抱えやすい．この不安を適切に処理することが，パニック障害の治療となる．

パニック障害の治療

治療の方法と対象

パニック障害の治療には認知行動療法，疾病教育などの非薬物療法と，向精神薬による薬物療法がある．小児は非薬物療法が優先され，安易な薬物療法は推奨されない．

治療の対象となるのは発作自体ではなく，発作によって生じた不安と恐怖，そのために生じる生活面の障害（例：エレベーターに乗れない）である．発作の不安が薄れることで，発作の回数自体も減少することが多い．

親の不安は子どもにとって大きな不安の要因となるので，親自身がパニックにならないこと，子どもの前で落ち着いていられるよう配慮することも重要となる．

❶ パニック障害の主な鑑別診断

心疾患	不整脈，弁膜症など
代謝・内分泌疾患	低血糖，甲状腺機能亢進症，副甲状腺機能亢進症，褐色細胞腫など
呼吸器疾患	気管支喘息など
神経疾患	てんかん，片頭痛など
血液疾患	貧血など
耳鼻科疾患	メニエール病など
その他	薬剤性（薬物中毒・離脱症状）

発作の起きる状況が，問題点把握の参考になる場合がある．たとえば「トイレで1人になるとき」「エレベーターに乗ったとき」のような場合と，「学校に行くと発作が起こる」「両親のけんかが始まると発作が起こる」の場合では，後者のほうが環境調整や家族への介入など多面的な対応が必要となる可能性がある．

認知行動療法

たとえばエレベーターに乗るのが怖いとき，遊園地のアトラクションだと思えば気が紛れるかもしれない．親に付き添ってもらう，止まっているエレベーターに乗ってすぐ降りるなど，できることから初めて少しずつ自信をつける方法もある．強化子（ごほうび）が動機づけになる場合もある．このように，考え方や行動を少し工夫して変えてみる方法が認知行動療法の一環である．もともとはうつ病や不安障害に対する精神療法であったが，現在では発達障害療育やペアレントトレーニングにも応用されている．臨床実践に際しては，スーパーバイズや講習の受講が望ましい．

薬物療法

小児のパニック障害に対する薬物療法は，成人の無作為比較試験の結果や小児のオープン試験の結果から，SSRIが第1選択薬とされている[2]が，少なくとも学童期以前に安易に処方されるべきではない．これ以外に，少量の抗精神病薬（アリピプラゾール，スルピリド）が処方されることがある．いずれも向精神薬に精通した医師による処方が望ましい．

● 文献

1) American Psychiatric Association. 日本精神神経学会日本語版用語監修, 髙橋三郎, 大野 裕監訳. DSM-5 精神疾患の診断・統計マニュアル. 東京：医学書院；2014.
2) 齊藤万比古総編集, 松本英夫ほか責任編集. 子どもの心の診療シリーズ4 子どもの不安障害と抑うつ. 東京：中山書店；2010.
3) Kossowsky J, et al. The separation anxiety hypothesis of panic disorder revisited: a meta-analysis. Am J Psychiatry 2013; 170: 768-81.

診断の説明（告知）

吉田友子

はじめに

発達障害の診療では情報提供そのものが治療の根幹である．「日々のトラブルや育てにくさには，子どものどんな発達の特徴が関係しているのか」「安定した生活を手に入れるためには，どのように対応を変えればいいのか」「どのような教え方（育児）をすれば，子どもの成長に手応えが得られやすいのか」といった心理学的医学情報を，具体的な出来事に即して保護者や担任に提供し，医師は問題解決を図る．

心理学的医学情報の提供という治療的関与の一つに，保護者への診断説明（告知）がある．診断を知ることで保護者はわが子をより正確に理解することが可能となり，予後や福祉サービスなどの関連情報を入手する手がかりを得る．

医師が情報を提供すべき相手は，大人たちだけではない．近年は，学童期・思春期の子どもたち自身も重要な情報の受け取り手として関心が向けられている[1]．ただし筆者に与えられた役割は保護者への診断説明の目安を解説することであり，本項では保護者への告知について，自閉症臨床での経験を中心に私見を提示する．

治療の進み具合と保護者への説明

診断説明（告知）の適応判断は，医師側の要因とその他の要因から，総合的に判断する必要がある．本項では，医師側の要因（到達した治療の段階）に着目して，各治療段階での保護者への情報提供を検討したい．

なお，医師以外の要因としては，保護者の気づきや受け止め（後述），精神的コンディション，知識や対応能力，家族の心身の健康状態，家庭の社会経済的状況，社会資源の利用可能期間などを考慮する．

臨床的直感や漠然とした手応えによる見立てを行う

この段階で保護者に診断名を伝えることは，多くの場合きわめて不適切である．自分が曖昧にしかわかっていない状態を，保護者に適切に説明するなど不可能だからである．ところが，この段階で保護者に診断名（の可能性）が伝えられることはまれではない．少しでも早く告知すれば早いサービス利用につながると考えて，無謀な告知が行われてしまっていないだろうか．

問診と子どもの直接観察から，診断の根拠を整理し，根拠となる所見のうち保護者が今受け入れられそうな子どもの言動について，保護者が今受け入れられそうな表現で説明できなければ，保護者は診断を理解し納得することはできない．医師が準備のない状況で告知を行ったために，保護者が診断名を（つまりは医療や福祉を）遠ざけるようになってしまうことがある．診断に納得はしていなくても保護者の恐怖心から療育機関につながる場合もあるが，納得を伴わないと「発話が増えた」「多動がおさまってきた」といった理由で必要なサービス利用が中断してしまいかねない．必要な支援が安定して子どもに提供されるためには，保護者が納得して利用を開始することが重要である．

この「直感的見立て」から次の「所見の整理と個に合わせた助言」へは<u>同日のうちにすみやかに</u>移行することが望まれる．

「直感的見立て」の段階で告知がなされても，保護者の能力が高ければ，自分たちで情報を収集し，取り組みの方向性を定めて適切な選択をしていく場合もある．ただし，そうした事例があるからといって，医師自身が整理できていない情報を保護者に伝達する行為は治療的とは言い難い．

所見として整理し，発達特性に基づく個に合わせた助言を行う

たとえば，待合室で絵本を一列に並べている子

どもがいたとする．医師は，家でも同じような行為があるかを保護者に質問するだけでなく，「自分なりの秩序を求める行為が他にもみられていないか」「見えるものへの注目の高さや，見て気づく・見て覚えることが得意だと感じたことはないか」といったことを，年齢に応じた具体例をあげて保護者に確認していく．こうした質問を通じて，医師は子どもの言動を所見として整理していく．こうした問診は，保護者にとってもわが子の特徴を整理する機会となる．

医師が子どもの行動特徴を整理できれば，それらの特徴を前提にした育児の助言が可能となる．

たとえば，子どもが「耳からだけの情報処理は苦手だけれど，見て覚えるのは得意」で「パターンやセットで覚えるのは得意だけれど，いったん間違えて覚えてしまうとそのパターンやセットを修正するのは困難」という特徴をもつことを，具体的な子どもの言動をあげて保護者と共有できれば，この子どもの言葉の遅れに対しては，一般的な育児助言（「たくさん話しかけて」）ではなく，個に合わせた助言を論理的に行うことができる．つまり，「見てわかるように伝えて，そこに簡潔な言葉を添える」「処理しきれない，長々しい過剰な話しかけはむしろ控える」ほうが，「視覚情報の処理が得意でパターンになじみやすいこの子には，実体（意味）と音（単語）が1対1に結びつきやすく，適切な語彙の獲得が期待される」と説得力をもって有効な助言を行うことができる．

この治療段階では診断名の言及をあわてる必要はない．具体的エピソードをあげながら子どもの発達特性を保護者と共有することと，その特性を活用した個別的な助言を提案し保護者の同意を得ることが，この段階での重要な情報提供である．この治療的関与は，保護者から発達障害の相談がなくても行うことができる．予防接種や身体疾患での受診の際に，子どもの様子を観察して特性に合わせた助言を行うこと（あるいは，保護者がすでに経験的に行っている適切な関与を，根拠をあげて肯定すること）は，来るべき診断告知に向けた重要な治療的関与である．

この段階では「脳のタイプ名」の説明を保護者に行う場合もある．筆者は，診断名・障害名である自閉症スペクトラム障害と，脳のタイプ名としてのWingの自閉症スペクトラム[2]を，保護者への説明では区別して使用している．具体的には「病的かどうかの判断ではなく，育児に活用できそうな長所と混乱の原因になりそうな弱点を把握して脳のタイプを確認したい」「脳のタイプがわかれば，この子に合った方法が見つけやすくなる」と明確に伝えたうえで，脳タイプの一つとして自閉症スペクトラムを解説する．演繹的思考になじみやすい保護者の場合には，脳のタイプ名という医学的概念の解説を初期に行ったほうが，子どもの特徴の整理が進みやすいことがあるからである．

助言や工夫による改善の体験を提供する

個に合わせた助言によって，生活の安定や成長の手応えを保護者に提供できれば，助言の根拠となった発達特性を保護者は納得しやすくなる．この段階まで進められたら，診断説明は積極的に行いたい．

助言や保護者の工夫によってうまくいった経過を言葉にしながら，それがどのような特徴と関連しているかを再整理し，発達特性の理解につなげていく．助言や工夫による改善を体験している保護者は，診断説明を前向きに納得しやすくなる．

診断説明は「助言・工夫による改善の提供」の段階まで進めてから行うことが，安全で有効な手順だと筆者は考えている．そして，もちろん，診断説明は次に述べる「診断の確定」を前提としている．

診断を確定する

保護者への診断説明は診断の確定を前提としている．発達障害について診断確定や治療を担当する小児科医であれば，「所見の整理と個に合わせた助言」と「診断の確定」は同時に行われる行為であり，診断説明は診断確定後になされる．

発達障害の診断確定や治療は専門機関に依頼して連携を図る医師の場合はどうだろうか．

紹介状作成が「助言・工夫による改善の提供」の段階でなされていれば，保護者は専門医からのさらなる助言を期待し希望をもって受診の日を待つことができるだろう．「所見の整理と個に合わせ

た助言」の段階でなされれば，まずこの助言を実行しその成果の有無を次の医師に相談しようと考えて受診の日に備えることができるかもしれない．

「直感的見立て」の段階で紹介状が作成され，紹介状作成と連動して保護者に診断名が「疑い」として伝えられた場合はどうだろう．取り組むべき助言も得られないまま，地域の医師との相談終了時に伝えられた診断名を，保護者は次の医師に会うまで抱えなくてはならない．保護者の不安や焦りは想像に難くない．紹介先の初診日までに診断に当てはまらないと言ってもらえるようにと無理な対応を子どもや自分に課す保護者もいる．子どもの変化の乏しさに子どもや自分自身に怒りをぶつける保護者もいる．

紹介状に記載する診断名(疑い)を保護者に知らせないことを，どのような状況でも是として主張するつもりはない．ただ，治療の段階によっては診断名(疑い)を伝えることは非常にリスクが大きいことを確認したい．自分が医師としてどの段階まで治療を進められたのかを吟味し，あやふやな診断名を保護者に伝えないという治療的決断を選択したのであれば，その旨を紹介状に記載すればいいと筆者は考える．紹介状を受けとった医師は前医の決断を尊重し，保護者と地域の医師との信頼関係がそこなわれないよう配慮する．もちろん，日頃から育児の助言を担当する小児科医であれば，発達障害を専門としていなくても「直感的見立て」からすみやかに「個に合わせた助言」に進める技能が期待され，紹介状作成と同時に安全に診断名を保護者に伝えることも可能となるだろう．

治療継続の過程で情報を提供する

診断確定・告知後も，常に保護者への心理学的医学情報の提供を意識して治療にあたりたい．具体的指導や助言によってただ問題をおさめるだけでなく，うまくいった理由(活用した発達特性や対応のコツ)を言語化して保護者と共有し，保護者が自分の対応に自信をもち新たな工夫に取り組めるよう支援する．

活用可能な地域資源や福祉サービスの情報も含め，保護者との情報共有は，年齢や状況に合わせて，繰り返し行うことが必要である．

「保護者の気づき」による留意点

保護者が発達障害を疑っているか否かも，治療的な情報提供のうえでは重要な要因である．

保護者から自閉症かと質問があった場合

保護者から質問されたら，自分がどこまで治療を進められているかを考慮しながら，誠実に説明したい．もし「直感的見立て」の段階にあると思うならば「自閉症かどうかは自分には判断できていない」と正直に説明したうえで，具体的なプランを保護者と検討してほしい．それは一緒に所見を整理し対応を考える作業かもしれないし，それに加えて紹介先を検討することかもしれない．

自閉症という言葉が出されたからといって，保護者が診断に納得できると思い込むべきではない．保護者は医師に否定してもらうために質問している場合もあるし，育児がうまくいかないのは自分のせいではないと言ってもらうためだけに診断名を医師に求めている場合もある．

小児科医が，保護者より先に気づいた場合

毎日一緒に生活していて，発達の偏りにまったく気づいていない保護者は実際にはごく少数だろう．それを言葉にできないか，言葉にしたくない可能性が高い．保護者が気づいていないようにみえても，問題の指摘よりも，まず有益な助言を行うことに取り組みたい．保護者が心配だと言っていなくても，医師が保護者の目の前で子どもの特性を強みとして活用してみせて特性理解につながる助言を行うことはできる．幼児の通う医療・教育機関では子どもへの指示を具体化・明確化するために，部屋や座るべきイス・治療台などに乗り物や動物のマークをつけ「○○くん，キリンのお部屋に入って」と指示する等の工夫をしていることがよくある．たとえば待合室ではウロウロと不安気に過ごしていた子どもが入室後は飛行機のマークを手がかりに着席できたとしたら「《飛行機マークに座って》って指さして言ったら，すぐ座ってくれたね．見て気がつくのが得意なんだね．お家や幼稚園でもこの強みを使えないかな」という

ような，本人のよりよい姿を引き出すための助言を保護者に提供できる．助言の効果が感じられて初めて発達の心配を口にする保護者もいる．「心配だ」と保護者に早く言わせることが医師の役目ではない．いつでも，役に立ってみせることから，治療を進めていきたい．

時には，わが子の発達の偏りや遅れを，保護者が本当に心配していない場合もある．そのような事例では，保護者の常識的判断力に配慮が必要だったり，きょうだい児や保護者自身の発達経過が類似しているために，心配していない可能性も考えられる．この場合も，指摘で認識させようとしてもうまくいかないことが多い．助言の糸口を探ったり，時には「父親も3歳までしゃべらなかったから3歳までは何もしない」と言っているのならば3歳になったときには確実に相談してもらえる関係を維持しておくことが現実的な場合もある．早くサービスにつなげることよりも，納得のうえで確実につながることが，結局は子どもの利益となることが多い．

おわりに

発達障害臨床では情報提供そのものが治療の根幹であることをもう一度確認したい．子どもの生活全般に関する育児の助言を行うことが多い小児科医だからこそ，時に応じて一般の育児書や伝統的な育児法と決別し，個に合わせた適切な情報を提供することが期待されている．小児科医の個に合わせた助言の有用性を保護者が実感することは，わが家はわが家らしく子育てしていいのだ，わが子はわが子らしく伸びていくのだ，ということを保護者が安堵とともに噛みしめることを意味する．そして，保護者のその実感こそが，自分に合った人生を子どもたちが胸を張って選び取って生きることを後押ししていくことだろう．

保護者への診断説明も，子ども自身への診断説明も，説明される側の気づきや受け止めの程度を勘案して行うよう解説されることが多い．それは確かにその通りだが，保護者や本人の気づきや受け止めは，治療者の関与の結果を反映するものでもある．そこに停滞や問題を感じるならば，自分自身の治療的関与を見直すためのサインと考えて取り組んでいきたい．

● 文献
1) 吉田友子．自閉症・アスペルガー症候群「自分のこと」のおしえ方．東京：学研教育出版；2011.
2) Wing L. The Autistic Spectrum: a Guide for Parents and Professionals. London: Constable and Company Limited; 1996.

社会的対応

発達障害者に対する行政的支援
―関連法・制度等

日詰正文

発達障害者支援法の概要

「発達障害」の定義

発達障害者支援法は，2004（平成16）年12月に成立し，2005（平成17）年4月から施行されている．この法では，「発達障害」の定義を「自閉症，アスペルガー症候群その他の広汎性発達障害，学習障害，注意欠陥多動性障害その他これに類する脳機能の障害であってその症状が通常低年齢において発現するもの」と定めている．

具体的にはICD-10のF80～89，F90～98に含まれるものであり，法文上に例示はされていないが会話および言語の特異的発達障害，運動機能の特異的発達障害，チック障害（Tourette障害を含む），吃音症なども対象に含まれている．また，知的障害を伴う自閉症の場合も，自閉症として発達障害の範囲に含まれている．

この定義に基づいて，障害者自立支援法（現 障害者総合支援法），児童福祉法，障害者基本法，障害者虐待防止法，障害者差別解消法，障害者優先調達法，障害者雇用促進法など，障害者に関する多くの法律における障害者の定義に「精神障害（発達障害を含む）」として明記されている．

発達障害に関わる施策の歴史

わが国の発達障害者支援の施策は，発達障害者支援法施行以前の知的障害児施設の種類として医療型または福祉型自閉症児施設の設置を行ったことに始まる．以後，強度行動障害者特別処遇事業，自閉症・発達障害者支援センター運営事業などを経て，発達障害者支援法の制定に至るが，この間の変化を俯瞰すると，発達障害者の支援に携わる者が養育者のみの時代から，福祉・医療の関係者に，さらに母子保健，子育て支援，教育，労働などの分野に徐々に広がってきている．

また，強度行動障害[*1]を起こしてからの保護的対応中心の施策から，早期発見や適切な発達支援や教育などの予防的対応に視野を向けるようになってきている．

発達障害者支援の体制整備

発達障害者支援法に基づく理解，支援，関係機関の連携を促進する主体は国および都道府県・指定都市，市区町村などであり，これらの行政機関は，有識者や家族等とともに発達障害者支援体制整備委員会等の機会を通して実態把握や体制整備の方向性について検討を行い，その実現に向けた取り組みを計画的に行うようになっている．

なお，現在では，すべての都道府県・指定都市に専門的機関として発達障害者支援センターが設置されており，さまざまな支援の提供や地域の支援整備（研修やコンサルテーションなど）を進めている．

発達障害の理解促進

世論調査

これまでに内閣府が実施している世論調査において，2007（平成19）年，2012（平成24）年，2014（平成26）年の3回「発達障害」が取り上げられている[*2]．それぞれの回で質問内容が異なり，H19「発

[*1] 強度行動障害
「強度行動障害」は法律に定義されている用語ではなく「強度行動障害特別処遇加算費について」（障害保健福祉部長通知），「強度行動障害支援者養成研修事業の実施について」（障害保健福祉部長通知）などの事業で用いられるもの．

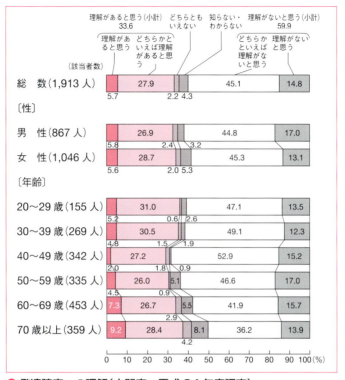

❶ 発達障害への理解（内閣府．平成24年度調査）
（http://survey.gov-online.go.jp/h24/h24-shougai/zh/z12.html）

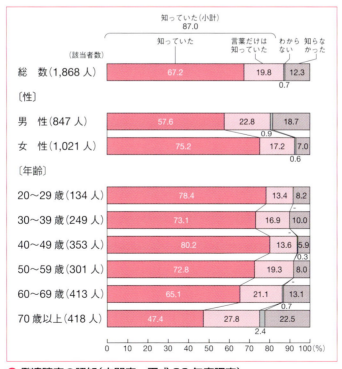

❷ 発達障害の認知（内閣府．平成26年度調査）
（http://survey.gov-online.go.jp/h26/h26-boshihoken/zh/z10.html）

達障害について社会の理解は深まっていると思いますか?」に"深まっている"34.5%,H24「発達障害についての社会の理解があると思いますか?」に"理解があると思う"33.6%(❶),H26「発達障害について(あなたは)知っていましたか?」に"知っていた"87%(❷)となっている.

発達障害に関する情報発信(WEBサイト,世界自閉症啓発デー・発達障害啓発週間)

一般国民に向けた情報発信は,発達障害情報・支援センター(国立障害者リハビリテーションセンターに設置〈http://www.rehab.go.jp/ddis/〉),発達障害教育情報センター(国立特別支援教育総合研究所に設置〈http://icedd.nise.go.jp/〉)が運営するホームページの運営により行われている.同様に,各都道府県と指定都市(以下「都道府県等」という.)が自らまたは発達障害者支援センターのホームページにおいても情報発信をしている.

また,2007(平成19)年国連が定めた世界自閉症啓発デー(4月2日)や,世界自閉症啓発デー・日本実行委員会(http://www.worldautismawarenessday.jp/)が定めた発達障害啓発週間(4月2~8日)における啓発活動を機会として,各地の名所・旧跡や象徴的な建物のライト・イット・アップ・ブルーやシンポジウムなどの啓発活動も年々広がりを見せている.

長期展望関連

一方,家族に向けた取り組みも重要であり,2015(平成27)年から始まった健やか親子21(第2次)[*3]における重点課題として,「育てにくさを感じたときに対処できる親の割合の増加」が目標としてあげられている.親が感じる子どもの育てにくさの一因として,子どもに発達障害がある場合や育児に取り組む親自身に発達障害がある場合があり,適切な対応を親子ともに受けられるようにするためには,親に適切な情報提供を行う必要性があることから,目標達成のために「子どもの社会性の発達過程を知っている親の割合を増やす」,「発達障害を知っている国民の割合を増やす」ことが指標例としてあげられている.また環境整備の指標として「発達障害をはじめとする育てにくさを感じる親への早期支援体制がある市区町村の割合」,「市町村における発達障害をはじめとする育てにくさを感じる親への早期支援体制整備への支援をしている県型保健所の割合」も含まれている.

発達障害者に関連するさまざまな支援・連携

発達障害者支援法に基づく支援

「支援」については,特定の人を対象とした障害福祉や特別支援教育,障害者雇用などがあるが,それ以前に,対象者を広くとらえている一般施策分野(たとえば,母子保健,医療,保育,教育,若者支援,労働,社会福祉)においても発達障害者支援を行う当事者としての取り組みも行われるようになってきている.

[*2]
- 障害者に関する世論調査(意識調査)(平成19年2月調査)
- 障害者に関する世論調査(意識調査)(平成24年7月調査)
- 母子保健に関する世論調査(平成26年7月調査)

[*3] 健やか親子21

健やか親子21(計画期間:平成13~26年まで)は,「21世紀の母子保健の主要な取組を提示するビジョンであり,関係者,関係機関,団体が一体となって,その達成に向けて取り組む国民運動計画として,「健康日本21」の一翼を担うもの」である.また,第2次計画は,今まで努力したが達成できなかったもの,今後も引き続き維持していく必要があるもの,21世紀の新たな課題として取り組む必要があるもの,などの観点から指標を設定し,10年後の目指す姿を「すべての子どもが健やかに育つ社会」とするものである.

また環境整備の指標として「発達障害をはじめとする育てにくさを感じる親への早期支援体制がある市区町村の割合」,「市町村における発達障害をはじめとする育てにくさを感じる親への早期支援体制整備への支援をしている県型保健所の割合」も含まれている.

一般施策分野が関わりを深めている要因としては，「数の多さ：発達障害の視点からの支援が有効である(ニーズがある)者の数が，社会の中でかなり多い割合で存在する一方，障害者向け支援を行う機関や事業所等における専門的人材の確保が，まだ十分ではないこと」，「境界線が曖昧：障害の有無の判断が明確にはできない場合や，当事者や家族が障害者支援に対する抵抗感が大きい場合があること」などがあり，適切に対応する人材を数多く育成すること，支援ニーズを的確に把握し支援を行うための技術を確立することなどを同時並行的に進めていくことが求められている．

● 発達障害者支援センター

支援を行ううえで，都道府県・指定都市の拠点となるのが，発達障害者支援法に規定されている発達障害者支援センターである．

設置・予算：発達障害者支援センターは，都道府県・政令市が適切にその業務を行うことができる機関・法人等(自ら実施するほか，適切な法人に委託することも可能)に設置している．予算は，障害者総合支援法に基づく都道府県地域生活支援事業に位置づけられている専門性の高い相談支援事業の国庫補助を活用する．

職員・業務：発達障害者支援センターには，職員として管理者(兼任可能)，相談支援，発達支援，就労支援を行う者を配置し，当事者や家族，その他の関係者や地域住民からの相談への対応，知識や技術の普及に関する研修の開催や啓発活動，関係機関間の連携構築などの業務を行う．

一般施策における支援

● 保健・子育て支援

発達障害の特性がある人に対して，市町村が(都道府県の専門的な支援を受けながら)母子保健法や学校保健安全法に規定する健康診査において，幼児・児童の発達障害の早期発見をし，その後の支援につなげることが，発達障害者支援法第5条に記されている．

このような発達障害の可能性に気づくためのアセスメント・ツールとして，国では，厚生労働科学研究などの結果をふまえて，国立精神・神経医療研究センターの研修においてM-CHAT(p.122参照)，国立障害者リハビリテーションセンターの研修においてPARS-TR(p.126参照)の普及を行っている．

発達障害は，その特性について知識がない場合は毎日関わりのある家族でも可能性に気づきにくく，支援や診断に至るまでの期間が他の障害に比べて長くなりやすいといわれている．そのため，できるだけ心理的に敷居の低い支援の場を設けて，時間をかけながら特性を専門家と家族が一緒に確認していく形で，家族が前向きに子どもの特性をとらえるようにすることが重要である．

具体的には，保育所などの子どもや親が集まる場におけるペアレント・プログラム(子どもの行動修正までは目指さずに親の認知を肯定的にすることに焦点を当てる支援)の実施や，ペアレント・メンター(発達障害のある子どもの育児経験がある親であって，その経験を生かし発達障害診断前後の親などの相談や助言を行う者)との協力などの体制整備が，発達障害者支援の予算事業(地域生活支援事業のメニューの「発達障害者支援体制整備事業」)を活用する形で進められている．

● 医療

専門的に発達障害の診断および発達支援を行う医療機関を都道府県が確保し，必要な情報提供等を行うことが，発達障害者支援法第19条に記されている．

医療を行う環境として，発達障害に関連する診療報酬は「強度行動障害入院医療管理加算」，「児童・思春期精神科入院医療管理料」，「小児特定疾患カウンセリング料」，「発達及び知能検査」，「認知機能検査その他の心理検査」，「障害児(者)リハビリテーション料」などがある．さらに，時間のかかる場合の診療や検査，薬物療法や入院対応以外のたとえばショートケアやデイケアなどの可能性についても，今後検討すべき課題としてとらえられている．

効能・効果として発達障害を標榜し，製造販売が承認されている医薬品として，自閉症についてはピモジド，注意欠陥多動性障害については，塩酸メチルフェニデート(p.44, 191参照)，アトモキセチン塩酸塩(p.44, 191参照)がある．

高齢の障害者を対象とした調査や研究により，日常的な身体疾患の治療や健康管理の視点から，一般医療機関における発達障害者への取り組みの必要性も近年指摘されることが増えており，かかりつけ医療機関や人間ドックにおける対応力向上なども今後の課題となっている．

● 教育

　教育機関において発達障害児がその障害の状態に応じ，十分な教育が受けられるようにするための体制整備について，発達障害者支援法第8条に記されている．

　2007(平成19)年の学校教育法の改正においても，特別な場で教育を行う「特殊教育」から，一人ひとりのニーズに応じた適切な指導及び必要な支援を行う「特別支援教育」に転換している．さらに，拡大教科書，点字教科書など，児童生徒の特性に合わせた形式に加工しやすいように，教科書発行者に教科書のデジタルデータの提供を義務づける教科書バリアフリー法施行および著作権法の改正，幼稚園・小・中・高等学校の学習指導要領改訂に発達障害を明記するなどの対応を進めている．

　義務教育段階の全児童生徒数が減少傾向にあるなか，特別支援教育の対象は増加傾向にある．この動向に併せて，校内委員会の設置や特別支援教育コーディネーターの指名，個別の指導計画や教育支援計画の作成などが年々進められているほか，大学センター試験や公立高校入学選抜における「障害のある生徒」に対する配慮などが行われるようになってきている．

● 若者支援・生活支援

　地域において自立した生活を営むことができるようにするため，発達障害者が社会生活への適応のために必要な訓練を受ける機会の確保等を市町村が行うことが，発達障害者支援法第11条に記されている．

　ひきこもりケースの約1/3程度の場合に，発達障害の視点からのアプローチが必要と考えられるが過去に診断や支援を受けていない者がいることが厚生労働科学研究において報告されており，精神科治療と併せて「自立過程の挫折」に対する支援を行うことが重要となっている．

　このような社会生活を円滑に営むうえでの困難さがある子どもと若者を支援するための関係者ネットワークを整備するものとして，子ども若者育成支援推進法に基づく地域協議会がある．

障害者向けの支援

● 障害福祉分野

① 障害児支援，障害福祉サービスの対象者としての位置づけ

　障害者向けの福祉サービスには，主に年齢によって児童福祉法によるものと障害者総合支援法によるものがある．メニューには，一人ひとりの支援ニーズに合わせて提供するもの（個別給付）と，支援を利用するかどうかわからない段階の相談や理解啓発などの地域環境づくりなどを自治体が計画的に行うもの（地域生活支援事業）がある．

　これらの障害児・者向けの支援を受ける際の「障害者」に発達障害が含まれていることは，2010(平成22)年の障害者自立支援法と児童福祉法の改正により明確になっている．（「精神障害者」に含まれる「障害児・者」として位置づけられている．）

　障害児支援は，障害の可能性が気になる段階から支援が開始できるように，市町村は都道府県等が設置する児童相談所や保健所などの意見を参考にして，制度の対象者であることを判断できるようになっている．また，障害者の支援については，市町村は療育手帳や精神保健福祉手帳，障害者年金あるいはICD-10に基づいた精神障害の範囲に含まれていることを記載した診断書などにより制度の対象者かどうか判断できることとなっている．

② 障害児支援の内容（概要）

　障害児(18歳未満)が受けられる支援は通所系の支援が中心となっており，「児童発達支援（日常生活における基本的な動作の指導，知識技能の付与，集団生活への適応訓練などの支援を行う）」，「医療型児童発達支援（児童発達支援＋治療）」，「放課後等デイサービス（授業の終了後または休校日に児童発達支援センターと運動施設に通わせ，生活能力のための必要な訓練，社会との交流促進などの支援を行う）」，「保育所等訪問支援（保育所等

を訪問し，障害児に対して，障害児以外の児童との集団生活への適応のための専門的な支援などを行う）」がある．

入所系の支援には「福祉型障害児入所施設（施設に入所している障害児に対して，保護，日常生活の指導および知識技能の付与を行う）」，「医療型障害児入所施設（施設に入所または指定医療機関に入院している障害児に対して，保護，日常生活の指導及び知識技能の付与並びに治療を行う）」などがある．

その他，訪問系の支援として「居宅介護（自宅で入浴，排せつ，食事の介護等を行う）」，「行動援護（自己判断力が制限されている人が外出するとき，必要な情報提供や外出支援を行う）」，日中活動系として「短期入所（自宅で介護する人が病気の場合などに，短期間，夜間も含め施設で，入浴，排せつ，食事の介護等を行う）」がある．

③ 障害福祉サービスの内容（概要）

障害者（18歳以上）が受けられる支援は，日中は地域の訓練系・就労系の通所施設，夜間や休日は入所施設やグループホームといったサービスを組み合わせて利用することが想定されている．

訓練系，就労系の支援として「自立（生活）訓練（自立した日常生活または社会生活ができるよう，一定期間，生活能力の維持，向上のために必要な支援，訓練を行う）」，「自立（機能）訓練（自立し日常生活または社会生活ができるよう，一定期間，身体機能の維持，向上のための必要な訓練を行う）」，「就労移行支援（一般企業等への就労を希望する人に，一定期間，就労に必要な知識および能力の向上のための必要な訓練を行う）」，「就労継続支援（一般企業等での就労が困難な人に，雇用して就労する機会を提供するとともに能力等の向上のために必要な訓練を行う〈A型＝雇用型〉，就労する機会を提供するとともに能力等の向上のために必要な訓練を行う〈B型〉）」などの支援がある．

また，手厚い支援を必要とする者に対する支援として，「生活介護（常に介護を必要とする人に，昼間，入浴，排せつ，食事の介護等を行うとともに，創作的活動または生産活動の機会を提供する）」，「重度訪問介護（重度の肢体不自由または重度の知的障害もしくは精神障害により行動上著しい困難を有する人であって常に介護を必要とする人に，自宅で，入浴，排せつ，食事の介護，外出時における移動支援等を総合的に行う）」，「療養介護（医療と常時介護を必要とする人に，医療機関で機能訓練，療養上の管理，看護，介護及び日常生活の世話を行う）」などがある．

夜間の支援として，「施設入所支援（施設に入所する人に，夜間や休日，入浴，排せつ，食事の介護等を行う）」，「共同生活援助＝グループホーム（夜間や休日，共同生活を行う住居で，相談，入浴，排せつ，食事の介護等を行う）」がある．

その他，障害児と同様に「居宅介護」，「行動援護」，「短期入所」などの支援がある．

④ 障害児支援，障害福祉サービスを利用するプロセス（概要）

前項のような障害児支援，障害福祉サービスを利用するためには，利用者は市町村の指定特定相談支援事業者，指定障害児相談支援事業者に相談し，利用したい障害福祉サービスを選び居住地の市町村に申請を行う（居住地がないか不明の場合は，現在地の市町村に，障害者施設等に入所している場合は，入所前に住んでいた市町村に申請する）．

申請を受け付けた市町村は，当事者または保護者に面接"調査"を行い，市町村審査会等の"審査及び判定"を通して，支援区分（全国で判断に地域差が生じないように設けられた基準）の認定を行う（後述）．さらに，介護を行う者の状況，当事者の置かれている環境，当事者や保護者の意向などを勘案して"支給の要否を決定"することとなっている．

この一連の作業の実施主体は市町村であるが，"調査"は，指定特定・一般相談支援事業への委託が可能，"審査・判定"を行う審査会の委員には学識経験者が委員として参加，"支給の要否の決定"は，市町村の求めに応じて，市町村審査会や身体障害者更生相談所，知的障害者更生相談所，精神保健福祉センター，児童相談所などの機関が意見を述べることができる（審査会や前出の相談所等などは，当事者や保護者，医師等その他の関係者

の意見を聞いたうえで意見を述べることができる）．また，同じく市町村の求めに応じて指定特定相談支援事業所が，サービス等利用計画書を提出し判断を助けることができることになっている．

障害児については，発達の途上にあり時間の経過とともに障害の状態が変化することから，障害支援区分は用いずに，たとえば居宅介護または短期入所の場合は"五領域十一項目の調査"（後述）により判断する．また，入所支援については市町村ではなく，児童相談所が判断を行う．

市町村が支給決定した後は，利用者はサービスを利用する事業所に契約を申し込み，アセスメントをもとにした個別支援計画の作成，利用契約の段階を経て，サービスの利用を開始する．利用開始後も，定期的に事業者と相談支援事業者等がモニタリングを行い，必要に応じてサービス等利用計画の変更を行う．

⑤ **障害支援区分認定調査，五領域十一項目の調査**

障害福祉サービスの提供を行う対象者について地域差が生じないようにするために，全国共通の認定調査を行い，その結果によって提供するサービスを選択できるようにしている．この認定調査は，市町村の調査員が，現在周囲が行っている支援がない状況の場合にどの程度の日常生活上の困難さが生じるかという視点で，さまざまなADLや行動の調査を行うものとなっている．

市町村が行う認定調査の項目に，精神障害者や知的障害者の特性が十分反映されていないという意見を受けて，2014（平成26）年度から施行されている障害支援区分には，発達障害者の特性と考えられる項目が追加されている．たとえば，新しく追加された項目としては，「身の回りの世話や日常生活等に関連する項目」の"読み書き"，"感覚過敏・鈍麻"，「行動障害に関連する項目」の"集団への不適応"，"多飲水・過飲水"がある．

これらの変更は，障害児の"五領域十一項目の調査"においても反映されており，「行動及び精神症状」に，"睡眠障害や食事・排せつに係る不適応行動（多飲水や過飲水を含む）"，"他者と交流することの不安や緊張，感覚の過敏さ等のため外出や集団参加ができない．また自室に閉じこもって何もしないでいる"，"学習障害のため，読み書きが困難"などとなっている．

❸の資料も参考にされたい．

● **障害者雇用支援の分野**

発達障害者の就労機会の確保については，都道府県が公共職業安定所や地域障害者職業センター，障害者就業・生活支援センター，社会福祉協議会，教育委員会その他の関係機関や民間団体と連携して，都道府県が体制整備を行うことについ

---

❸ **障害福祉サービスの支給対象に関する資料**

「障害者自立支援法における障害福祉サービスの支給申請に係る精神障害者であることの確認について」（H18，事務連絡）では，精神障害者が，障害者自立支援法（現在の障害者総合支援法）に基づく障害福祉サービスの支給申請を行う場合には，申請書のほか，次の書類のうちいずれかを添えることとするとしている．
① 障害者保健福祉手帳
② 精神障害を事由とする年金を現に受けていることを証明する書類（国民年金，厚生年金などの年金証書等）
③ 精神障害を事由とする特別障害給付金を現に受けていることを証明する書類
④ 自立支援医療受給者証（精神通院医療に限る）
⑤ 医師の診断書（原則として主治医が記載し，国際疾病分類ICD-10コードを記載するなど精神障害者であることが確認できる内容であること）

「介護給付費等の支給決定等について」（H19，部長通知）では訓練等給付費の支給については障害支援区分の認定を必要としないこと．

「障害児の通所給付費等の通所給付決定等について」（H24，部長通知）では，障害児の通所給付決定について，当該障害者や障害児の身体障害者手帳，療育手帳，精神障害者手帳に記載されている障害の状況または疾病名のみに着目するのではなく，障害があるゆえに日常生活を営むのに支障をきたしている状況等を含めて勘案することが記載されている．

て，発達障害者支援法第 10 条に記されている．

就労については，仕事の内容に対応できるかという能力・技術的な課題と，職場での報告・連絡・相談などの職業行動面の課題があり，発達障害の場合は職業行動に関する課題，職場以外の生活面の課題について準備訓練を行うことが重要になっている．具体的には，先述した障害福祉サービスにおける生活・就労に関するメニュー，一般の職業訓練校や障害者職業訓練校，地域若者サポートステーションや発達障害者支援センターなどの相談機関などの利用が考えられる．

障害者雇用促進法では，自治体や企業では従業員数の一定の割合（実雇用率）を雇用することを義務づけており，その障害者を「身体障害，知的障害又は精神障害（発達障害を含む）があるため，長期にわたり職業生活に相当の制限を受け，又は職業生活を営むことが著しく困難な者」と定義している．この実雇用率算定の対象となる精神障害者（発達障害者を含む）は精神保健福祉手帳所持者に限定されている．

一方，手帳の所持の有無にかかわらず「ハローワークにおける職業相談や職業紹介」，「障害者試行雇用（トライアル雇用）事業」，「職場適応援助者（ジョブコーチ）支援事業」，「障害者就業・生活支援センター事業」，「発達障害者・難治性疾患患者雇用開発助成金」などの雇用支援が行われるほか，発達障害者の就労支援者育成事業（講習会や体験交流会など）といった啓発事業などが行われている．

連携
●各分野の連携のための仕組み

発達障害者支援に係る独自の仕組みとしては，都道府県等が地域の実態を把握し必要な体制整備等を検討するための「発達障害者支援体制整備検討委員会」，一般施策による連携としては，児童福祉法に基づく「要保護児童対策地域協議会」，子ども・若者育成支援推進法に基づく「子ども・若者支援地域協議会」など，障害者向け施策による連携としては，障害者総合支援法に基づく「協議会」があり，それぞれの地域の実情に応じて連携の仕組みづくりが進められている．

また，近年は高齢期の支援に係る介護分野での支援，刑事捜査や刑事裁判，その後の矯正／保護等における特性に応じた配慮等における取り組みの必要性が高まっているため，さらに連携を行う範囲が広がっている．

このような多分野にわたる関係者が一貫性と継続性をもって支援を行うためには，標準化されたアセスメント・ツールや支援プログラムの普及，分野間の調整やマネジメントを行う人材の配置が必要になってきたことから，発達障害者支援センターの地域支援機能の強化として，2014（平成26）年度から都道府県等に発達障害者地域支援マネジャーの配置が進められている．

発達障害者を含む障害者の権利擁護等

発達障害者が，発達障害のために差別されることがないように国及び地方公共団体が必要な措置を行うことについて，発達障害者支援法第 12 条に記されている．

障害者差別解消法

障害者差別解消法では，障害を理由とする差別等の権利侵害行為の禁止（国，地方公共団体，民間事業者全ての義務），社会的障壁の除去を怠ることによる権利侵害の防止（国，地方自治体は義務，民間事業者は努力義務），国による啓発・知識の普及を図るための取組（基本方針，対応要領の策定）を規定している．

2015（平成 27）年には，行政機関間や分野間のばらつきを防ぐための基本的な方針を示した「障害を理由とする差別の解消の推進に関する基本方針」を基本にして，各省庁では関連分野の機関／事業所等に向けた対応指針，内閣府では合理的配慮サーチ（合理的配慮等具体例データ集）を公開している．

発達障害の場合には，具体的な差別的取り扱いに当たる行為や合理的配慮の内容の個別性が非常に高いことから，① 当事者から周囲への発信（例：東京都作成のヘルプマーク，ヘルプカード）や，② 周囲の支援者間による情報の引き継ぎや共有の意識向上が特に重要になると考えられる．

障害者虐待防止法

また，関連するものとして障害者虐待防止法では，「障害者虐待」を，養護者，障害者福祉施設従事者等，使用者による，身体的（外傷を生じるもしくは生じる恐れのある暴行，正当な理由のない身体拘束），放棄・放置（障害者を衰弱させるような著しい減食又は長時間の放置等），心理的（障害者に対する著しい暴言又は拒絶的な対応その他心理的外傷を与える言動を行うこと），性的（わいせつな行為をすること又は障害者にわいせつな行為をさせること），経済的虐待（財産を不当に処分すること，不当に財産上の利益を得ること〈障害者の所有する金銭を勝手に自分のものにして使ったり盗ったりしてしまうこと〉）等の行為のことと規定している．

また，児童虐待防止や高齢者虐待防止の取り組みと同様に，障害者虐待を受けたと思われる障害者を発見した者にすみやかな通報の義務づけ，通報を受けた行政機関の対応等を定めている．

現在，通報と判断の件数については，毎年厚生労働省が実績を公表しており，2014（平成26）年度の結果では，被虐待者と判断された358人のうち発達障害についてはその2.3％であった（参考：知的障害75.6％，身体障害21.9％，精神障害13.5％）．

障害者虐待対応の窓口としては，市町村障害者虐待防止センター，都道府県障害者権利擁護センターがその機能を担うため，国では障害者虐待防止・権利擁護指導者養成研修や，被虐待者として行動障害の状態を示す障害者（特に知的障害と自閉症を合併している者）に対する虐待が多いことから，強度行動障害者支援者養成研修を実施している．

成年後見制度・地域福祉権利擁護事業

さらに，障害者一人ひとりの状況に応じて，権利擁護の支援を行うための制度として，重度の知的障害や精神障害を伴って本人が判断能力を欠く場合などの成年後見制度（家庭裁判所に医師の診断書・鑑定書をもって申し立てを行い，重要な財産行為や契約行為に関する判断を助けるもの）や，本人にある程度の理解力があるが，日常生活上の必要なサービス利用等の判断に困難を抱える場合の地域福祉権利擁護事業（区市町村社会福祉協議会などが，日常生活におけるきめ細やかな見守りや支援を行うもの）がある．

発達障害者を含む障害者の所得補償等

障害者優先調達推進法

地方公共団体や地方独立行政法人等が，障害者優先調達推進法に基づいて，障害者就労施設等（たとえば，発達障害者が利用することの多い就労移行支援や就労継続支援などのサービスを行っている事業所）が供給する物品を優先的に調達するように努め，需要を増進させる取り組みが進められている．

また，公契約における競争参加資格を定めるにあたって，法定雇用率を満たしていること又は障害者就労施設等から相当程度の物品を調達していることなどの条件に配慮することなどが定められている．

障害年金・特別児童扶養手当

障害を理由とする所得補償に関するものとしては，手当や年金がある．

手当には，20歳未満の障害児の養育者（国内在住など諸条件有り）に対する特別児童扶養手当，在宅の常時介護を必要とする20歳未満の障害児に対する障害児福祉手当，在宅で20歳以上の著しく重度の障害者に対する特別障害者手当があり，いずれも市区町村の窓口に申請を行う．

年金には，20歳前障害による障害基礎年金と，労働者が障害を生じた場合の障害厚生年金がある．障害基礎年金のみの場合は市区町村役場に申請（*サラリーマンの被扶養配偶者の場合は年金事務所）し，都道府県事務センターで審査・支給決定，障害基礎年金と障害厚生年金の2階建ての場合は，年金事務所に申請し日本年金機構本部で審査・支給決定することになる．

発達障害について，障害年金や特別児童扶養手当の認定基準は共通で，「たとえ，知能指数が高くても社会行動やコミュニケーション能力の障害により対人関係や意思疎通が円滑に行うことができないために日常生活に著しい制限を受けること

に注目して認定を行う(発達障害とその他認定の対象となる精神疾患が併存しているときは，併合〈加重〉認定の取り扱いは行わず，諸症状を総合的に判断する)」となっている．

1級は「発達障害があり，社会性やコミュニケーション能力が欠如しており，かつ，著しく不適応な行動が見られるため，日常生活への適応が困難で常時援助を必要とするもの」，2級は「発達障害があり，社会性やコミュニケーション能力が乏しく，かつ，不適応な行動が見られるため，日常生活への適応に当たって援助が必要なもの」となる．

障害基礎年金については，独自に労働との関係が生じるため，障害厚生年金の対象者の場合に年金支給がある3級が設けられ，その基準は「発達障害があり，社会性やコミュニケーション能力が不十分で，かつ，社会行動に問題が見られるため，労働が著しい制限を受けるもの」とされている．

また，発達障害は通常低年齢で発症する疾患だが，知的障害を伴わない人が発達障害の症状により初めて受診した日が20歳以降であった場合はその受診日を初診日とする(20歳に達する前に初診日，障害認定日〈請求する傷病の初診日から起算して1年6か月が経過した日〉がある場合は20歳に達したときに障害の程度が1級または2級の状態にあれば障害基礎年金が支給される)．

さらに，上記の「労働」については，障害福祉サービス等の就労支援施設に通う人に限らず，雇用契約により一般就労をしている人であっても，援助や配慮の下で従事している場合があることから，単に労働に従事していることをもって直ちに日常生活能力が向上したものとはとらえず，その療養状況や仕事の種類，内容，就労状況，職場で受けている援助の内容，他の従業員との意思疎通の状況などを十分確認することとされている(障害年金の支給を受けたいがために就労を目指さないということがないようにするために留意)．

生活困窮者支援・生活保護

発達障害者に特化したものではないが，障害のない人も含めたセーフティネットに関するものとして，現に経済的に困窮し最低限度の生活を維持することができなくなるおそれがある場合は，「生活困窮者自立支援制度」に定義される「生活困窮者」として，福祉事務所設置自治体において自立に向けたさまざまな支援を行うこととなっている．

なお，この支援を実施する場合には，生活困窮者のなかには，社会とのつながりが薄れ，自らサービスにアクセスできない者も多いことから，アウトリーチを含め早期支援につながる対象者の把握，孤立状態の把握などにも配慮することが必要と考えられている．このような配慮を行う場面で，発達障害者には発達障害の特性をふまえた関わり方が必要であり，支援員の受ける研修においても発達障害に関する話題が取り上げられている．

具体的な支援としては，自立支援事業(支援員による一人ひとりの支援プラン作成)，就労準備支援・訓練(プログラムに沿った就労支援，就労機会の提供)，住宅確保給付金の支給(離職等により住居を失った場合や失うおそれがある場合に，就労に向けた活動をすることを条件に，生活の土台となる住居を整えるために家賃相当額を支給)，家計相談支援事業(自ら家計を管理できるようにするための相談，関係機関へのつなぎなど)，生活困窮世帯の子どもの学習支援(子どもの学習支援，居場所づくり，進学支援や中退防止支援など子どもと保護者双方に必要な支援)などがある．

一方，その対象者が利用しうる資産や能力その他あらゆるものを活用しても，就労が困難で，最低限度の生活の維持が可能ではない場合は，生活保護制度に基づく支援につなぐこととされている．

● 参考文献
- 平成27年度版厚生労働白書．
- 厚生労働科学研究費補助金こころの健康科学研究事業(研究代表者 齊藤万比古)．ひきこもりの評価支援に関するガイドライン．平成19年．
http://www.ncgmkohnodai.go.jp/pdf/jidouseishin/22ncgm_hikikomori.pdf

教育的対応

障害児保育と加配

平岩幹男

障害児保育とは？

　当初は障害者手帳を保有しているか，特別児童手当を受給している障害児を対象として，保育のサービスを利用できるようにすることを目的として，1974（昭和49）年度より障害児保育事業において障害児を保育所に入所させるために保育士を加配する事業を厚生労働省が主体となって実施してきた．さらにこの事業は補助が一般財源化されたのちに，2007（平成19）年度より地方交付税の算定対象を特別児童扶養手当の対象児童から軽度の障害児にまで広げることとなった．ここでいう障害児手帳の対象児とは身体障害および知的障害であり，未就学児では精神障害が事実上認定されていないことから発達障害のみの場合には手帳を保有していないが，市区町村によって基準の異なる特別児童手当を受給している場合には対象となる．なお障害児保育という名称に抵抗を感じるとして東京都などは「育成保育」などと呼称を変えている．

　障害児保育は発達支援事業ではないので，それぞれの子どもの発達状況に合わせた療育的な対応をするのではなく，それぞれの子どもの年齢や生活能力に応じてできることを増やす生活の場であることが原則であり，総合保育の場合には定型発達児との交流もこれに含まれる．

どこで行っているか

　多くは公的および民間の保育所において，定型発達児とは別個に枠を設けて行っているが，生活空間は共有しており，総合保育と位置づけられている．しかし一部の施設では，障害児保育施設において複数の障害児を保育する分離保育を実施している場合もある．また最近では障害児のみに特化した保育所も設立されている．

　このほかに無認可の保育所などが障害児保育としての手続きなしに（無認可なので補助対象にならない），障害児の保育を行っている場合もあり，その場合には保育の質が低下している可能性がある．

障害児はどこで生活するか・療育するか

　未就学の障害児の生活の場所は基本的には家庭であるが，それ以外には保育所，幼稚園となる．身体障害を抱えている子どもの保育所での受け入れなどに対するバリアフリー化の工事費用などについては補助が出る場合もあり，地域にもよるが，幼稚園でも補助が出る場合もある．しかし幼稚園の場合には人的補助としての加配ではなく，障害児の人数に応じて加算費用が自治体から支出されている場合もある．この場合には障害児手帳や特別児童手当は支給要件とはならずに，多くの場合には医療機関からの診断書が必要になる．なお数は限られているが，発達障害児を対象としたクラスをもつ幼稚園も存在する．

　現在全国では約7,000の施設において約12,000人が障害児保育のサービスを受けていると推定されるが，希望する対象児の数が推定でその数倍に上るものの，十分な受け入れ態勢にはほど遠く，家族の就労にも障壁となっている場合が多い．そのために本来は定型発達児の枠の中に障害児が入ってくることも珍しいことではなくなっており，12,000人はあくまで公式の数字で，実際にはその数倍の発達障害をはじめとした障害を抱える子どもたちが通所していると考えられている．

　それ以外に，療育の場としての発達支援の事業所に通う，民間の療育機関に集中的に通う，インターナショナルスクールに通うなどの選択肢があるが，保育所との両立は実際には困難である．

障害児保育の問題点

発達障害の診断年齢

0歳児保育が広まりつつあるが，発達障害は0歳では多くの例で診断はできない．ASDであれば言葉の遅れが気になり始めるのは1歳6か月頃からであろうし，ADHDであれば衝動性や多動性が集団生活の支障になり始めるのは多くは3歳を過ぎてからである．となればこれらの子どもたちは障害児保育ではなく，定型児の枠で入所し，年齢が上がるにつれて症状が明らかになり，診断にもつながってくる．

そうした場合に，診断が出たから障害児保育の枠に移すことができるであろうか．多くの場合には保育所によって障害児保育の人数枠は加配の関係もあって決められており，そこが埋まっている状況で発達障害を抱えていることが明らかとなってくる．となれば障害児保育枠ではなく一般枠に，少なからず発達障害を抱えた子どもたちが加配などの措置を受けることもなく生活していることは容易に推測できる．

障害者保育の質の確保

保育所保育指針の変更により，現在では発達障害についても相当の時間を割いて教育されているが，現在就労している保育士の多くは発達障害についての十分な教育は受けていない．発達障害を抱えた子どもたちへの対応については，これまで以上に研修などが必要である．

多くの保育所では巡回指導があり，教育，心理，保育などの専門家が各保育所を巡回して子どもたちへの対応を指導・助言している．この制度自体は評価されるべきものであるが，実際には一つの保育所に対して半日程度の時間を割くにとどまることが多く，児童観察を含めて多くの園で要望される複数の子どもたちへの対応は容易ではない．また巡回相談のマンパワーや予算の問題から，一つの保育所については年に2回程度の巡回となっていることが多い．

臨床的な経験からも，対応の助言をした場合には長くても2か月程度の後に確認してうまくいっていなければ修正する必要があることを考えれば，もう少し頻回に巡回することが望まれる．いうまでもなく保育所には園医がいるので，園医が発達障害のプライマリケアを助言してくれることが最も効果があると考えられる．

加配

加配とは通常の配置定員に加えて保育士を配置することである．基本的には保育所では障害児枠の児童4人に対して1人だが，手のかかる場合には2人に1人となっている市区町村もある．しかしさまざまな障害を抱えた児が入所しており，実際には身体障害を抱えた子どもの介助などに時間をとられることが多いので，加配の効果がみられていないこともある．それでは発達障害における加配の役割は何であろうか．単に行動やコミュニケーションの課題を抱える子どもたちの「見張り番」では意味がない．

基本的に加配された職員に要求されることは，① 子どもの発達特性を知ること，② 集団への参加をサポートすること，③ パニックやかんしゃくの状態になったときに切り替えの行動指示を出したりタイムアウトしたりしてクールダウンさせることなどである．子どもの受診している医療機関との連携が望まれることも多いが，実際には時間的，地理的な問題からなかなかできない．

社会的養護

こうした話題を考えるときに，家庭をもたない子どもたちのことも考えておく必要がある．発達障害は児童虐待を受けるリスクの一つであるし，発達障害を抱えて児童相談所の一時保護に滞在したり，児童養護施設で暮らしたりしている子どもたちの数は1万人を超えている．そしてそれらの施設の多くは献身的に努力する職員によって支えられてはいるものの，発達障害の個々の特性に合わせた生活指導や療育的対応が行われているとは限らない．障害児保育を考えるときに，これらの子どもたちの存在を忘れることはできない．

● 参考文献
- 平岩幹男．保育園・幼稚園での発達障害の考え方と対応―役に立つ実践編．東京：少年写真新聞社；2010．

教育的対応
就学相談

長谷川博之

就学相談とは

　子どもが小学校に入学するとき，何らかの障害があるまたは障害があると疑われる場合，または小学校生活が心配な場合などに行われるのが就学相談である．市区町村の児童課・支援課，教育委員会など，該当機関と就学前に相談をし，就学について意見交換をすることができる．現在，相談内容の多くは就学先の決定についてである．

　就学相談について，中央教育審議会の資料では❶のように書かれている．

　就学先については市町村教育委員会が一方的に決めるのではなく，早い段階から保護者の相談を受けつつ，相互の理解のもとに決定することが求められていることがわかる．

❶就学相談のあり方

- 子ども一人一人の教育的ニーズに応じた支援を保障するためには，乳幼児期を含め早期からの教育相談や就学相談を行うことにより，本人・保護者に十分な情報を提供するとともに，幼稚園等において，保護者を含め関係者が教育的ニーズと必要な支援について共通理解を深めることにより，保護者の障害受容につなげ，その後の円滑な支援にもつなげていくことが重要である．また，本人・保護者と市町村教育委員会，学校等が，教育的ニーズと必要な支援について合意形成を図っていくことが重要である
- 就学基準に該当する障害のある子どもは特別支援学校に原則就学するという従来の就学先決定の仕組みを改め，障害の状態，本人の教育的ニーズ，本人・保護者の意見，教育学，医学，心理学等専門的見地からの意見，学校や地域の状況等を踏まえた総合的な観点から就学先を決定する仕組みとすることが適当である．その際，市町村教育委員会が，本人・保護者に対し十分情報提供をしつつ，本人・保護者の意見を最大限尊重し，本人・保護者と市町村教育委員会，学校等が教育的ニーズと必要な支援について合意形成を行うことを原則とし，最終的には<u>市町村教育委員会が決定することが適当である</u>

下線は筆者による．
（平成 24 年 7 月 中央教育審議会 初等中等教育分科会資料より）

　また，2013（平成 25）年 9 月に施行された学校教育法施行令の改正で，就学に関する手続きについて以下の規定の整備が行われた．

　(1)就学先を決定する仕組みの改正，(2)障害の状態等の変化を踏まえた転学，(3)障害のある児童生徒による区外就学等，(4)保護者及び専門家からの意見聴取の機会の拡大．

　子どもや保護者のニーズに応じ，また，各機関で連携して子どもにとってのよりよい就学先を決定していくために，就学相談があるのである．

就学相談の実際

　就学相談は，保護者がわが子について教育委員会に直接相談をする場合もあれば，幼稚園や保育園側から保護者に話があり，就学相談に進む場合もある．

　市町村にもよるが，就学相談では保護者との面談だけでなく，子どもを交え，検査やカウンセリングが行われることも少なくない．検査とは，知能検査，健康診断，集団行動観察などであり，検査終了後，結果についての通知が届き，それをもとに就学先についてより詳細な相談が行われる．カウンセリングでは就学先の話のみならず，保護者の悩みや心配事についてカウンセラーが話を聞くことから始まり，就学先についても保護者の考えをふまえてアドバイスをする．さらに，場合によっては子どもとカウンセラーのやりとりが行われることもある．

　たとえば，あるケースでは❷のような手順で子どもの就学先が決定された．

　書類上のやりとりだけでなく，保護者も就学先を見学し，そのうえで子どもに適した就学先をともに考えていくことが重要である．

　また，就学先の決定に関する対応は，市町村によって違いがあるのが実情である．ある市町村では，保護者の意見が全面的に受け入れられ，通常

❷ 子どもの就学先が決定される手順の例

▼就学1年前の4月～6月：小学校の運動会や授業参観などの行事を見学する

▼7月～随時：就学相談の受付がスタートする
　→就学相談

▼年明けから1月下旬頃まで：保護者と教育委員会とで子どもの就学先について合意し，就学通知書が発送される

（海津敦子．発達に遅れのある子の就学相談．東京：日本評論社；2005より）

学級を希望すればそれが通るが，通常学級を希望しても教育委員会の決定が優先される市町村もある．保護者が自分の地域の就学について，情報を広く得ておくことが必要である．

入学後の対応

一般的には，就学相談が行われなければ，子どもは規定の小学校に入学することになる．就学相談で特別支援学級への入級を勧められるケースの多くは，子どもが知的にボーダーの場合や，知的には遅れはないが集団行動や対人面で困難を有する場合である．

就学相談で相談された内容や子どもの特性などは各市町村で個人カードなどに記入され，就学先に引き継ぎがされることが多くなっている．入学後は，個人カードを用いて，学校側は個別の支援計画を作成することになる．引き継ぎが丁寧に行われ，子どもにとって適切な支援が行われれば，より価値ある学校生活を送ることが可能となる．

一方で，特別支援学級・学校のように少人数の集団ならば支障なく生活できるが，通常学級のように大人数になってしまうとうまく適応できずに，学校生活に困難を抱える子どもも少なくない．その子どもにとってどのような就学先が最適なのか，就学相談を活用しさまざまな専門家の意見を聴きながら，就学先を決定していくことが必要であろう．

● 参考文献
- 国立特別支援教育総合研究所
  http://www.nise.go.jp/cms/13,3291,54,246.html

Column

☑ 就学相談

就学相談は秋に行われる就学時健診に先立って5～7月頃から開始している市区町村が多い．そして公的な療育施設に通所していたり，保育園や幼稚園で加配を受けていたりするときには就学相談を受けるように施設や園から勧められることが多い．それは自閉症や発達障害と診断されている場合には，通常学級への就学が不可能であろうという先入観が多くの関係者の頭の中にあるからであり，もし通常学級に在籍して相当の支援をするとしても，その「相当な支援」の実行が困難であろうという考え方による．また教育行政の立場からは，半日程度で終了する就学時健診の場よりも時間をかけて相談できる場を選ぶことにより適正就学につなげようとする意図もある．そこでは相談だけではなく，多くの場合には発達検査や知能検査を行い，その結果が例えば80以下であれば通常学級への就学は無理であると示唆したり断定されたりすることもある．

筆者は通常学級での就学を考えている保護者には就学相談を受けることは次のような理由で勧めていない．発達検査一つをとっても熟練した検査者が丁寧に行うのか，通り一遍で行うのかによってもかなりの差が出るし，一般的には後者が低く出る．例外としては市区町村によっては就学相談を受けないと通常学級に就学したとしても，通級指導が受けられないとしているところがある．この場合には個別あるいは小集団での通級指導を受ける希望があれば，就学相談を受ける必要が出てくる．

就学後の配慮を依頼するのであれば，就学決定通知が来てから，教育委員会ではなく就学先の小学校と就学前に話し合うことを勧めている．

● 参考文献
平岩幹男．自閉症・発達障害を疑われたとき・疑ったとき．東京：合同出版；2015.

（平岩幹男）

教育的対応
就学時健康診断

長谷川博之

小学校入学前の子どもたちに，健康診断や知能検査などを行い，発達に異常がないかを検査する仕組みを就学時健診という．特に，発達障害などがアセスメントされた場合は，入学する小学校での支援体制の確立と子どもの情報の引き継ぎ，保護者へのフォローなどが手厚く行われる必要がある．

現状

就学時健診の実施

就学時の健康診断は，毎年秋頃，次の年度の新入学児を対象に行われる．全国の市町村で就学時の健康診断が行われ，各市町村での受診率は9割を超えている．

就学時の健康診断は学校保健安全法に基づき実施される．❶のように示されている．

就学時健康診断の内容は❷の通りである．

❷の7点に加えて，現在では知的な発達の遅れがあるかどうかなどを調べるための知能検査も行われている．

就学時健診後に必要とされる対応

就学時健康診断後は，各市町村教育委員会が担当医師および歯科医師の所見に照らして，治療を勧告し，保健上必要な助言を行うことになる．また，義務教育の就学の猶予，免除，または特別支援学校（盲学校，聾学校，養護学校）への就学に関する指導を行うなど，適切な措置を講じることとなる．

就学時健康診断の結果，知的な遅れや発達障害の疑いがある場合には，児童の就学先を選択する必要も生じる．就学先は，特別支援学校，特別支援学級，通級指導教室，普通学級となる．就学先ごとに支援の手厚さに大きな差があるため，保護者も慎重に就学先を選ぶ必要がある．

課題

発達障害を見過ごす可能性

知的な遅れを含む，発達における障害は，就学時健康診断以前に5歳児健康診断で発見されるケースも増えている．5歳児健診のシステムがない自治体などでは，小学校入学前の就学時健診で発達障害の子どもを発見する必要がある．

しかし，現状では発達障害を見逃してしまうことがきわめて多い．たとえばある小学校では，特別な支援を要する生徒は全校生徒500名中30名いると診断された．しかし，就学時健康診断で支援を要するとされたのは30名のうちわずか1名であった．

原因としては，健診を行う小学校にスクリーニングのための仕組みがないことと，個々の教員にスクリーニングするための必要な知識と技能がないことがあげられる．就学時健康診断で「支援を要する子どもを発見する」という意識が低いのである．ゆえに就学時健康診断を行っても発達障害

❶ 就学時健康診断の実施

第十一条
市（特別区を含む．以下同じ．）町村の教育委員会は，学校教育法第十七条第一項の規定により翌学年の初めから同項に規定する学校に就学させるべき者で，当該市町村の区域内に住所を有するものの就学に当たつて，その健康診断を行わなければならない

（学校保健安全法より）

❷ 就学時健康診断の内容

第二条
就学時の健康診断における検査の項目は，次のとおりとする．
一　栄養状態
二　脊柱及び胸郭の疾病及び異常の有無
三　視力及び聴力
四　眼の疾病及び異常の有無
五　耳鼻咽頭疾患及び皮膚疾患の有無
六　歯及び口腔の疾病及び異常の有無
七　その他の疾病及び異常の有無

（学校保健安全法施行令より）

を見過ごしてしまう可能性が高い.

保護者や学校側の支援体制確立への期待

　保護者の相談機関も必要である.保護者が子どもの発達の凸凹に気づいていたにもかかわらず,就学先を心配し,就学時健康診断を受診させなかった例もある.保護者が安心して話ができ,入学に備えられるような支援体制の確立が望まれる.

　就学時健康診断で発達障害などの疑いがあることを把握したとしても,学校側に入学後の支援体制が整っていない場合もある.就学時健康診断で疑いが指摘され,医療を受診し診断がおりた場合,個別の教育支援計画や指導計画を立案するために,入学前に学校と保護者で相談をすることも必要となる.

保育所・幼稚園と学校との連携

　最後に,入学前に行われる保育所・幼稚園と学校との連携について,厚生労働省は❸のような課題をあげている.

　現状では両者の連携意識が低いケースが多く,よって情報交換の質が低い.入学し,何か問題が生じて初めて検査などに踏み切る,という事後対応がとにかく多いのである.

　就学時健診を形式的なものにせず,子どもにとって必要な支援体制を検討するきっかけとするよう,健診内容およびアフターフォローを含め,充実させていくことが必要である.たとえば,小学校教員が個別の指導計画を作成することや専門家との連携を進めることがある.また,保護者への働きかけも不可欠となる.

❸ 就学時健康診断における保育所・幼稚園と学校との連携

> 　市町村では,就学前の子どもの問題は母子保健関係課,保育所入所などは児童福祉課で取り扱い,就学後の子どもの問題は教育委員会が担当しているため,お互いの連携が十分行われていないと,保育所,幼稚園などから学校に就学前の情報が伝わらず,また家族から子どもの発達の問題について学校への相談が無い場合,学校に入り問題行動が顕在化してから発達障害に気付くことになります.しかし,子どもの発達障害の有無は個人情報であり,保育所・幼稚園と学校の連携方法は十分な検討が必要です.

（平成18年度 厚生労働科学研究「軽度発達障害児に対する気づきと支援のマニュアル」より）

● 参考文献
- 長谷川博之編. "就学時健診"から組み立てる発達障害児の指導. 東京：明治図書出版；2010.

Column

☑ 就学時健診

　就学時健診は市区町村には実施の義務があるが,住民には受診の義務はない.たとえ受診をしなかったとしても罰則はないし,情報がない場合には,もし何らかの障害を抱えていたとしても市区町村の教育委員会には就学支援委員会での検討をすることができないので,事実上は通常学級への就学許可を発行することになる.しかし発達障害を抱えており,就学後に何らかの支援を受けることを考えているのであれば,やはり事前の情報交換はしておいたほうがよいので,筆者は未受診のままの就学は勧めていない.ただし親が就学猶予を求めている場合には,就学時健診を受診するということは就学の意思があると解釈されるので,その場合には受診しないことを勧めている.

　多くの市区町村の就学時健診はスクリーニングとして実施されており,そこで何らかの問題点が見出された場合には,二次検診を別の日に改めて受診し,その結果を就学支援委員会などで合議して就学先の勧告を行うことが多い.すなわち就学時健診を受けたその場で就学勧告を受けることは少ない.また市区町村によっては就学相談を事前に行って就学先の合意形成が先になされている場合（これは特別支援学校や学級への就学を意味するが）には就学時健診を受けなくてよいとしている場合もある.

（平岩幹男）

教育的対応

適正就学

長谷川博之

適正就学とは

就学指導委員会制度

適正就学とは，障害のある児童生徒にとって最もふさわしい教育を行うために，就学すべき学校を決定することをいう．文部科学省より2002（平成14）年に通知された「障害のある児童生徒の就学について」では，❶のように書かれている．

上記の記載に基づき，ほとんどの各市町村では，児童生徒の適正就学を進めるため就学指導委員会を設けている．この就学指導委員会制度では，教育委員会だけでなく，医療関係者や臨床心理士，専門的な知識をもった教員などがそのメンバーとなっている．

就学先決定においての留意点

同資料においては，就学指導について❷のようにも書かれている．

さまざまな立場からの意見をふまえ，保護者の意見を考慮して就学先が決定する流れである．

実際には，小学校への入学時の就学相談が主である．また，入学した後，担任や保護者からの訴えで形態変更を相談するというケースも少なくない．とはいえ，就学直前になってから初めて就学先を考えるのでは遅すぎる．幼少期に発達の凸凹や，子どもの生きづらさがわかった時点で，早めに就学の相談をしておいたほうが安心である．

たとえば，ある市では「市民だより」などでも教育相談の広報を行い，6月頃には教育委員会の担当者と保護者が面談をできる．就学時健康診断は11月頃に行われることが多いので，早ければ半年近く前に就学についての相談を始めることができるのである．

要請をすれば相談員（調査員）が園に派遣され，子どもの様子や保護者との面談も実施してくれる市町村も増えている．このような制度を活用し，さまざまな意見を早めに集めながら，よりよい子

❶ 就学指導委員会の設置

> 二　就学指導体制の整備
> （一）就学指導委員会
> 　改正令に基づき市町村の教育委員会は適切な就学指導を行うため専門家の意見を聴くことが必要となるが，<u>障害の種類，程度等に応じて教育学，医学，心理学の観点から総合的な判断を行うため，適切な就学指導のための調査・審議機関を今後も設置することが重要である</u>こと

下線は筆者による．
（平成14年10月　中央教育審議会　初等中等教育分科会資料より）

❷ 就学指導に当たって

> （二）就学指導に当たっての留意事項
> 　市町村の教育委員会は，障害のある児童生徒の就学に関して，学校の校長との連絡が重要であるとともに，<u>その障害に応じた教育内容等について保護者の意見を聴いた上で就学先について総合的な見地から判断することが大切であること</u>．具体的には，就学指導委員会において保護者の意見表明の機会を設ける等の方法が考えられること

下線は筆者による．
（平成14年10月　中央教育審議会　初等中等教育分科会資料より）

どもの就学先を決定していきたいものである．

現場の実態と課題

教員が子どもの特性を把握する

発達障害を抱えながらも，通常学級に入学してくる子どもは少なくない．

「発達障害＝特別支援学級」ではないということは，現場でもほぼ常識となっているが，なかには「障害＝特別支援学級・学校」という古い考え方をする教員もいる．通常学級への入級にせよ，特別支援学級への入級にせよ，大切なのは教員が子どもの特性を把握し，ニーズに合った指導・支援をなしうるかどうかである．

入学前に相談を始めておく

新入生を迎えるに臨んで教員側も，どのような

子どもが入学してくるのか，何が得意で何が苦手なのか，集団にはどの程度参加できるのか，などの不安を抱えている．その場合には保護者から学校に連絡を入れ，入学前に相談を始めておくのも一つの方法である．学校によっては入学前に担任と話をさせてくれたり，校舎内・教室内を見学させてくれたりするところもある．子どもの不安を少しでも軽減して入学のその日を迎えられるよう，各機関からアドバイスを受け検討する必要がある．

集団生活になじめない子どもの場合

● よくみられる特徴

集団参加が困難である特性をもった子どもに対し，特別支援学級に入級し，適切な個別指導を受ければ伸ばしえたであろう能力も，通常学級に入学して40人の中の1人となってしまうと力を伸ばせずに時間だけが過ぎてしまうことも少なくない．また，通常学級に入級したはいいが，集団についていくことができずに落ちこぼれ，自己肯定感を大いに損じて非行や不登校に陥る子どもも数多く存在するのが事実である．

そのような子どもたちには，たとえば❸のような特徴がみられる．

認知・行動の特性からくる困難はさまざまあるが，小学校や中学校で失敗体験や叱られる体験を多数経験することにより二次障害を引き起こしてしまうと，学校生活のみならず，社会への適応がたいそう難しくなる．

> ❸ 集団参加が困難である特性をもった子どもの特徴
>
> - 発達障害だけでなく，知的にもボーダーである
>   ⇒勉強についてくことができず，失敗体験を重ねている．自己肯定感が低い
>
> - 苦手な事に対して取り組むことができない
>   ⇒何かができた，という達成感を得たことが少ない
>
> - 他者と関わることに対してマイナスの感情をもっている

● 専門的な立場から冷静なアドバイスを

学校現場には，友人と関わってうれしさや楽しさを得る経験が極端に少ないことから，学校の集団生活になじむことができない子どもも少なからず存在する．そうなる前に，どの段階でどんな教育・療育を行うかについて，幼少期以降の保護者の関わりという点でも，周りから適切なアドバイスを重ねていくことが重要だろう．

就学にあたっては，保護者の願いが反映されるのはもちろんのことだが，専門的な立場から冷静なアドバイスをすることも必要である．保護者と「その子の将来のために何が必要なのか」「どのような人生を歩みたい，歩ませたいか」を話し合い，適切な就学についてともに考えていくことが必要である．

教育的対応

就学猶予

長谷川博之

就学猶予・就学免除とは

日本では，保護者はその保護する子女に普通教育を受けさせる義務を負っているが，その就学義務が猶予，免除となる場合がある．それを「就学猶予・就学免除」という．

教育基本法第十八条により，就学猶予・就学免除となる場合が定められている．文部科学省のHPではの通り記載されている．

なお，経済的な理由は就学猶予・就学免除の条件として認められていない．また，保護者からの願い出がない場合，市町村教育委員会独自の判断で就学義務の猶予または免除を実施することはできない．

就学義務が猶予された場合，満十五歳に達した学年の終了によって，就学義務はなくなる（学校教育法第三十九条）．たとえば中学校1年生を修了時，2か年の就学猶予を受けた場合，満15歳

❶ 就学猶予・就学免除となる場合

（1）病弱，発育不完全
特別支援学校における教育に耐えることができない程度としており，より具体的には，治療又は生命・健康の維持のため療養に専念することを必要とし，教育を受けることが困難又は不可能な者を対象としている
（2）その他やむを得ない事由
1. 児童生徒の失踪
2. 児童自立支援施設又は少年院に収容されたとき
3. 帰国児童生徒の日本語の能力が養われるまでの一定期間，適当な機関で日本語の教育を受ける等日本語の能力を養うのに適当と認められる措置が講ぜられている場合
4. 重国籍者が家庭事情等から客観的に将来外国の国籍を選択する可能性が強いと認められ，かつ，他に教育を受ける機会が確保されていると認められる事由があるとき
5. 低出生体重児等であって，市町村の教育委員会が，当該児童生徒の教育上及び医学上の見地等の総合的な観点から，小学校及び特別支援学校への就学を猶予又は免除することが適当と判断する場合

下線は筆者による．
（文部科学省「就学義務の猶予又は免除について」より）

になるため保護者は当該生徒を中学校に就学させる義務はなくなる．

ただし，保護者が市町村教育委員会に就学を申し出，当該教育委員会の承認があれば，就学させることはできる．

現状

就学猶予・就学免除の対象者は，1955（昭和30）年では32,630人で，対象者のほぼ9割が障害を理由に認定したものであった．

これは当時，養護学校が義務教育学校とはみなされていなかったため，障害を抱えた子どもの多くが就学猶予・就学免除の対象として数えられた．1979年には養護学校も義務化され，それ以降の就学免除・就学猶予の対象者は激減することとなった．

2010年では3,686人が就学猶予・就学免除者として認定されているが，理由のほとんどは「その他」に該当するもので，障害を理由とした就学猶予・就学免除は重度なものを除き認定されていない．これは，特別支援学校の充実による成果であると考えられる．

課題

近年では，さらに適用数の減少を図るべきだという意見もある．これは，子どもの教育を受ける権利や学習権の拡充を図る立場からの意見である．長らく義務教育を受けるには難しいと判断されていた重度の障害を抱える子どもでも，現在の医療技術と十分な環境整備があれば就学が可能な事例が増えており，適用数を減らすべきとの声はますます強まっている．

低出生体重児・超低出生体重児の場合

● 保護者を中心に就学猶予を望む声

一方，近年の超低出生体重児の救命率の増加により，本来なら数か月ほど誕生が遅いはずだった

児童が，十分に学校教育を受けられる状態まで発達しないまま入学時期を迎えるケースが増えている．そのため，低出生体重児・超低出生体重児の保護者を中心に就学猶予を望む声が大きくなっている．

超低出生体重児の場合，発達が遅いことも多い．埼玉県川口市立医療センターの新生児集中治療科部長である奥起久子氏は次のように述べている．

「本来の学年より早く生まれ，発達も遅い子は二重に不利」

1年間の猶予により，本来の学年に所属できることが多くの子どもにとって望ましい結果をもたらすことは想像に難くない．実際に体力面の課題や知的な遅れの問題が就学猶予により縮小・解消され，学校生活をよりスムーズに送れるようになった事例はいくつも報告されている．

● **行政からの支援体制整備への期待**

しかし，課題もある．一例としては年下の子どもたちと同学年になるため，対象児の年齢が上がったときに事態をいかに受け止めるのかという問題が考えられる．また，猶予した1年間，対象児の受け入れ先となる教育機関については保護者自身が探さなくてはならない．現時点では前例がほとんどなく，行政からの支援は行われていないのが多くの市町村の現状である．

ある市町村では，予定日より3か月早く生まれた子どもの就学猶予の申請が行われたが，市教委からは当初「原則は（就学猶予を）行っていない」と後ろ向きな回答が返ってきた．この事例では親の強い希望や医師の意見もあり，最終的には受け入れられたが，まだ行政も含めて周知が進んでいないことを表す好例であろう．都道府県によっても適用数は大きく異なり，就学猶予・就学免除ともに0の都道府県もある．行政からの支援体制が整うことが待たれる．

Column

☑ **原級留置**

原級留置とは，学校に在籍している児童・生徒・学生が何らかの理由で進級せず，同じ学年を繰り返して履修することをいう．

現在の日本の制度では，学校教育法において諸学校の在学年齢/卒業年齢に上限を設けておらず，義務教育期間内の原級留置も可能であるが，小中学校など関係機関の現場ではほとんど想定されていない．

〔長谷川博之〕

教育的対応
特別支援教育

長谷川博之

特別支援教育とは

　これまでの「特殊教育」では，特殊教育学校，特殊学級，通級指導教室といった「特別な場」で，障害の種類に応じて支援がなされていた．しかし，在籍者の6％程度といわれる，通常の学級で学んでいるLD，ADHD，ASDなどの児童生徒は「特殊教育」の対象ではなかった．また，障害の重度・重複化により，障害種別の枠を越えた盲学校・聾学校・養護学校のあり方を見直す必要性が生じてきた．そこで，支援を受けられる場所の限定をやめ，支援を必要とする児童生徒がどこにいても支援を受けられるよう，制度が見直された．この流れから，2007（平成19）年度に学校教育法が一部改正され，❶の理念のもと，「特別支援教育」が制度化された．

　特別支援教育の基本的な取り組みは以下の3つである．
（1）個別の教育支援計画の立案（多様なニーズに適切に対応する仕組み）
（2）特別支援教育コーディネーターの設置（教育的支援を行う人・機関を連絡調整するキーパーソン）
（3）広域特別支援連携協議会などの設置（質の高い教育支援を支えるネットワーク）

　このような取り組みの目的は，障害の程度などに応じて特別の場で指導を行う「特殊教育」から，障害のある子ども一人ひとりの教育的ニーズに応じて適切な教育的支援を行う「特別支援教育」への転換を図ることである．さらに，学校制度に関しては，盲・聾・養護学校を，障害種別を超えた学校制度（「特別支援学校」）へと転換が図られた．

現状

特別支援学級数，児童生徒数の増加

　「特殊教育」から「特別支援教育」への転換により，特別支援教育をとりまく環境は変わりつつある．それは，学級数，児童生徒数の増加である．

　特別支援学級数は2004（平成16）年度では32,323学級であったのに対し，2014（平成26）年度には52,052学級にまで増えた．10年間で約20,000学級の増加である．

　また，26年度における特別支援学級の在籍児童数は187,100人である．16年度の90,851人からすると，10年間で約2倍に増加している．内訳としては，知的障害のある児童生徒が94,821人，自閉症・情緒障害のある児童生徒が81,624人であり，知的障害や自閉症・情緒障害のある児童生徒の増加が目立つ（❷）．また校種別にみると，高等部の増加が目立っている．

幼稚園，小・中学校，高等学校における支援体制の整備状況

　支援を必要とする児童生徒数は年々増加し，特別支援学級数もまた増加している．では，各学校の支援体制はどれほど整備されているのか．

　全体として，体制整備（校内委員会の設置，実態把握，特別支援教育コーディネーターの指名，関係機関との連携を図った「個別の教育支援計画」の策定と活用，「個別の指導計画」の作成，巡回相談，専門家との連携，研修の実施）は進んでいる傾向にある．しかし，その中で見ると「専門家との連携」は52.1％，「個別の教育支援計画」は58.1％と，実施している学校数が少なく，効果的な運営ができていない学校もあることがわかる（❸）．

❶ 特別支援教育とは

　特別支援教育とは，従来の特殊教育の対象の障害だけでなく，<u>LD，ADHD，高機能自閉症</u>を含めて障害のある児童生徒の自立や社会参加に向けて，その一人一人の教育的ニーズを把握して，その持てる力を高め，生活や学習上の困難を改善又は克服するために，適切な教育や指導を通じて必要な支援を行うものである．

下線は筆者による．　　　　　　　　　（学校教育法より）

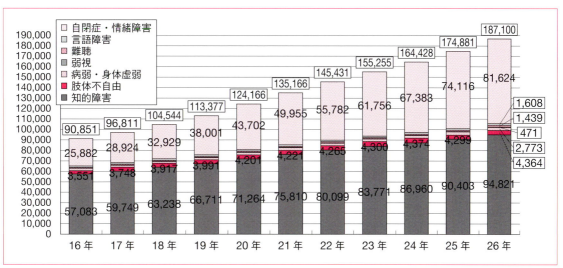

❷ 特別支援学級在籍者数の推移（公立小・中学校合計）

（特別支援学級の現状〈平成26年5月1日現在〉．特別支援教育関係資料より）

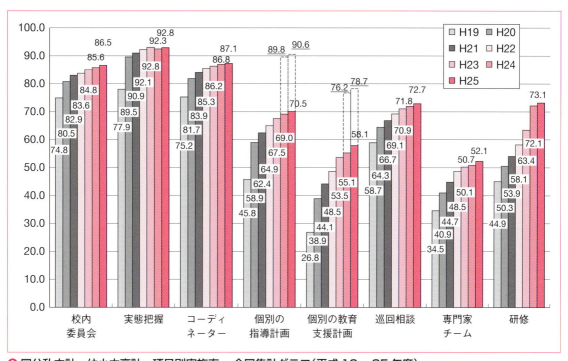

❸ 国公私立計・幼小中高計・項目別実施率―全国集計グラフ（平成19～25年度）

点線箇所は，作成する必要のある該当者がいない学校数を調査対象校数から引いた場合の作成率を示す．

（平成25年度特別支援教育体制整備状況調査 調査結果より）

課題

障害の重度・重複化，多様化への対応

特別支援学校の児童生徒のうち，小・中学部における重複障害学級の児童生徒在籍率は，1980（昭和55）年度では31.0%であった．また2009（平成21）年5月の時点では，小学部・中学部が合計で41.2%と上昇している．さまざまな特性をもった子どもたち一人ひとりに応じた指導の充実が求められている．

自立と社会参加に向けた職業教育の不足

2013（平成25）年度において，特別支援学校高等部の就職率は，27.7%であった．障害のある生徒が自立し社会参加を図るためには，企業などのニーズや実情をふまえた授業の改善・充実，早期からのキャリア教育などの推進が求められている．

交流および共同学習の不足

今後ますます障害のある人とない人が交流する機会が増えることを考えると，互いに理解を深め，生活を送る必要がある．特別支援学級や特別支援学校の児童生徒と，通常の学級の生徒，地域が一緒に活動・学習を行う交流および共同学習の場は，まだ十分に確保されているとはいえない．障害のある子どもと障害のない子ども，地域社会の人たちとで，交流やともに学習をする機会を設けることが求められている．

改善策の提案

現場における特別支援教育を改善し，質をさらに向上させるために，以下の項目が必要となる．

特別支援教育に関する校内委員会の設置

障害のある幼児児童生徒の実態把握や支援方策の検討を行うための，特別支援に関する委員会を設置する．委員会は，校長，教頭，特別支援教育コーディネーター，教務主任，生徒指導主事，通級指導教室担当教員，特別支援学級教員，養護教諭，対象の幼児児童生徒の学級担任，学年主任などで構成する．

実態把握

在籍する幼児児童生徒の実態の把握に努める．「その子の教育的ニーズは何なのか」を理解することが，効果的な支援につながる．正確な実態把握をもとに，特別支援コーディネーター等と対応や支援の検討を行う．幼稚園，小学校においては，発達障害などの障害は早期発見・早期支援できるよう，実態把握や必要な支援を着実に行う．

特別支援教育コーディネーターの指名

校長は，教員を「特別支援教育コーディネーター」に指名し，校務分掌に位置づける．特別支援コーディネーターは，校内委員会・校内研修の企画・運営，他機関・学校との連絡・調整，保護者からの相談窓口などの仕事を行う．それにより，各学校における校内支援体制を充実させ，他機関や保護者との連携を円滑にする．

関係機関との連携を図った「個別の教育支援計画」の策定と活用

特別支援学校においては，長期的な視点に立ち，一貫した支援を行う必要がある．医療，福祉，労働などのさまざまな面からの効果的な支援ができるよう，「個別の教育支援計画」を策定する．また，それを活用し，計画的な支援を進める．

「個別の指導計画」の作成

一人ひとりに応じた指導を行うため，「個別の指導計画」を作成する．「個別の指導計画」に従って，教育内容・方法，教材・教具等について検討し，幼児児童生徒の障害の重度・重複化に対応した教育を充実させていかなければならない．

教員の専門性の向上

教員の特別支援学校教諭の免許状保有率は3割程度，教員の特別支援学級での経験年数は約半数が5年以下である．教員の専門性が保てていないのが現状である．特別支援教育を効果的に進めるために，教員の特別支援教育に関する専門性を向上させる．

現場の本音

筆者もNPO（埼玉教育技術研究所）のメンバーも現場で日々教育活動に取り組むなか，特別支援教育の必要性を痛切に感じている．自分の感情のコントロールができずに突然大声を出してしまう生徒，覚えることが極端に苦手な生徒，人とまっ

たく関わろうとしない生徒，特定の音だけが苦手で教室から飛び出してしまう生徒など，現場の教員が対応できず，困惑している事例はさまざまにある．それらの事例に適切に支援ができる教員はほぼ皆無である．特性を理解しない教員から「お前が悪い」と大声で叱られ，学習面でも生活面でも人間関係面でも失敗する体験を重ね，二次障害を併発する児童生徒も多い．

特別支援教育の知識と対応力を身につけた教員を増やし，支援を要する生徒をとりまく物的環境と人的環境を整える施策が求められている．

参考文献
- 文部科学省．特別支援教育資料(平成26年度)．
- 教育課程企画特別部会．特別支援教育の現状と課題(平成27年4月28日)．
- 文科初第125号文部科学省初等中等教育局長通知(平成19年4月1日)．
- 今後の特別支援教育の在り方について(最終報告)(平成15年3月)．
- 特別支援教育を推進するための制度の在り方について(答申)(平成17年12月8日)．

Column

☑ 特別支援教育

特別支援教育について学校関係者と話をしていると，特別支援教育は通常の学校教育とは異なり，それこそ何か特別なものという印象をもっている職員が意外に多いことに気づかされる．特別支援教育とは発達障害に限ったことではなく，すべての子どもたちに，それぞれの「個」に合わせた教育をすることであり，そのためには「個」をきちんと把握することが前提になる．

学校現場では academic skills としての学習内容の評価は得意であるが，生活上のスキル，すなわち social skills を評価することには慣れていない．これは小学校の成績通知表を一瞥すればすぐにわかるように，教科についてはたとえば国語ひとつをとっても4～6項目で評価しており，全体としても評価項目は1ページにわたって並んでいる．しかし social skills については8～10項目の大項目に丸をつけるだけであり，数行のコメントがついていないことすらある．こうした通知表を見るたびに social skills を客観的に評価するための訓練が十分になされていないことを考えてしまう．

発達障害があれば医療機関で何とかしてほしい，投薬をしてほしいなどという要望が学校当局から出されることもあるが，日々の教育は academic skills だけではなく social skills をも含めるべきことは明らかであり，特に social skills は生活の場である学校において育てるべきであるし，そのための技術も学校は要求されているはずである．もちろん医療機関も，家庭とだけではなく子どもたちの生活の場の一つである学校とも連携をすることが円滑な特別支援教育を行うことにつながるし，それは子どもたちの利益につながると考えている．学校との連携のためには医療関係者が学校現場に出かけたり，学校関係者が医療機関に相談に訪れたり，一緒に検討会を開くなどの行動をより積極的に展開する必要がある．

参考文献
平岩幹男．発達障害児へのライフスキルトレーニング．東京：合同出版；2015．

（平岩幹男）

教育的対応
特別支援学級

長谷川博之

特別支援学級とは

特別支援学級は，小・中学校に障害の種別ごとに置かれる少人数の学級（8人を上限）であり，知的障害，肢体不自由，病弱・身体虚弱，弱視，難聴，言語障害，自閉症・情緒障害の学級がある．2014（平成26）年5月1日現在，学級数は30,493学級，児童生徒数187,100人が在籍している．

特別支援学級の教育課程の編成については，指導要領に❶のように記載されている．

❶ 特別支援学級の教育課程の編成

基本的には，小学校・中学校の学習指導要領に沿って教育が行われますが，子どもの実態に応じて，特別支援学校の学習指導要領を参考として特別の教育課程も編成できるようになっています．

（文部科学省．5．特別支援教育に関する学習指導要領等より）

障害のある幼児児童生徒については，一人ひとりの能力や可能性を最大限に伸ばし，自立し，社会参加するための基盤となる生きる力を培うため，一人ひとりの教育的ニーズに応じて適切な指導および必要な支援を行うことが重要である．

このため，特別支援学級の教育課程は幼稚園，小学校，中学校および高等学校に準ずる各教科（知的障害者を教育する場合は独自の教科）などのほか，障害に基づく種々の困難の改善・克服を目的とした領域である「自立活動」で編成されている．さらに，障害の状態などに応じた教育を行うため，種々の教育課程の特例が設けられている．

現在の課題

小・中学校の通常の学級において，LD（学習障害），ADHD（注意欠陥多動性障害）などの児童生徒がおよそ6.5％程度の割合で存在する可能性が示されている．これらの児童生徒も含め，幼稚園，小学校，中学校，高等学校などにおける障害のある幼児児童生徒に対し，適切な指導および必要な支援を行うことが求められている．

しかし，現場の実態として，適切な指導・支援を行うことができる教員は少ない．実際に子どもたちを目の前にした際，力で押さえつけようとする教員や，どうしてよいかわからず途方に暮れてしまう教員が少なからず存在するのが現状である．家庭とも連携して個々のニーズを適切に把握し，指導・支援することができるよう，教員のスキルアップが急務である．

また，障害のある幼児児童生徒と障害のない幼児児童生徒との交流および共同学習についても，適切に実施できていない学校が少なくない．生徒の特性を把握し，目的を明確にして通常の学級の児童生徒と一緒に過ごす時間を確保できるよう，学校をあげての体制づくりを促進し，効果的に実施することが求められている．

現場の本音

情緒が安定し，うまく適応できている例は少なくない

特別支援学級では，一人ひとりのニーズに合わせて，教育課程を編成することができる．学習面はもちろんのこと，個別の指導計画を作成し，本人のどんな力を伸ばしていきたいのかを保護者の意見もふまえ決定し，それぞれが目標とする力を育成することを目指して日々の授業・諸活動を行うことが制度上保障されている．

学習面のつまずきであれば，該当学年から遡って学習をすることが可能なのはもちろん，自立活動として本人の特性，困難に合わせた活動を行うことができるのが特徴である．

また，教師一人あたりの児童生徒数も少ないため，教師の目が届きやすいのも特別支援学級の大きな利点である．時間もある程度自由に使える．

たとえば，パニックになったときの自分を客観的に振り返ったり，取るべき行動を考えたりする時間を余裕をもって設定することができる．特別支援学級で生活することで，パニックになりそうな自分を抑制し，代わりとなる行動を学ぶことができるようになるのである．

さらに交流および共同学習として，通常の学級での授業・活動に参加することもできる．個別の指導を重ねながら，集団生活・集団活動を経験することで，集団参加のスキルも伸ばしていくことが可能である．

通常の学級で生活していたときには集団生活にうまく適応できず，周りとのトラブルを起こしてばかりいた子どもが，特別支援学級に入級して情緒が安定し，充実した学校生活を送っているという例は少なくない．

形態変更への保護者・児童生徒の抵抗感

一方，通常の学級から特別支援学級への形態変更をする際には，保護者・児童生徒の側に抵抗感があり，なかなか形態変更の了承がとれないという場合もある．

たとえば保護者が特別支援学級への形態変更を拒む理由として，❷のようなものがあげられる．

❷ 保護者が特別支援学級への形態変更を拒む理由

① 特別支援学級に入ることで本人が傷つくのではないか
② 一度入級したら，通常学級に戻れなくなるのではないか
③ 授業を受けなかったり，毎日のようにパニックを起こしたりするのは，学校や学級での厳しさが足りないからではないか

保護者と面談を重ね，不安や偏見を取り除いていく

❷のような保護者の誤解を一つずつ解きながら，時には体験入学などの時間も設けたうえで，形態変更を進めることも考えられる．

保護者とこまめに連絡をとり，面談を重ねる．在籍を変更するということは，保護者にとっても，子どもにとっても勇気のいることである．その決断まで，時には次年度に持ち越す場合もあるが，一歩一歩階段を昇るように保護者や本人の不安，特別支援学級に対する偏見を取り除いていくことが大切である．

子どもの成長にとってより価値ある環境を整備することは，教育の必要条件の一つである．そのための選択肢として特別支援学級がある．

教育的対応

特別支援学校

長谷川博之

現状

文部科学省の発表（2014〈平成26〉年5月1日）によると，全国に特別支援学校は1,096校あり，幼稚部〜高等部まで約6万5千人の生徒が在籍する．特別支援学校はその障害種に合わせて「視覚障害」「聴覚障害」「知的障害」「肢体不自由」「病弱（身体虚弱を含む）」の5区分に分かれる．それぞれの区分では以下のような教育活動がなされている．

視覚障害教育

点字による読み書き，白杖を使った歩行訓練のほか，触覚や聴覚，嗅覚など，視覚に頼らずに生活できるようになるための活動が行われている．また高等部ではあんま師やはり師などの国家資格取得を目指した職業教育が行われている．

聴覚障害教育

発達段階に応じて指文字や手話などを活用したコミュニケーション能力の育成を図るとともに学習面では小・中学校に準じた教科教育を行い基礎学力の定着を図っている．また高等部には，普通科のほかに産業工芸や機械，印刷などの多様な職業学科が設置され，生徒の適性や希望などに応じた職業教育が行われている．

知的障害教育

小学部では基本的な生活習慣や日常生活に必要な言葉の指導など，中学部ではそれらをいっそう発展させるとともに，集団生活や円滑な対人関係，職業生活についての基礎的な事柄の指導などが行われている．高等部においては，木工，農園芸，食品加工，ビルクリーニングなどの作業学習を実施し，特に職業教育の充実を図っている．

肢体不自由教育

小学校，中学校，高等学校に準じた教育を行うとともに，障害に基づく困難を改善・克服するための指導である自立活動を行っている．自立活動の指導においては，身体の動きの改善を図ることやコミュニケーションの力を育てる指導などを行っている．また，医療的ケアを必要とする子どもが多いことから，医療との連携を大切にした教育を進めている．

病弱・身体虚弱教育

病気などにより，継続して医療や生活上の管理が必要な子どもに対して，必要な配慮を行いながら教育を行っている．特に病院に入院したり，退院後もさまざまな理由により小中学校などに通学することが難しかったりする場合は，学習が遅れることのないように，病院に併設した特別支援学校やその分校，または病院内にある学級に通学して学習できるようにしている．

課題

文部科学省は❶のような課題をあげている．

❶ 文部科学省があげている特別支援学校の課題

特別支援学校の小・中学部では，障害の重度・重複化，多様化が進んでいる．複数の障害を教育の対象とすることができる「特別支援学校」の制度を生かし，一人一人に応じたきめ細かな指導が一層求められている

地域における特別支援教育を推進する上で，「特別支援学校」がその専門性を生かしながら，幼稚園，小学校，中学校，高等学校等の要請に応じて支援などを行う特別支援教育のセンター的機能を果たすことが求められている

特別支援学校では，福祉，医療，保健，労働等の関係機関との連携を図り，障害のある幼児児童生徒一人一人のニーズに対応して適切な支援を行う計画（個別の教育支援計画）を策定することとされており，その効果的な活用が課題となっている

（中央審議会 教育課程部会 特別支援教育専門部会 第4期議事録より）

一人一人に応じたきめ細やかな指導が求められる

特別支援学校では教科担任制を用いている学校が多い．そのため集団で行う授業（音楽，体育など）が少なくない．集団生活になじませるという意味では効果的かもしれないが，「一人一人に応じたきめ細やかな指導」という点では課題がある．

子ども対応という点で考えると依然として，怒鳴ったり，高圧的な対応をしたりする指導が少なからずある．また，時折，体罰の問題が報道されることもある．知識・技術の不足によることだと考えられる．

センター的機能を果たすことが求められる

現状としてセンター的機能は十分に果たせていないと考える．その理由として以下のことがあげられる．① 各方面に支援を行うという役割意識がないこと，② 支援できる専門性がないこと，③ 自校の教育活動で手いっぱいになっていること．

通常の学級の教員が困っているのは「集団の学級経営をしながら，障害ある子にどのような対応をしたらよいか」という内容であるのに対して，特別支援学校からの助言は「個別の支援をどうするか」という視点がほとんどであり，ニーズが合致しないこともある．そのため「特別支援学校のアドバイスはあまり役に立たなかった」という声も聞く．

支援計画の「作成」と「活用」における課題

個別の支援計画の「作成」には次の課題がある．
① 作成に欠かせない「特性のアセスメント」が十分にできないこと．
② 作成することが目的化しており，実効性が低いこと．

担当者に児童・生徒の実態を見極める知識と技能が不足しており，より効果的な方針を立案する力を育む研修も不十分である．

支援計画の「活用」においての課題もある．
① 通知票と兼ねている学校も多いため「学期末に書いて終わり」という事例がある．
② 支援計画をその都度修正し，段階的に教育活動をするという意識が不足している．

「書いて終わり」となっている現状が多くみられるのが実情である．個別の支援計画を中心に教育活動がなされ，そのうえで状況に応じて支援計画を修正していこうとする意識と行動とが必要である．

教育的対応
通級指導教室

長谷川博之

通級指導教室の現状と課題

通級指導教室は，小・中学校の通常の学級に在籍している言語障害，情緒障害，弱視，難聴などの障害がある児童生徒のうち，比較的軽度の障害がある児童生徒に対して，各教科等の指導は主として通常の学級で行いつつ，個々の障害の状態に応じた特別の指導（「自立活動」および「各教科の補充指導」）を特別の指導の場（通級指導教室）で行う教育形態である．

通級指導教室では，自立した社会生活を送れるよう障害に応じた支援をする「自立活動」が指導の中心となる．指導教員は，それぞれの障害に関する専門知識と経験がある教員が担当することになっているが，通級指導を担当する教員が全員専門的かというとそうではないのが実情だ．実際に，通級指導の担当を希望していなかったにもかかわらず学校事情で担当になり，どう指導をしていいかわからないという声も聞く．文部科学省も，通級の課題を❶のように指摘している．

制度は発展途上といえる．

通級による指導の対象は，言語障害，自閉症，情緒障害，弱視，難聴，学習障害（LD），注意欠陥多動性障害（ADHD），肢体不自由，病弱・身体虚弱の児童生徒である．

彼らの特性に対する知識研修は進んでいるが，技能研修が遅々として進まない現実がある．

1993（平成5）年4月に制度化され，2012（平成24）年度に通級指導教室を設置している公立小・中学校は前年度比272校増の合計3,333校で，全体の10.7%となった．

通級へ通う子どもは6年間で4倍にも増えている．子どもが増えるということは担当する教員が増えるということである．担当教員の専門性の向上が急務である．

現場の実態

通級指導教室では実際にどのように教室を運営しているのか．大城政之氏の「発達障害を対象とする通級指導教室における支援の充実に向けた実際的研究」では，通級指導の運営方法をデータとして発表している[1]．

指導形態

通級による指導において，指導形態も「個別指導のみ」や「小集団指導のみ」だけではなく，「個別指導と小集団指導を併用した指導形態」，「通級指導教室担当者が在籍学級での授業に入り，学級の担任とティーム・ティーチングで関わる指導形態」など，多様な選択肢が考えられる．児童生徒一人ひとりの教育的目標を達成するために，指導形態も工夫しながら各教室で取り組んでいるが，なかにはどのような形態が適しているのか判断しかねる児童生徒もいる．保護者や学級担任の意見もふまえ，決定していくことが求められる．

指導内容

通級での指導内容も，各教室によってさまざまである．小学校においては，「自立活動および教科の補充指導」による指導が56.1%と半数以上を占め，次いで，「自立活動のみ」が39.3%となっている．学習指導よりも集団への参加に向けた指導が中心になっていることがわかる．一方で，中学校では，「自立活動および教科の補充指導」が71%と高い割合を示していた．中学校の段階では高校進学との関係もあり，「教科の補充指導」のニーズも高まることが想定される．

❶ 文部科学省があげている通級指導教室の課題

十分な専門性を有しない教員が配置されるなど，必ずしも効果的に活用されていない例もみられる．さらに，通級による指導については，指導時間数及び対象となる障害が限定されており，特別支援教育を推進する観点から，より弾力的な対応ができるようにする必要がある

在籍学級との連携

　通常の学級担任との連携の困難さも課題となっている．実際に通級指導の担当をしている教員集団に話を聞くと，「通級で指導したことが通常学級でも生かされているのかが不安である」との返答があった．通級での指導と，在籍級での指導を連動させていくことが必要である．

　そのために行うのが，たとえば「在籍学級への授業参観」である．在籍学級ではその児童生徒がどのように過ごしているのかを通級指導担当の教員が見学し，指導に生かすというものだ．自校通級の場合，小学校では89.5％，中学校では62％が在籍学級の授業参観を実施しており，他校通級の場合にも，在籍校に通級担当者が出向いて授業を参観する機会を設けていることが多い．一方で，在籍学級担任等が，通級指導教室での指導を参観している学校は，小学校で41.9％，中学校で31％であり，在籍学級の担任が通級での指導を見学する機会は多くない．日常的な情報交換としては連絡ノートを活用するなどして連絡を密にし，児童生徒への指導に還元する方法をとっている場合が多いようである．

　また，通級指導教室担当者が中心となって，在籍学級担任および校内関係者の「担当者会」を開催し，情報交換を図っている学校が小学校で61％，中学校で55.1％であった．指導要録以外に「指導報告書」を作成し，在籍学級担任等との情報の共有化を図るなど工夫している学校も，小学校で84.3％，中学校で74％にのぼる．

　その一方，在籍学級の担任は他の児童生徒の指導に追われており，通級担当の教員も外部から通ってくる児童生徒一人ひとりの在籍校への連絡業務を担っている．両者ともに多忙であるため，指導の一体化という点では課題が残るのが現状である．

　過ごす時間は週に数時間であるが，通級指導教室は児童生徒一人ひとりに適切な指導を重ねることにより，在籍学級での学習・生活に生きる力を身につけさせる貴重な場である．担当教員のスキルを高め，在籍学級や保護者との連絡を密にする体制づくりを進めることによってより効果的な指導を積み上げるため，現場の努力は続いている．

● 文献
1) 大城政之ほか．発達障害を対象とする通級指導教室における支援の充実に向けた実際的研究―「発達障害を対象とした通級指導教室の基本的な運営マニュアル（試案）」の作成に向けて．平成23年度研究成果報告書．

教育的対応

月経指導

長谷川博之

　TEACCHプログラムを取り入れた療育を3歳から受けている自閉症の女児が，第二次性徴期の変化を受け入れることができた月経指導を紹介する．月経を予想して小学部4年生から指導を開始した．

知識面

　知識面では5つの段階に分けて学習を行った．段階1「一次性徴・二次性徴」，段階2「身体の名称」，段階3「プライベートゾーン」，段階4「人の成長」，段階5「月経について」を，視覚的に繰り返し指導した．プライベートゾーンについては，自分を守るために必要なことなので時間を費やした．段階4の人の成長については，生まれてから老いるまでの体の変化をイラストで示した．それに沿って，赤ちゃんから現在の自分の写真を置き，自分の成長を写真で見ることで理解しやすくした．

実際場面

a. おりものシートをつける

　おりものシート（以下シート）をつけることをソーシャルストーリーで知らせた．また手順書を使ってつけ方を示した．つける時間は，起きてから入浴まで．取り替えは大体2時間を目安とした．シートは自宅ではトイレ内の専用の箱に入れ，学校ではポーチに入れて保管した．

　第1段階は，つける日を指定した．何日間かつけた後つけない日を設け，カレンダーで知らせた．約4か月で定着してきた．第2段階は，「シートをつける」か「シートをつけない」から「シートをつける」か「ナプキンをつける」にし，毎日つけるようにした．初潮を迎えたとき，ナプキン着用がスムーズにできた．

b. ナプキンをつける

　a.の第2段階を始めてから，月経の手当の仕方とナプキンの使用についてソーシャルストーリーで知らせた．ナプキンの着用の仕方も，手順書を使って身につけていった．月経の期間を個人のカレンダーに記入し，定期的なリズムで月経があることを視覚的に示すようにした．

c. 交換のタイミング

　シートやナプキンの交換を自分で判断するのはまだ難しいため，1日のスケジュールに入れた．シート交換はピンクのハートマーク，ナプキン交換は赤のハートマークで示すルールを作った．「トイレ」のスケジュールにハートマークを入れ，どちらの交換かわかるようにした．

●参考文献
- フェイ・アンジェロほか著，服巻智子訳．スペシャルガールズビジネス 日本語版．佐賀：ASDヴィレッジ出版；2008．
- 高柳美知子編．イラスト版10歳からの性教育．東京：合同出版；2008．
- 北沢杏子．女の子．東京：岩崎書店；1985．
- 文部科学省．小学校と中学校の連携について（発達年齢）．平成23年．

治療と療育の原則

治療と療育の原則

汐田まどか

療育ということばが示す概念

療育という用語の提唱

　療育という用語は，1942年に，高木憲次によって最初に提唱された．高木は整形外科医としてわが国最初の肢体不自由児施設を創設し，肢体不自由療育の基礎を築いた．高木によれば，当時の療育の理念は，「療育とは現代の科学を総動員して不自由な肢体をできるだけ克服し，それによって幸いにも回復したる回復能力と残存せる能力と代償能力の三者の総和（これを復活能力と呼称したい）であるところの復活能力をできるだけ有効に活用させ，以て自活の途の立つように育成することである」というものであった．これは，その後高松により「療育とは，医療，訓練，教育，福祉などの現代の科学を総動員して障害を克服し，その児童が持つ発達能力をできるだけ有効に育てあげ，自立に向かって育成することである」と表現されている[1]．そして，高松は，「療育とは情念であり思想であり科学でありシステムである」「療育は注意深く特別に設定された子育て」であると述べている．

　一方，療育の定義ではないが，障害児福祉の祖とされる糸賀一雄は，「この子らを世の光に」「ミットレーベン（共に生きる）」という言葉を残し，子どもが主体であることと共生の重要性を示した．

療育という概念の展開

　現在，療育という用語は，障害児へのアプローチの技法の総称という意味で使われることもあるが，もともとは，その底にある個々の支援者・専門家がもつべき理念やシステムを含む広い概念である．

　そして，その対象となる子どもの障害も多様化した．最初に高木によって療育という用語が提唱されたときは主に肢体不自由児を対象とした概念であったが，その後，重症心身障害や知的障害などの障害をもつ子どもに対しても使用されるようになった．そして，最近では，発達障害やいわゆる「気になる子」へのアプローチも療育と呼ばれるようになった．

　加藤[2]は，発達支援サービスの役割を「リンゴの樹」モデルとして示している（❶）．その中で，支援を ① 発達支援，② 家族支援，③ 地域生活支援，④ 児童福祉の4つがともに重要であるとしている．広い意味での療育には，このように，子どもをとりまく家族や地域・社会へのアプローチも含まれている．

　そして，宮田は，療育は障害をもつ子どもをとりまく社会の状況に合わせて進化すべきものであり，そのために療育の専門家は自身が発達し続ける姿勢が求められると述べている[3]．

発達障害における療育 ―医学モデルと生活モデル

　発達障害を対象とした療育では，生活モデルの視点が特に重要である．生活モデルとは疾病に対する医学モデルと対比される考え方である．疾病を対象として，病因に対する治療を行い治癒をめざす医学モデルに対して，臓器でなくひとりの人を対象として，生活の質の向上をめざす考え方が生活モデルである．通常，生活モデルは治癒しにくい慢性疾患や障害に対するアプローチにおいて適用される．

自閉症における医学モデルと生活モデルの対比

　北原は自閉症を例にとって，医学モデルと生活モデルを対比している（❷）[4]．それによれば，自閉症を医学モデルでとらえると，自閉症という疾病を対象とし，介入はその治癒を目的として専門機関で専門家が行うものである．一方，生活モデルでは，対象は疾病や障害ではなく，子どもであ

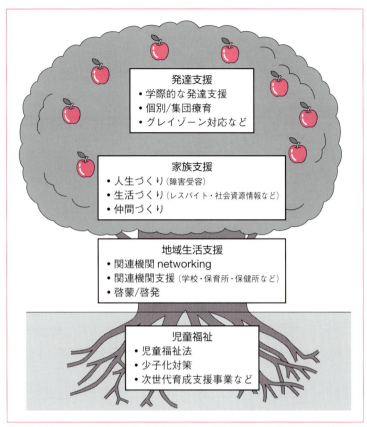

❶ 発達が気になる子の育ち支援における基本的課題とそれらの関係樹図
（加藤正仁ほか監修．2011[2]）

❷ 自閉症における「医学モデル」と「生活モデル」の対比

	医学モデル	生活モデル
対象	自閉症	子ども
目的	自閉症の治療	子どもの成長・発達
目標	機能障害（3症状）の治癒 ［対人相互反応における質的障害 　コミュニケーションの質的障害 　興味の限定・常同行動］	活動・遊びの広がり 集団生活での活動
介入場所	専門機関	家庭・地域社会
介入チーム	専門家集団	いろいろな人
指示形式	命令的・依存的	協力・自立・エンパワメント
〈参考〉 対象のとらえ方 （WHO）	医学モデル 「病因—病理—発現」	生活モデル 「機能障害（発現）—活動—参加」

（北原　佶．2013[4]）

る．そして，生活モデルからみた療育の目標は，子どもを定型発達に近づけることや発達マイルストーン課題を達成することのみではない．その子どもとしての成長・発達の支援を目的とし，活動や生活の広がり，社会参加を目標とする．その子どもが自分の良いところ，有用な存在であることを自覚でき，社会の中で人と適切に関わりながら役割をもち，その子らしく生きることを目標とする．

関わるのは医師や専門家だけでなく，子どもの生活の場である家族や学校の先生などがチームとしての介入をする．そしてそのチームにおける医療の役割は，指示でなく，それぞれの専門性や立場を生かし，協力することである．

実際の臨床においては，医学モデルと生活モデルは対立するものではなく，場合に応じて使い分ける必要がある．たとえば，薬物療法などは医学モデルのアプローチに近い．しかし，療育において生活モデルの視点が欠けていると，専門家の一方的なおしつけや，家族や周囲の人々が治癒にこだわるあまり療育への過度な依存や不適切な子育てにつながる[3]．

生活モデルが重要である理由

生活モデルが特に重要である理由として，以下の点があげられる．

まず，発達障害はスペクトラムとして対応する必要がある．スペクトラムの意味は，定型発達との連続性があること，また，ライフステージの中で，問題の内容や程度は変化するという点である．たとえば，幼児期は多動が問題となり注意欠如多動性障害と診断されるが，学童期以降に集団生活の中で社会性の障害による困難が目立ち自閉症スペクトラム障害としての対応が必要となる，というような異なる発達障害の連続性もしばしばみられる．

そして，出現頻度が高い．文部科学省は，小中学校通常学級在籍の児童生徒のうち，6.5％に発達障害があるとみられることを報告している．さらに，発達障害では周囲との関係性の中で困難が大きくなるので，日常接する人が適切に対応することで障害の広がりを予防する必要がある．

このような子どもたちに対して，専門家が専門機関で介入するのみでは不十分である．生活の場で，子どもをとりまく人によって日常的に適切な対応が行われることで，初めて子どもの生活の質が高められる．

乳幼児健診と療育—まず診断よりまず対応

家族が具体的な助言を受けられる場の必要性

わが国の乳幼児健診は，最初は疾病，1970年頃からは脳性麻痺などの運動障害の早期発見・早期治療・療育をめざして普及した．その後，発達障害やいわゆる「気になる子」が広く知られるようになってからは，発達障害の早期発見がクローズアップされた．2004年に施行された発達障害者支援法でも，乳幼児健診は，発達障害の早期発見の場と位置づけられている．一方で，発達障害のスクリーニングとして，早期発見・早期療育のみが強調されすぎると，特に問題を感じていない保護者にはなじまない．本来乳幼児健診の役割である，子育て支援の機能を損なわないようにすべきである．

たとえば，保護者に相談のニーズがない場合でも，とにかく早く専門機関につなげようとするあまり，詳しい説明や助言がないままに，「1回調べてもらいましょう」「とりあえず専門の先生に診てもらいましょう」と言われて，専門機関に紹介されることがある．しかし，多くの専門機関で紹介から初診までに2〜3か月かかることが多いため，紹介されてから数か月の間，家族は不安を抱えたまま過ごすことになる．極端な場合，疑心暗鬼になり子どもに言葉を教え込む，必要以上に叱責をする，などの不適切な養育を引き起こしかねない．

一方で，子どもの発達や行動に家族が何らかの不安をもっている場合，発達障害と診断できない場合でも，単に「発達障害とは診断できない」「様子をみましょう」と言うだけでなく，今どのように家庭で関わればよいか，今後問題があったらどこに相談すればよいか，などについて具体的な助

言が必要である．このような相談や子育て支援の機能を充実させるために，健診に心理相談やペアレントトレーニングを導入している地域も広がってきた．

なお，平成26年3月に出された，新しい乳幼児健診の手引き作成のもとになる標準的な考え方[5]の中では，子育て支援の機能を充実させることが示されている．具体的には，疾病のスクリーニングに用いる判定区分とは別に，子育て支援の必要性を健診の場で多職種により評価し，支援につなげることが必要になる．

専門機関が重層的に対応するシステムのさらなる整備へ

幼児期は，保育所・幼稚園での困り感はあるが，家庭では特に問題を感じていないことも多い．現在，児童発達支援センターの保育所等訪問事業などを含め，特別な支援の多くが，診断がつかないと開始できない．そのため，問題を感じていない保護者と，保育所・幼稚園の間でジレンマが生じる．このような場合，保護者に診断を受けることを強要するのではなく，保育所・幼稚園に直接助言できるシステムが必要である．

今後，乳幼児健診における発達障害の診断精度を高めることは当然求められるが，困っている家族や保育園・幼稚園にすぐに対応するという面では，診断の精密さにこだわる必要はない．地域において，子どもの問題や状況に応じて，いろいろな機関が重層的に対応するシステムのさらなる整備が求められる．その1例として，小児科のかかりつけ医は，家族や地域をよく知っているので，子育て支援をする立場として適しており，必ずしも発達障害を専門としていなくても発達や行動の問題について一般的な助言ができることが望ましい．

家族への支援

家族支援は療育の中で重要な部分である．まず，診断と告知において，家族が子どもの特性を受け入れ，理解する過程への支援が重要である．発達障害は定型発達との連続性があり，また集団生活で問題があっても家庭で特に困っていないことが多いので，診断を受容することが難しい．親が障害を認識する課程は，障害の否定と肯定で振り子のように揺れるとされる．

また，子どもの発達障害と不適切な養育とは関連が深い[6]．発達障害をもつ子どもは過敏でコミュニケーションが難しいことなどから，多くが育てにくい子どもである．そのことが，親子関係に歪みを生じさせ，不適切な養育，場合によって虐待のリスクを高める．さらに，親自身が子どもと同様の発達特性をもつことも多く，衝動的に叱責してしまうなど適切な対応が難しいことがあり，それがさらに子どもの行動の問題を大きくする．一方では，虐待や不適切な養育を受けて育った子どもは衝動性が高く，反応性愛着障害では人との適切なコミュニケーションが困難であり，行動上は発達障害と同様な症状を示す．

このように，発達障害と不適切な養育の関連に配慮しながら，子どもと家族の関係性に対して支援をする必要がある．

療育の理論・技法について

一般的には，「療育を受ける」のように，専門家が行う子どもへの直接的アプローチ・技法のことを療育と呼ぶことも多い．

発達障害療育の理論・技法は時代とともに変遷してきた．現在広く認められている理論として，TEACCH，ABA（応用行動分析学）があり，いずれも環境調整や行動のアセスメントをはじめとして，広く適用できる．また，介入技法としてはPECS，SST，認知行動療法などが行われている．1つの理論や技法にとらわれず，一般的な理論・技法を理解したうえで，子どもの発達や年齢に合わせて技法を選んだり組み合わせたりして適用することが実際的である．

また，保護者は次々と出現する新しい技法に頼りたい気持ちになりがちである．しかし，特効薬のような技法があるわけではなく，療育への過度な期待や依存にならないような助言が必要である．生活モデルの視点からは，優れた療育技法であっても，それが療育機関で行われるだけで家庭や子どもの生活の場に広がっていなければ意味が

ない．家庭，保育所・幼稚園，学校などの生活の場にどう汎化させるかに，専門家のスキルが求められる．

発達障害における治療の考え方

　原因となる脳機能障害が解明されていないので，治療を，治癒を目的とするものと定義すると，現時点では厳密に言えば発達障害の治療はまだないということになる．一般的に発達障害の治療と言う場合は，対症療法としての薬物療法を指すことが多い．薬物療法を行う場合は，原因を治しているわけではないことを家族や本人に十分説明する必要がある．子どもに対しても，内服の目的について話して納得してもらうようにする．薬を飲むことを罰のように本人が感じることがないように，できるだけポジティブにとらえてもらえるような話し方の工夫を要する．

　薬物療法は，多動など発達障害の主症状に対するものと，発達障害をもっていることによる外傷体験や不適応による二次障害としての精神・行動の問題に対するものがある．

● 文献
1) 高松鶴吉．療育とはなにか．東京：ぶどう社；1990．
2) 加藤正仁，宮田広善監修．発達支援学—その理論と実践．東京：協同医書出版；2011．p.2-9．
3) 宮田広善．子育てを支える療育．東京：ぶどう社；2001．
4) 北原　佶．発達障害における医学モデルと生活モデル．発達障害研究 2013；35：220-6．
5) 平成25年度厚生労働科学研究費補助金．乳幼児健康診査の実施と評価ならびに多職種連携による母子保健指導のあり方に関する研究班．乳幼児期の健康診査と保健指導に関する標準的な考え方．2014．p.29-30．
6) 原田　謙．発達障害と反社会的行動．発達障害研究 2012；34：97-108．

かかりつけ医による発達障害診療

秋山千枝子

はじめに

　筆者は東京都西部の92万人の二次医療圏人口を有する地域に，1997(平成9)年に開院した．近隣保育所の嘱託医や学校医を務めるなかで2003(平成15)年に特殊外来として「子ども相談室」を開設し，心理士と協働し地域の各機関との連絡を取りながら発達障害や子どもの心の診療を実施している．

　筆者の経験から，かかりつけ医として発達障害児に関わる機会としては，① 乳幼児健康診査や一般診療で障害を発見した場合，② 発達障害の診断と治療をする場合，③ 他機関でフォローされている子どもを診療する場合の3つがあると考えている．

　かかりつけ医における発達障害の診療には，少なくとも最初の相談窓口として情報を迅速に整理し他の機関との連携に基づいた支援を目指すことが求められる．それは子どもの発達という主眼をもちつつ，身体と心の悩みを相談できる身近な地域の子育て支援機関としての一役を担うことから始まる．

発達障害の発見の機会

乳幼児健康診査

　乳幼児健康診査(以下健診)は発達障害児の発見の場となる．いずれの健診でも発達の遅れは発達障害のサインであることを念頭におく．乳児期の運動発達の遅れは個人差としてとらえやすいが，注意深くフォローする必要がある．特に1歳6か月健診で，言語や社会性の遅れで気づくことが多い．

　ただし，健診で診断をする必要はなく，保護者が理解しやすい言葉で説明して診断や治療に結びつけていかなければならない．冒頭の「子ども相談室」では初診時に発達歴を聴取するのだが，母子手帳を持参せず子どもの出生時の体重すら思い出せないと述べる保護者が少なくない．また，「健診では何も言われなかった」と述べるが，よく話を聞くと「寝つきが悪かった」などの育てにくさを感じていたことが表明されたり，保健師から経過観察を勧められていたことが記載内容から判明することもある．

　かかりつけ医は，発達の遅れや気づきに対して「対応」を始めることが大切であり，それこそが健診でのかかりつけ医の役割だと言っても過言ではない．また，健診や一般診療でその後の様子を診ることができるのも，かかりつけ医の醍醐味である．近年，地域の子育て支援の窓口が次々創設されているが，かかりつけ医の気づきが引き継がれるよう，地域の資源を熟知し，その子どもに必要な場を紹介することも必要である．

一般診療での発見

　医師によって診療の流れには一定の形があるもので，その中で子どもの様子の違いに気づくことができる．たとえば，筆者の場合は，子どもが泣く場面[1]と3歳すぎて一人で椅子に座り診察を受けることができるかどうかを注意深く観察し，何度か観察してやはり気になる場合に保護者に気になる点を話すようにしている[2]．ただし，周囲が気になっても保護者が気づいているかどうかは別であり，保護者の認識を見極めて説明する必要がある[3]．必要に応じて専門の医療機関や相談機関の利用を提案する．

　気になる点を話す際には，かかりつけ医であるからこそ，率直に話せる関係ができていなければならない．また，かかりつけ医として日々の診療のなかでそのような関係を築き，相談を継続してもらうことが大切である．

発達障害の子どもの診療

　かつて(2001〈平成13〉年)文部科学省が通常学

級に在籍する児童の6.3%が特別支援教育のニーズに該当すると公表したが，発達障害の子どもたちは，すでに対応を受けている子どもからまだ保護者の気づきが十分でない子どもまで，地域に普通に暮らし読者諸兄の診察を受けている．かかりつけ医にできることは，発達障害の検出や診断だけではなく，日ごろの診療を発達障害のある子どもの健康維持に適した環境にしていくことである．

発達障害のある子どもの特性

発達障害にはさまざまな特性があるが，たとえば，感覚過敏がある場合には触診をさせてもらえなかったり，院内の泣き声などが苦痛に感じられてパニックを起こしてしまうことがある．また，順番を待つということが理解できなかったり，検査や処置の間じっとしていられず順調に実施できないこともある．痛みなどの症状を的確に表現できなかったりし，診断が困難なこともある（❶）．

発達障害の可能性を考慮せずにいると「しつけができていない子」「親の愛情が足りないのではないか」などと，誤った解釈をしてしまうことがある．

子どもの特性をふまえた診療の工夫

近年は市町村や地域の家族会等が協働し，本人の苦手なことなどをまとめたサポートブックを作成し，診療時に提示することが勧められるようになってきた．取り組みの内容は市町村によって異なるが，都道府県の障害福祉担当課のホームページを確認するか問い合わせをするとよい．

本項では実施できる工夫の一部を紹介する（❷, ❸）．

まず，待つことが苦手な子どもには，予約診療の活用に加えて，待ち時間が視覚的にわかるような工夫をする．処置のときにじっとしていることが困難な子どもには「先生が10数えるからね」などと告げる．

子どもへの指示や依頼は「○○して」などではなく「○○くんは，○○します」と告げる．一度で従えなかったときは，できるまで同じ指示を繰り返す．「モシモシ（聴診器）が，○○くんのお胸につきます」のように，本人の視界に映る事象を事前に説明する．

検査など本人が初めて経験するようなものは，

❶ 発達障害児によくある「困りごと」

外来で
- 他の診療室の戸を開ける
- 院内を走ってしまう
- 診察室の机の上の器具，PCなどに勝手に触れる
- 「トイレに行きたい」と言って何度も出入りする
- 聴診器，舌圧子を怖がる

病棟で
- 病棟の生活時間に合わせられない
- 院内の機材を触れる
- 内服薬の色，におい，味（苦味），形状（剤形）が合わない
- 偏食

❷ 発達障害児への配慮の原則と工夫の例

① 言葉よりも視覚的な方法を使う
- 言葉の説明だけでなく，具体物，写真，絵，文字で示す
- モデル，実演をする
  - コミュニケーションボード
  - 家族にやってもらうところを見てもらう

② 具体的に指示する（❸）
- あいまいな指示ではなく具体的な指示をする

③ 経験しておく
- 検査室や機材の下見，関連した作業を自宅で練習，検査に関するビデオを見せる
  - 消毒用アルコール（におい・冷たさ）
  - エコーのゼリー（ぬるぬるする感触・冷たさ）
  - 電極・テープ（べたべたする感触・はがすときの刺激）

④ 検査や処置全体のスケジュールを明確にする
- 全体の作業を写真等で示し工程を一覧表にして，終わった工程を消すなどして現在の状況を把握させるとともに見通しをもたせる

⑤ ごほうびを用意する
- 終了後のごほうびをやくそくする

⑥ 自発性を最大限尊重する
- 本人に日程や処置の順番を決めてもらう

⑦ 待ち時間に配慮する
- 待合室以外の場所を用意する，時間を厳守する
  - 専用の携帯型端末
  - 番号札の活用
  - 待合室を分ける
  - 予約枠の設定の工夫

（大屋　滋．医療機関における合理的配慮 2014．p.87-9[4]）

❸ 知的障害を伴う自閉症児への望ましい言葉かけの例

望ましい	望ましくない
本人に向かって呼びかける 「〇〇くん，〇〇します」	その場にいる多数に向かって呼びかける
ゆっくり話す	急いで話す
簡潔な言葉で話す	くどくどとたくさんの言葉かけ
明瞭な声で話す （可能なら静かな環境で）	聴き取りづらい話し方
優しい態度で言う	怒ったように言う
肯定的な言い方 例「椅子に座ります」	禁止する言い方 例「歩き回らないで」
具体的な言い方 例「足を揃えて手を膝の上に置いて」	曖昧な言い方 例「ちゃんと座ってください」
わかりにくい理由をつけない	例「みっともないからやめなさい」
一つの事項ずつ話す	次々と複数の事項を話す
提示した後しばらく待つ （数秒〜数分）	指示をすぐに繰り返す

（大屋 滋．2012[5]）

どのようなことが起きるのかを示して予測がつくようにする．たとえば，同行した家族に試しにやってもらい，その様子を見せたり，処置の各場面を写真に収めた工程表を用意しておき，自分がどこまで進んだのか見通しがつけられるようにする．絆創膏やゼリーなど検査に使用する道具で事前に提供できるものがあれば自宅で練習してもらう．

病気や治療について子どもに理解できる方法と内容で説明することをプレパレーションと呼ぶ．発達障害の子どもであっても，「わからないだろう」と保護者にだけ説明をして同意を得るというのではなく，子どもも同席させて説明する．

子どもの発達障害の特性をふまえた診療の工夫を実施することは，保護者にとっても配慮となる例が少なくない．たとえば，予約を忘れていたり，指示していたことが十分に理解されていなかったりすることがある．通常の診療を進めるうえで必要なことかどうか判断をして，保護者からの要望にこたえていくことがコツである．

おわりに

かかりつけ医にとって発達障害の診療は，子育て支援と専門的な診療との境をつけにくく，区別をして診療することは困難なことが多い．保護者の「気づき」を見極め，または「気づき」を深めながら問題解決を進めていく．地域に根差した診療は，家庭と社会資源を円滑に結ぶことが可能であり，いつも親子の身近にいると感じてもらえることがかかりつけ医の役割である．

● 文献
1) 秋山千枝子．当院における年齢別でみた啼泣場面の違い．外来小児科 2001；4：81-3．
2) 秋山千枝子．発達障害．秋山千枝子編．小児科コミュニケーションスキル 子どもと家族の心をつかむ対話術 東京：中山書店；2014．p.66-74．
3) 秋山千枝子，堀口寿広．特別支援教育における主治医の役割―園や学校での気づきに寄り添う連携．外来小児科 2006；9：315-22．
4) 大屋 滋．医療機関における合理的配慮について―発達障害編．平成25年度厚生労働科学研究班．医療機関における合理的配慮．2014．p.87-9．http://www.ncnp.go.jp/nimh/syakai/01_project_kazoku.html
5) 大屋 滋．急性期医療における発達障がいへの対応．小児看護 2012；35：607-14．

薬物療法と注意点

ASD

石飛　信，小坂浩隆，神尾陽子

はじめに—補助的な治療手段としての薬物療法

　自閉症スペクトラム障害（autism spectrum disorders：ASD）児に対する薬物療法の基本姿勢として，英米いずれの「ASD診療ガイドライン」も，「（薬物療法の）標的症状の原因を極力明確にし，適切な環境調整や行動面からのアプローチの有用性を十分検討したうえで，"補助的な治療手段"として薬物療法を検討する」ことの重要性を強調している[1,2]．

　すなわち，現時点においては，ASD児への向精神薬による薬物療法は，こだわりや社会性の障害といった主要徴候に対して行うのではなく，さまざまな精神科的併存症（標的症状）に対して心理社会的なアプローチと並行しながら対症療法として行い，ASD児が抱える併存症の軽減を通して児のQOLを向上させることを目的とする．実際，ASD児では，注意欠如多動性障害（attention-deficit hyperactivity disorders：ADHD），チック，強迫性障害，感覚過敏（または鈍麻），睡眠障害，カタトニア，衝動性など多くの精神科的併存症が認められ，約70％の症例で1つ以上の精神科的併存症が認められると報告されている．

　併存症は発達や本人をとりまく状況（支援の有無など）の影響を受け，主要徴候と密接に連動しながら多様な臨床像を形成し，QOLに大きな影響を与える．従来からASDの併存症治療として，さまざまな向精神薬を用いた薬物療法が用いられてきた．現在，ほとんどの向精神薬が「適応外使用」のもと医師の判断と自己責任のうえで処方されているのが現状であるが，このような状況下においても，ASD児に対する薬物療法ができるだけ適正なプロセスを経て行われる必要があ

---

challenging behavior

　challenging behaviorは特定の症状や行動を示すものとしてではなく，「本人自身や周囲の人間に悪影響を及ぼし，著しく生活の質を低下させ，社会生活への参画を阻害する行動」[3]と定義され，具体的には，癲癇，攻撃性，パニック，自傷行為，興奮，破壊的行動などがこれにあたる．上記の行動上の特徴に加え，「challenging behaviorは診断名ではなく，（社会的）サービス，家族，ケアを提供する者にとっては障壁となる行動である一方で，知的障害を有する者にとっては目的ある行動として表出しうるものであり，個々の要因と本人をとりまく諸要因との相互作用のもとでしばしば生じる行動である」[3]と述べられており，challenging behaviorを呈している当事者のニーズや周囲の状況との関わりの重要性についても言及されている．上記を考慮すると，challenging behaviorとは，"（当事者の障害特性やニーズ，本人をとりまく諸要因を総合的に考えたうえで）周囲からの対応が不可欠な行動上の問題"といえる．

　一方，日本で以前から使用されている強度行動障害という用語は，「精神科的な診断として定義されるものではなく，直接的他害（噛みつき，頭突き等）や，間接的他害（睡眠の乱れ，同一性の保持等），自傷行為等が通常考えられない頻度と形式で出現し，その養育環境では著しく処遇の困難な行動である．家庭にあって通常の育て方をし，かなりの養育努力があっても著しい処遇困難が持続している状態」と定義されている．

　以上より，challenging behaviorは強度行動障害とほぼ同義である．ASDにおいてchallenging behaviorを考える際に重要となるのは，ASDの障害特性を十分考慮したうえで個別に対応する行動上の問題としてchallenging behaviorをとらえることである．challenging behaviorに対する薬物療法は，「心理社会的介入やその他の行動介入が効果不十分な場合，もしくは問題行動の重症度が高すぎてこれらの介入が行えない場合」にのみ考慮すべきであるとされている[1]．日本ではchallenging behaviorの定訳がないため，本項では上記の意味で原語のまま用いることとする．

る.

　本項では主に，精神科的併存症に対する薬物療法に焦点を当て，薬物療法を検討・実施する際の基本的な考え方について概説する.

薬物療法の基本的な考え方 —5つのポイント[1,2]

1. 児に関わる大人たちからの情報収集を行う

　問題となっている症状・行動の背景にある要因（児の認知特性，心理社会的要因，生活環境など）を多方面から評価し，環境調整，行動アプローチが適切になされているのか，試みられたことがないのか，などを明らかにし，治療の優先順位を判断し，必要があれば非薬物的なアプローチと並行して薬物治療を進める必要がある. そのためには，医師は診察室内でのASD児の観察や養育者から得られた情報だけを判断材料とせず，可能な限り，児に関わる大人たち（教師，臨床心理士など）から広く児の様子について情報を収集するように努める. なぜなら，子どもの行動は場面によって変わることもしばしばであるためである.

　こうすることで，児の状態や対応すべき問題について関係者の間で共通理解を図ることができ，薬物治療の標的となりうる症状をより詳細に特定することに役立ち，対応方法について多方面から検討することができる.

2. 薬物療法の標的症状を評価する

　ASDの場合，薬物療法の標的症状は主要徴候ではなく，併存疾患で説明される症状や他の疾患では説明できないchallenging behaviorと呼ばれる行動上の問題であることもある[3]. ASDに高率に併存する他疾患には，ADHD，強迫性障害，睡眠障害，気分障害などがある. たとえば，睡眠障害の併存があると，睡眠の問題のみならず，常同行為の増加や社会的スキルの低下といったASD症状の増悪や，イライラ・衝動性の亢進などADHD症状の増悪を引き起こすことがある. 標的症状がASD以外の原因疾患で説明される場合には，各疾患の治療に準じた薬物療法を検討する.

　そのためにも，よく併存する疾患を念頭において，日頃の行動や生活の様子（睡眠や食欲〈食事量や体重〉，排泄状況などの生理的側面の変化，活動性の低下や動作の緩慢化の有無，こだわり行動や身辺自立行動の変化など）について 1. で述べたように養育者などから聴取することで，少ない副作用で効果をあげる薬物治療が可能となる.

　challenging behaviorは，DSMなど診断分類のリストには記載されていないので，どのような状況で具体的にどのような行動として出現するかを把握することが重要である. 特に知的障害を伴うASD児では，「普段の行動との相違」をより意識して把握に努める. 異常行動チェックリスト日本語版（ABC-J）などの評価尺度を用いると，養育者や教師らと児の状態像の共通理解をもつためにも，有用である.

　標的症状が特定されたら，薬物治療を始める前に，環境調整や心理社会的介入が有効かどうかを確認する. 特に，challenging behaviorの場合，助長する要因がないかを確認し，本人をとりまく環境の改善を図ることは重要である. よくある要因には，以下のものなどがあげられる.

- 児の認知機能にそぐわない教育・生活上の負担や周囲の過剰な期待の有無.
- 疼痛，便秘，アレルギー性鼻炎などの身体的問題の影響（女児の場合，生理周期の影響も要検討）.
- 物理的環境（光量，音量などの感覚刺激の程度）.
- 構造化の有無（予測可能な環境調整がなされているか）やルーチンの乱れの有無.
- 虐待の有無.
- 周囲の問題行動への対応が逆に強化子となっていないか.

　症状の重症度が高すぎて環境調整や心理社会的介入が行えない場合には，薬物療法により症状の軽減が得られた後に，上記の助長要因や非薬物療法の導入について再検討する.

3. 薬物療法に関する海外のエビデンス

　英米のASD診療ガイドライン[1,2]において，challenging behaviorに対してさまざまな向精神

薬が治療薬剤候補となりうると記述されているが，明示されているのは（非定型）抗精神病薬のみで（注：米国では，小児の自閉性障害でみられるイライラ〈irritability〉に対してアリピプラゾールとリスペリドンの使用が米国食品医薬品局〈FDA〉より認可されている），他は各症例に応じて検討することとされている．

現在，日本では「小児の自閉性障害に伴う不安，焦燥，興奮，多動，常同行為などの症状」に対し，ピモジドのみが適応となっている．日本の実臨床の現場で使用頻度の高い薬剤について，海外で実施されたプラセボ対照二重盲検比較試験の結果を下記に紹介する．

● 非定型抗精神病薬（リスペリドン/アリピプラゾール）[4]

標的症状：癇癪，攻撃性，パニック，自傷行為など

リスペリドン

効果：101人の自閉性障害児（平均年齢8.8歳；5～17歳）を対象とした8週間のトライアル（平均用量1.8 mg/日；0.5～3.5 mg/日）では，リスペリドン群で有意に異常行動チェックリストのirritabilityスコアの低下を認めた（リスペリドン群56.9％ vs プラセボ群14.1％；$p<0.001$）．引き続いて行われた16週間のリスペリドン継続服薬調査では，8週間のトライアルでリスペリドンが奏効した34人中23人で効果の持続がみられた（リスペリドン平均用量は1.8 mg/日→1.96 mg/日と微増）．

副作用：体重増加（投与開始2か月後平均；リスペリドン群2.7 kg vs プラセボ群0.8 kg），食欲亢進，倦怠感，傾眠，めまい，流涎．投与開始6か月後，リスペリドン群では平均5.6±3.9 kgの体重増加（体重：16.7％，BMI：10.6％の増加）を認めた．投与開始1か月後の体重増加率のみが，投与開始6か月後の体重増加を予測した．

アリピプラゾール

効果：218人の自閉性障害児（平均年齢9.7歳；6～17歳）を対象とした8週間のトライアル（開始用量2 mg，固定用量5 mg/日 or 10 mg/日 or 15 mg/日）では，178名（82％）が試験を終了し，脱落率はそれぞれ7.7％（プラセボ群），9.4％（5 mg群），13.6％（10 mg群），7.4％（15 mg）であった．アリピプラゾール投与群では，どの用量群においても，2週目からirritabilityの改善を認め，効果は8週目まで持続した（異常行動チェックリストのirritabilityスコアのベースラインからの低下はプラセボで－8.4であったのに対し，5 mg/日で－12.4，10 mg/日で－13.2，15 mg/日で－14.4といずれも有意であった）．

副作用：トライアル終了時点の体重増加はどの用量群でも1.3～1.5 kg増がみられ，プラセボ群の0.3 kg増に比して有意に高かった．その他，食欲亢進，倦怠感，傾眠，めまい，流涎を認めた．

日本では現在，リスペリドン，アリピプラゾールの2剤は「適応外処方」である．使用する際には，ASD児では少量使用でも過鎮静となりやすいことに留意し，極力，少量から使用することが望ましい．米国の添付文書に記載された初期用量（リスペリドン：0.25～0.5 mg，アリピプラゾール：2 mg）以下でも効果がみられるケースもあることから，必要最小限の用量を慎重に決めるために，効果と副作用の評価は定期的に行い，漫然と使用することは避けるべきである．NICE clinical guideline[1]では「6週間後に臨床的な改善がない場合は治療の中止を検討する」としている．

● ADHD治療薬（メチルフェニデート/アトモキセチン）[5]

標的症状：ASDに合併するADHD症状

メチルフェニデート

効果：ADHD症状を呈するASDの児童・青年を対象とした4つの臨床試験（計94人）のメタ解析から，メチルフェニデートのASDに併存するADHD症状全般に対する効果量は0.67と算出された．症状別にみると，多動性に対する効果がすべてのトライアルで認められ，メタ解析でも効果量は0.66（95％CI；0.30-1.03，$p<0.001$）と算出された．irritabilityと常同性に対する効果は2つのトライアルでのみ認められたものの，メタ解析ではirritability，常同性に対する効果量はそれぞれ

0.52（95％CI；−0.06-1.10, $p=0.08$），0.47（95％CI；−0.11-1.05, $p=0.11$）であり有意ではなかった．

副作用：不眠，食欲低下，irritabilityの増強，抑うつ症状，社会的ひきこもりの増加が多く認められた．

アトモキセチン

効果：97人のADHD症状を呈するASD児（平均年齢10.0歳；6〜17歳）を対象とした8週間のトライアル（用量1.2 mg/kg/日）では，効果量0.83で有効性が示された．

副作用：嘔気，食欲低下，易刺激性の増強，早朝覚醒が多く認められた．

DSM-5ではASDとADHDの診断併記が可能となったことで，ASD児がADHD治療薬による治療を受ける機会が増えることが予想される．しかしながら，標的症状がADHDで説明されうる症状なのかどうかや，薬物療法の効果が期待できる状態像にあるのかどうかについて，1. と 2. で述べた点に留意した評価を行い，リスク・ベネフィットを慎重に検討したうえでADHD治療薬の使用の適否を判断すべきである．

薬剤を選択する際には，これらのエビデンスを参考に，児・家族の意向，過去に受けた薬物療法への反応性なども考慮する．

4. ASD児および養育者と話し合う

薬物治療の導入に際しては，ASD児および養育者の理解力を十分考慮したうえでわかりやすく行い，そのうえで双方向の話し合いの時間をもち，養育者と可能であれば患者の意思決定をサポートし，得られた同意に基づいて行う．この際，なぜ薬物治療が必要か，薬剤選択の根拠，適応外処方である旨，想定される効果と副作用，効果が現れるまでの期間や用量調整のスケジュール，必要な検査（血液検査，心電図）などを伝え，薬物療法と並行して行うべき心理社会的介入について事前に検討しておく．

5. 薬物療法を選択し，始めることになったら

薬物療法を開始する際は，原則少量より開始し，必要最小量を使用するよう努める．

副作用を含め，行動の変化をモニターするために，できるだけ複数の情報源（養育者，教師など）から標的症状だけでなく，症状と密接に関連する行動変化（感覚過敏，こだわり，睡眠状況など）についての情報を収集し，評価の参考とする．副作用のチェックも定期的に行う．薬剤による睡眠覚醒リズムの乱れ（傾眠や不眠）や錐体外路症状（特にアカシジア）は一見児の状態像が増悪したようにみえることがあるので，注意が必要である．

最後に―適正な薬物療法に向けたプライマリ医の役割

どのような薬物治療を行うか，ということの前に，薬物治療が本当に必要なのかどうかの判断が重要であることを強調しておきたい．児の日常の様子，生活環境面での変化，周囲の対応方法などの情報を，児の生活場面から幅広く収集し，児が呈している症状や困り感が，なぜ生じ，どのような要因で増悪し，持続しているのかを多方面から検討する態度が何にもまして重要である．これらのことを日々の診療でルーチン化することによって，プライマリ医は薬物治療の適否，児童精神科医などへのコンサルテーションの必要性の有無やそのタイミングについて判断がしやすくなると思われる．小児科医は，ASD児の日頃の様子を把握し，身体健康への対応を担う立場にあり，問題行動が重篤化する以前の早期対応が可能な専門家である．小児科医のもつ臨床情報は，ASD児に対する適正な薬物療法が行われるうえできわめて重要である．

上記で述べたような手順により児をとりまく関係者間で共有されたこれらの情報は，コンサルテーションなど地域内の医療連携の強化のみならず，学校との情報交換や福祉サービスを受ける際に貴重な羅針盤となり，早期の問題対応に有用となるはずである．

● 文献

1) Kendall T, et al. Management of autism in children and young people: summary of NICE and SCIE guidance. BMJ 2013; 347: f4865.

2) Myers SM, et al. Management of children with autism spectrum disorders. Pediatrics 2007; 120: 1162-82.
3) National Collaborating Centre for Mental Health, National Institute for Health and Care Excellence. Challenging behaviour and learning disabilities: prevention and interventions for people with learning disabilities whose behaviour challenges. NICE guideline. 2015 (29 May).
4) Politte LC, McDougle CJ. Atypical antipsychotics in the treatment of children and adolescents with pervasive developmental disorders. Psychopharmacology 2014; 231: 1023-36.
5) Reichow B, et al. Systematic review and meta-analysis of pharmacological treatment of the symptoms of attention-deficit/hyperactivity disorder in children with pervasive developmental disorders. J Autism Dev Disord 2013; 43: 2435-41.

Column

☑ 現時点では

　現時点では残念ながらASDについて確実に効果のある薬物もなければ治療法もない．それでは今後そうした治療法が開発されるのかということについてもまだまだ疑問符がつく．たとえば結節性硬化症（TSC）の治療に使用されているrapamycinの応用についても自閉症についていえばまだ遺伝子モデル動物での実験段階であるが，TSCの顔面の皮膚症状には局所使用した報告（Viswanath V, et al. Indian J Dermatol 2016）などはみられている．ASDがさまざまな病態を含んだスペクトラムである以上，ASD全体を対象とした薬物療法の開発はまだ現時点では困難なのではないかと筆者は感じている．

　ASDに関する遺伝子解析が進めば，特定の遺伝子異常に対して有効性のある薬物を決めることはできるかもしれないが，最大の問題点は診断がついてから使用するのであればすでにそれなりの症状が出ており，特に症状の推移の早いKanner型については症状が止められたり，大きな改善が認められたりするのかは疑問に思われる．さらに遺伝子が特定されたとしても，症状の発現についてはその後の遺伝子修飾が関与している可能性もあり，なかなか簡単ではない．しかし薬物に限らず，療育方法まで含めて考えるとすれば，ある程度遺伝子異常と対応方法の関連については見いだされる可能性もあると思われる．

　一方でASDにはoxytocin receptorの異常が報告されており，成人男性を対象とした治験がわが国でも行われ，社会性の改善をみた（Watanabe T, et al. Brain 2015）とする報告もあるが，小児に対しての有効性はまだ明らかではないし，社会性の向上を把握するためのバッテリー検査の開発も必要になる．

　このようにまだまだ多くの課題を抱えてはいるが，症状が強くなる前に診断する方法も含めて今後の発展が望まれる分野であろう．

（平岩幹男）

薬物療法と注意点
ADHD

広瀬宏之

ADHDにおいても，他の発達障害と同様に環境調整と薬物療法が支援の両輪である．

ADHDを含む発達障害の薬物療法に際しての留意点を❶に示す．

処方の前にすること

昨今は，ADHDと聞くと，すぐ「薬でも処方してもらったら」と考えがちだが，その前に子どもとそれをとりまく環境のアセスメントが必要である．

たとえば，虐待が日常茶飯事の家庭で育っている暴力児には，薬などほとんど効かない．また，発達段階に見合わない，不適切な教育環境におかれている多動児についても同様である．薬で多動を抑制する前に，家庭環境はどうか，授業が理解できているか，特性に合った授業になっているかどうかのアセスメントが必要である．誰でも，わからないことを四六時中聞いていると，じっとしているのは困難だからである．

薬が効くのは，その子が適切な環境におかれて，それでもなお，さまざまな症状を呈しているときだけである．つまり，薬を処方する前に，子どもの発達とそれをとりまく環境のアセスメントを行い，その子の発達特性に合った環境調整をすることが優先される．

薬物療法には過剰な期待をもたれがちであるが，薬で解決できることはわずかでしかない．

丁寧な説明

多くの親は薬を使うことに躊躇がある．できれば，薬は使いたくないという親も少なくない．「脳に効く薬なんて恐ろしくて，うちの子には飲ませたくない」と告白した親もいる．一方で専門家から見ると，薬物によってその子の日常生活が改善するだろうという予測も立つ．であるから，保護者の躊躇と専門家の改善見込みをつないでいく説明が大切である．

ただ「お薬を使いましょう」とだけ言うのではなく，どんな症状に対して，どんな薬を使い，いかなる効果と副作用が予測されるのかを，丁寧に説明することから薬物療法がスタートするのである．精神科系の薬物は一生内服するものという先入観もあるため，いつまで内服して，どうなったらやめてもよいか，やめる目安についても説明する．

❷に，処方にあたって説明すべきことを示す．

❶ 薬物療法に際しての留意点

1. 困ったときに，子どもと環境のアセスメントもせず薬に飛びつかない
2. 薬は原因を改善する根治療法とはならず，対症療法の意味合いが大きい
3. ただし，生活上の悪循環を断ち切り，発達をサポートする意義は大きい
4. 処方の前に，薬物治療の目標と見通しを丁寧に説明する
5. 小児では，向精神薬のほとんどが適応外使用である
6. 単剤かつ少量の投与から開始し，むやみに多剤・多量投与にしない
7. 本人にも飲み心地や効き具合を問いながら，投与量や種類を調整する
8. 標的症状が改善されたら漸減して中止を試みる
9. 漢方薬や補完代替医療についても情報を集めておく

❷ 処方にあたって説明すること

1. 薬物療法は，あくまで，「試み」であること
2. 標的症状はどの症状か
3. 内服の方法，1日何回か，食前か食後か
4. 内服期間の目安
5. 想定される副作用
6. 副作用時の対応
7. 効果判定の方法について
8. 効果が感じられないときのオプション
9. 薬をやめる目安

薬物療法も共同作業

子どもにも，わかりやすい言葉で説明をしたい．疑心暗鬼のまま内服していると，本来の効果もあがらないからである．たとえば「あなたは，一生懸命集中しようという気持ちはあるけど，どうしても，いろいろなことで気が散ってしまい，気がつくと，授業が先に進んでいて，勉強がわからなくなってしまうことがないかな？そんなときに，このお薬を飲んでいると，自分でもびっくりするくらい集中ができて，授業ももっとわかるようになるかもしれないね」と言ってみる．

すぐに薬物療法の同意が得られない場合に，無理強いするのは禁物である．治療者が焦ることなく，次の外来まで家族で考えてきてもらうのがよい．

信頼関係ができている場合，「試しに内服して，効果と副作用をモニターしながら，服薬を継続するかどうかを一緒に考えていくという方法もありますが，いかがでしょう？」と提案することもある．これが「薬物療法は試みである」という意味である．

筆者は薬物療法の可能性がある場合，普段から「こうなったらお薬の出番」という目安を伝えるようにしている．たとえば「小学校に入って，学校の環境が良くても，お子さんがじっとしていられない場合は，お薬を検討してもよいかもしれませんね」と伝える．そうすると保護者のほうから「やっぱり，そろそろお薬でしょうか」と提案され，薬物療法を導入しやすくなる．

薬物療法も「子どもと親と治療者の共同作業」であることを忘れないようにしたい．

効果の確認

服薬が始まったら，効果と副作用のモニタリングを丁寧に行う．

診察室での様子だけでなく，家庭での変化，集団での変化を確認する．行動の変化だけでなく，集団での適応状況や，子どもの気持ちの変化も確認する．書字がきれいになったり，テストの点数が上がったりする場合も少なくない．親の育児困難さが減り「むやみと感情的に怒ってしまう回数が減りました」と言ってくれる場合もある．

客観的な効果判定には，ADHDの評価尺度である「ADHD Rating Scale-IV日本語版」を，服用開始前と服用開始後でつけてもらうのも有用である．

家庭ではあまり変化を感じないこともある．刺激の少ない環境では，ADHD特性がそれほど顕在化しないからである．であるから，家庭での変化だけを根拠に，効果判定をしてはならない．集団での多刺激の中で，薬によって子どもの行動がどう変化したか，学校の先生から見た効果を必ず確認しなくてはならない．「家庭では変わらないんですけど，学校ではすごく変わっているようで，先生がびっくりしているんです」ということもある．

客観的指標だけでなく，主観的な評価も忘れないようにしたい．つまり，本人の「飲み心地」を確認し，親から見た「効き加減」を問うのである．園や学校の先生の「手ごたえ」も確認したい．専門家から見て効果があがっているようでも，親や本人が「楽になっていない」と感じている場合は，投与量の変更や他の薬物の検討を行うべきである．飲み心地を聞くことは，薬物療法をささやかな精神療法にするための工夫でもある．

メチルフェニデート（コンサータ®）が即効性であるのに対して，アトモキセチン（ストラテラ®）では効果発現まで数週間を要する．一刻でも早く効果をあげたい親にしてみれば，もどかしい思いも拭いきれない．しかし，そこを乗り切ると確かな効果が生まれることを伝え，焦る思いを鎮めるようにしたい．

副作用への対応

コンサータ®やストラテラ®では，慢性的な副作用は少なく，すぐにわかる副作用がほとんどである．臨床的に副作用のモニターをしていけば基本的には安全な薬物である．

もし，副作用と思われる症状が出ても，緊急性の高い状態でなければ，数日から1週間は内服を継続してもらう．頭痛などは，多くの場合，数

日で軽快することが多いからである．そのためにも，起こりうる副作用の症状と，副作用を疑ったときの簡単な対応や連絡方法を伝えておく．そうすれば家族は安心でき，自己判断での不必要な断薬が最小限で済む．

頻度が高いのは，コンサータ®による食欲低下である．軽度であれば，内服を継続してよい．クエン酸モサプリド（ガスモチン®）などの消化管運動促進薬（適応は慢性胃炎に伴う消化管症状）を用いたり，漢方薬の六君子湯を用いたりしながら，内服を継続する場合もある．ただし，内服のたびに悪心がひどかったり，食欲低下から体重減少をきたしたりしてしまう場合は，薬剤の変更も検討される．

コンサータ®の内服中に，不安が目立ってくることがある．内服により集中力が高まると，服用前よりも自分と自分の周りが「よく見える」ようになる．すると，これまでは意識してこなかった心細さ，たとえば，学習能力や人間関係，家庭での不安要素などに気がついてしまうのである．繊細なタイプの子どもに多い．こういう不安は，効果と表裏一体であるため，家族と本人によく説明して，服薬を継続するかどうかを一緒に考える．不安の理由や，その理屈がわかれば，少しは安心になって，服薬の継続も可能である．

一方，併存症としての不安障害や気分障害の鑑別も必要である．不安障害や気分障害の場合は，内服を中断してもあまり状況は変化がないのが常である．

効果が感じられないとき

薬の効果が感じられないときに確認するべきことを❸に示す．

正しい診断と適切な環境調整がなされているかどうかが最も大切である．不適切な養育による発達障害類似の症状では，薬物療法の効果は限定的である．

いったんは服薬に同意していても，家族の躊躇から，きちんと内服していない場合もある．「一度同意すればずっと服薬しているはず」と考えてはいけない．薬物療法にためらいがある場合は，他の治療方法も含めて，家族や本人と再度，治療戦略を練り直す必要がある．

投与量の調整は，これらが済んでからである．時に，内服開始直後は少ない量で効果があっても，次第に効果が薄れてくることがある．薬の直接作用ではなくプラセボ効果で効果が出ている場合である．ストラテラ®の場合は，規定量まで増量しないと正確な効果判定は難しいので，初期の段階での軽々しい効果判定には注意が必要である．

ASDを合併している場合は，ADHDとは違った薬物療法が必要な場合がある．適応外使用であるが，リスペリドンやアリピプラゾールなどで多動が減る場合も少なくない．

思春期以降では，さまざまな二次障害の併存で，薬効が落ちる場合がある．最も多い気分障害のアセスメントと精神科的な治療が優先される場合も少なくない．

途中で効果が落ちたとき

確認すべきことは，❸と変わらない．体重増加による薬効低下を考える前に「薬効を低下させる他の要因」を検討すべきである．特に，家庭や学校の環境の変化，いじめなどの逆境体験を確認する．これらによって，簡単に薬効は低下してしまうのである．

服薬を終えるとき

断薬の目安を❹に示す．薬物療法により，生

❸ 効果が感じられないとき

1. 診断やアセスメントは合っているか
2. 発達特性に見合った環境になっているか
3. きちんと服薬しているか
4. 投与量は適切か
5. 併存症への対応がされているか

❹ 断薬の目安

1. 複数の場面で内服の効果がある
2. 生活環境がより適したものになっている
3. 薬の効果を本人も実感している
4. 薬なしでも同様の効果があげられるという手応えがある

活の質が改善していることが最低条件である．また，子どもをとりまく環境が，発達特性に見合ったものになっている必要もある．そして，薬という補助手段がなくても，自分の力で，同じような生活を維持できるだろうという手応えを感じられることも大切である．

断薬は，家族や本人から提案されることもあれば，中学進学などを機会に主治医から提案することもある．いずれにしても，やめて大丈夫かどうかの不安はつきまとうので，「二度と内服しない」というせっぱつまった意気込みではなく，「試し」にやめてみることを提案する．そして，断薬してうまくいかなかったら，内服を再開してもよいことを伝えておく．再開する条件やタイミングを具体的に伝えておくとよい．

Column

☑ 「気が散る」と「気がつく」

　ADHDに限らないが，発達障害の多くは，大人になってもその特性は残存している．端的に言えば，完全に治ることはない．ただ，ずっと障害のままかというと，そうでもない．

　障害という現象は，発達特性に加えて日々の困難さ（専門用語でいうならば適応の問題）が加わって診断される．であるから，特性があっても，それを自覚して，それに見合った生活を送ることができれば，障害というレベルからは脱することができる．

　いま，自覚という言葉を使ったが，これがなかなか難しい．発達障害の特性は，叱責の対象になることが多い．やれ「じっとしていない」「相手のことを考えられない」「切り替えがきかない」「空気が読めない」など，非難の文言は枚挙にいとまがない．嫌なことを言われ続けている人間にとって，自覚とは自分の悪いところを直視することであり，それが困難なのは自明であろう．

　しかし，モノは考えよう．特性を利点として考え直すことはできないだろうか？

　「改革は空気を読めない人でないとできない」という事実がある．常識的な発想から抜け出せない定型発達の人からは生まれてこない斬新なアイディアこそが，世の中を動かしていく．

　ADHDではどうだろう？　たとえば，「気が散る」という特性，これを上手に利用していきたい．気が散るということは，気がつくことと紙一重．宴会の幹事などには最適である．片時もじっとせずに，お酒を注いで回ったり，空のグラスを下げたり，次の注文をとったり，会計をしたり，二次会のことを考えたり，多動全開で「ああ忙しい！」　でも，こういう人がいないと宴会は回らない．

　ちなみに，筆者は宴会の幹事が大好きである．

（広瀬宏之）

Tourette障害

薬物療法と注意点

梶　奈美子

Tourette障害の治療における薬物療法の位置づけ

チックおよび併発症の重症度により，治療方針は4つに分けると考えやすい．
① チックも併発症も軽症な場合には，まず家族ガイダンス，心理教育，環境調整を行う．本人がより積極的な治療を望めば，認知行動療法（Cognitive Behavioral Therapy：CBT）も検討する．
② チックが軽症で併発症が重症な場合は，併発症の治療を優先して進める．
③ チックが重症で併発症が軽症な場合は，チックに対してより積極的に環境調整を進めつつ，薬物療法を行う．本人や家族が薬物療法を望まない場合には，CBTを行う．
④ チックも併発症も重症な場合は，ともに薬物療法を行う．チックや併発症に対し，CBTを行うこともある．

家族ガイダンス，心理教育，環境調整が治療の基本となるのは，ヨーロッパのガイドライン[1]でも，アメリカのガイドライン[2]でも共通する．チックおよび併発症が重症になってくれば，薬物療法を検討することになる．ここでは，薬物療法とその注意点について述べる．

チックに対する薬物療法の概要

Tourette障害の病態はいまだ不明な部分が多いが，大脳皮質と皮質下での運動調整がともにうまく働いていないと考えられ，皮質-線条体-視床-皮質回路の異常が指摘されている．この回路におけるドパミンの過活動がチックに関連すると示唆されており，チックに対する薬物療法の中心は，抗精神病薬である．

ヨーロッパおよびアメリカのガイドラインやアメリカのトゥレット協会のMedical Advisory

❶ チックに対する薬物療法

薬物	開始量(mg)	通常使用範囲(mg/日)
ハロペリドール	0.25〜5	1〜4
ピモジド	0.5〜1.0	2〜8
リスペリドン	0.125〜0.5	0.75〜3
フルフェナジド	0.5〜1.0	1.5〜10
チアプリド	50〜100	100〜500
スルピリド	50〜100	100〜500
アリピプラゾール	1.0〜2.5	2.5〜15
オランザピン	2.5〜5.0	2.5〜12.5
クロニジン	0.025〜0.05	0.1〜0.3
クロナゼパム	0.25	0.25〜3

（Murphy TK, et al. 2013[2]をもとに作成）

Boardによるガイドラインをまとめると，わが国で使用できる薬物のなかで十分にエビデンスを認められている薬は，ハロペリドール，ピモジド，リスペリドンであり，いくらかのエビデンスを認められている薬としてフルフェナジン，チアプリド，アリピプラゾール，スルピリド，オランザピンがあげられる（❶）．なお多くの研究でこれらの薬の効果は認められているが，わが国においてはこれらの薬はいまだTourette障害に対する適応をもたないことを付け加えておく．

抗精神病薬とその注意点

抗精神病薬には大きく分けて定型抗精神病薬といわれる従来型抗精神病薬と，非定型抗精神病薬といわれる新規抗精神病薬の2種類がある．

定型抗精神病薬はドパミンのみを強く抑制し効果を発揮するが，黒質線条体系に作用することで錐体外路症状と呼ばれる，手足がふるえるなどのパーキンソニズムが，さらに漏斗下垂体系に作用することで乳汁分泌や月経障害，性機能障害など

の副作用が現れることがある．

これに対して非定型抗精神病薬はドパミンだけでなくセロトニンほかの神経伝達物質への作用をもつが，定型抗精神病薬に比べてドパミンの抑制作用が緩やかであること，ドパミン神経に対して抑制的に働くセロトニン神経系も抑えることでドパミン神経を抑制しすぎないように働くことなどで，より効果的に，より錐体外路症状などの副作用の発現が少なく利用することができる．

ただし，リスペリドン，オランザピンなどの非定型抗精神病薬では，体重増加，脂質代謝異常，高血糖などの副作用に注意する必要がある．チックが出る前にムズムズするなどの前駆症状がみられるTourette障害では，同じように足がムズムズするなどと訴える副作用のアカシジアも見逃さないように気をつける必要がある．

チックに対する薬物療法の進め方

まずはチックの治療の軸となる非定型抗精神病薬を選択するが，なかでも最近Tourette障害に対してFDAの認可も受けたアリピプラゾールを第1選択とすることが多い[3]．アリピプラゾールは非定型抗精神病薬のなかでも特殊なドパミンスタビライザーとして，その活動性に合わせてドパミン受容体の安定化を図るとされ，過鎮静や錐体外路症状などの副作用も定型抗精神病薬に比し少ない．

具体的には症状の程度，年齢，体格等にもよるが，アリピプラゾールを1.5～3 mgの少量から開始し数週間おきに経過を観察，過鎮静，錐体外路症状，体重増加などの副作用に注意しながら12 mg程度まで増量して効果判定をする．

アリピプラゾールで効果がなかった・足りなかった場合には，他の非定型抗精神病薬であるリスペリドンを追加，または切り替える．非定型抗精神病薬を2種類ほど試し増量したうえで効果がみられなかった場合には，定型抗精神病薬であるハロペリドールやピモジドなどの利用が有効である可能性もある．この際には，副作用の出現にいっそうの注意をしながら少量から試し経過観察することが必要である．

非抗精神病薬のなかでエビデンスを認められているクロニジンはα_2ノルアドレナリンレセプター作動性の降圧薬であるが，Tourette障害に併発しやすい注意欠陥多動症（ADHD）にも効果があるため，チックもADHDも中等症であれば選択肢の一つとなる薬剤である．ただし，抗精神病薬に比し有効性が低く，効果出現まで数週間かかることがある．

これらの薬物療法を行っても効果が足りないときには，作用機序の異なるベンゾジアゼピン系のクロナゼパム等を追加することなどが検討されるであろう．

併発症に対する薬物療法

Tourette障害ではADHDや強迫性障害（OCD）の併発が多いことが知られており，併発症も重度の場合はチックの治療と平行し，併発症に対する薬物療法も行う．

チックに併発するADHDに対する薬物療法としては，クロニジンは有力な選択肢となる．なお，わが国ではTourette障害に対して中枢刺激薬は禁忌となっているため，ドパミン・ノルアドレナリントランスポーター阻害薬であるメチルフェニデートは使用することができず，選択的ノルアドレナリン再取り込み阻害薬であるアトモキセチンが選択肢となる．

Tourette障害では，ADHDと並んでOCDの併発も多いことが知られているが，DSM-5では現在症もしくは既往症にチックがあれば，チック関連OCDと特定されるようになった．

チックに併発するOCDへの薬物療法としては一般的なOCD加療と同様，フルボキサミンなどの選択的セロトニン再取り込み阻害薬（SSRI）を併用することをまずは考え，効果が足りなければ，セロトニン再取り込み阻害作用の強い三環系抗うつ薬であるクロミプラミンなどを検討することになる．ともに小児に対する適応がない点に十分留意し，抗うつ薬を使用する際には衝動性や焦燥が高まることによる自殺関連現象，また特に三環系抗うつ薬では抗コリン作用や心毒性などの副作用に注意する必要がある．

なお，フルボキサミンを使用する際には，ピモジドは併用禁忌である．

チック関連のイライラや怒り発作に対しては，明らかなエビデンスはないが，漢方薬である抑肝散が有効であることもある．

● 文献
1) Roessner V, et al. European clinical guidelines for Tourette syndrome and other tic disorders. Part II: pharmacological treatment. Eur Child Adolesc Psychiatry 2011; 20: 173-96.
2) Murphy TK, et al. Practice parameter for the assessment and treatment of children and adolescents with tic disorders. J Am Acad Child Adolesc Psychiatry 2013; 52: 1341-59.
3) Department of Health and Human Services. Reference ID:3671521, 2014. http://www.accessdata.fda.gov/drugsatfda_docs/appletter/2014/021436Orig1s038,021713Orig1s030,021729Orig1s022,021866Origs023ltr.pdf

---

Column

☑ CRISPR/Cas9

CRISPR/Cas9(clustered regularly interspaced short palindromic repeats〈CRISPR〉associated proteins 9)を応用したゲノム編集へのアプローチは2012年以降急速に進歩しつつある．これはDNAの二本鎖のエンドヌクレアーゼによる切断とガイドRNAによる遺伝子の誘導から成るとされている．ゲノム編集とは標的遺伝子を部位特異的ヌクレアーゼを用いて自由に改変する技術であり，Nature(December 2015)でもその特集(CRISPR：The good, the bad and the unknown)が組まれた．標的遺伝子が自在に操作できるようになれば，それが農業から医学に至るまでさまざまな分野で応用可能であることは想像にかたくない．実際に遺伝子治療への応用がHIVをはじめとするウイルス感染症への取り組みで始まっているようであるし，その先には遺伝性疾患の治療という道も開けてくるのかもしれない．

発達障害における遺伝子研究は世界中で行われているが，たとえば自閉症スペクトラム障害を例にあげても，症状はきわめて多岐にわたり，遺伝子が特定された神経皮膚症候群に合併する場合であっても，その遺伝子異常から発達障害の発現を説明することはまだ困難である．しかし遺伝子異常が明らかになる，そしてその遺伝子の働きが明らかになるということは，将来的に遺伝子治療，それもゲノム編集という手段が用いられる日が来るのかもしれない．

（平岩幹男）

療育とは
SST

平岩幹男

SST とは

Social Skills Training（社会生活〈技術〉訓練：SST）はアメリカ UCLA の Robert Paul Liberman 教授によって，最初は統合失調症を抱えた人たちの社会復帰訓練の技法として始められた．Liberman のグループはその後 20 年以上にわたって統合失調症の社会復帰のためのプログラムを発展させ，2015 年にも論文を発表している．SST 自体は行動療法の一つとして扱われており，広義の CBT（Cognitive Behavior Therapy：認知行動療法）に含まれている．

SST はセラピストなどによって計画された技能を基本的には小集団で，場合によっては個別で習得することを目的としている．本来の SST では，生活技能の向上，他人の行動を見習って行動する，実際に生活上の場面を仮定して行動する（ロールプレイ），家庭での課題学習，そして実際の社会生活への応用などの要素を考慮し，それぞれの病状や家庭環境も考慮しながらプログラムが組まれていた．しかし，この方法は統合失調症以外にも学校教育の分野や社会教育分野でも有効であることが知られるようになり，2000 年代から発達障害を中心に小児にも適用されるようになってきた．

本来の SST は言語的なやりとりによってプログラムが進行し，言語的な評価によってフィードバックも確認されるが，小児期には言語的な応答が不十分であっても社会生活に適応するための訓練が必要である場合が多い．特に ADHD や ASD を抱えている場合には幼児期からこうした対応が必要になる．そのために本来の言語的なやりとりだけではなく非言語的なコミュニケーションをも含んで拡大解釈がされてきた．筆者も拡大解釈を行ってきたが，小児期の行動療法では練習して準備することも重要であることから，LST（Life Skills Training）として行うようになっている．

SST の基本原理

SST の基本原理は ABA と似ている部分もある．それは同じように行動療法であるということもあるが，大きな差は，SST が言語を獲得した子どもを中心として扱っているのに対して ABA では言語の発達が十分でない子どもへの対応が大きな部分を占めていることである．

SST は社会で生活していくために必要なスキルを学習し，不必要な問題行動などを消去することが原則である．必要なスキルを学習して実行するようになった場合には，ほめる，自分の自由になる時間が与えられるなどの方法で強化され，小集団で行っている場合にはグループ全体で達成感が味わえるようなごほうびをもらう．逆に立ち歩きや独語，感覚過敏などに対しては，それを無視する，タイムアウトする，切り替えるなどの方法によって消去することを試みる．当然のことであるが，スモールステップで行うのでそれなりに時間はかかる．

SST の展開

SST はたとえば学校現場においても，基本的に発達障害を抱える子どもたちだけではなくすべての子どもたちに有用な方法である．それは社会生活上のスキルを獲得することが最初の目的であるので，定型発達の子どもたちは発達障害を抱えている場合よりも早く技能を習得することがあっても，習得すれば同様にほめられ，その行動を強化されるからである．これによってクラスの一体感などは獲得しやすくなるが，スキルの獲得に要する時間的な差が大きい場合には，逆にどのレベルに合わせて SST を行うかが難しい場合もある．

一つの例をあげると，挨拶を習得する場合に，定型発達の子どもたちは就学時にすでに多くの挨

拶語を習得し，適切に使用することができるが，たとえば高機能自閉症を抱えている場合にはそれがしばしばできない．この場合には「おはようございます」を適切に言うトレーニングを個々にすることは意味がない（定型発達児は退屈する）ので，集団で一斉に行い，高機能自閉症を抱えている子どもにはサインなどで伝達して同調させる．

一方で攻撃的行動などの問題行動は，通常学級の現場ではしばしば対応できず，通級指導教室や医療機関に対応のためのトレーニングを依頼されることが多い．しかしトレーニングは問題行動だけを標的にするのではなく，そこから発生するさまざまな社会的困難への対応も含まれているので，なかなかプログラムを作成して行うことが難しい場合もある．教育センターや特別支援教育を専門にしている研究機関などでは問題行動などを示す発達障害児へのSSTのコースをつくっているところもあるが，❶に筆者も協力して行ったA療育センターでの高機能自閉症児を対象としたプログラムの例を示す．小学校3年生から5年生の通常学級に在籍している児童5人で，臨床診断は高機能自閉症である．5人の共通の問題点は「話すことはできる」けれども「会話が上手にできない」ということであった．

こうした行動変容を期待するSSTは学校との協力が望ましいが，子どもたちの居住地域がばらばらであったためできなかった．しかし通級指導教室に通っている子どもについては，保護者の了解のもと，SSTの経過と結果を伝え，継続していくことをお願いした．

最近では通級指導教室でも2～3人の少人数でのSSTを行うところが増えてきており，助言を依頼されることもあるが，必要なことは参加者の共通課題を見つけて楽しく行うことであり，急がないで次の回への小さな課題を与えることが重要であると考えている．通級指導ノートにも，機会があれば筆者も感想やアドバイスを記入している．

SSTの今後

発達障害を抱える子どもたちの社会生活上の困

❶ SSTプログラムの例

第1回	自己紹介，みんなでトランプ（筆者，臨床心理士2名，臨床発達心理士1名含む） HW（ホームワーク；次回までの宿題）：みんなの名前とトランプの感想を書く
第2回	好きな食べ物について一人ひとりが話したあと（「話すこと」には心理士のサポートつき），それらを書いてボードに貼り，それについて質問をする HW：ほかの人が好きだった食べ物についての感想を書く
第3回	5Wを意識して昨日学校であったことを話し（心理士が手伝う），それを5Wに合わせて配られた紙に記入する．記入した紙を隣に回して質問の練習をする HW：5Wに合わせた記述を2週間続ける
第4回	お互いに「良いところ」を見つけてほめる．最初は心理士がほめてみせて，その後に各自でお互いをほめる．ほめられたら内容を紙に書く（筆者は所要で欠席） HW：自分の良いところ探しを2週間続け，家族にも協力してもらって項目を増やす
第5回	全体のまとめで，砂時計を見ながら3分間自分のこと，家族のことを話す（最初に心理士2名がやってみせた）．その内容について一人ずつ適切に質問する．この回のみ保護者も同席していた

難を減らすためにはSSTは有効な技法であり，その広がりは期待されるが，まだまだセラピストや系統的なプログラムを担当できる心理職は少ない．また成人を対象としたSSTを行う施設は増加しつつあるが（質は担保されていないが），学童～思春期を対象としたSSTの増強が必要である．

小児科臨床の場からSSTにつなげるためには，居住地域の教育委員会との連携を密にしておくことや，地域の臨床心理士会などとの接触を持続的にもっていることが必要と考えられる．

参考文献

- Kopelowicz A, et al. Using the theory of planned behavior to improve treatment adherence in Mexican Americans with schizophrenia. J Consult Clin Psychol 2015; 83: 985-93.
- モーリーン・アーロンズ，テッサ・ギトゥンズ著，飯塚直美訳．自閉症スペクトラムへのソーシャルスキルプログラム―幼児期から青年期までの統合的アプローチ．東京：スペクトラム出版社；2005.

療育とは
PT

平岩幹男

PT とは

ペアレント・トレーニング（Parent Training：PT）は1970年代からアメリカで行われており，現在では発達障害を抱える，あるいは発達障害が疑われて育てにくさを感じている保護者を対象として，子どもに対する対応方法や行動技法を学ぶものである．わが国でも2000年以降，岩坂英巳先生，中田洋二郎先生らによって積極的に導入されてきた．実際の対象はADHDおよびそれに準じる病態の子どもたちであり，年齢は幼児～思春期が対象となっていることが多い．ロールプレイなどを行うために，保護者の小集団（数人～10人程度）で行うことを原則とする行動療法の一つに位置づけられる．筆者は，ADHDにおいては薬物療法よりはまずPTを含む行動療法が優先されるべきであると考えている．

なぜならばADHDを抱える子どもをもつ保護者は，子どもの行動，特に衝動的な行動には悩まされ，多動にはイラつき，不注意症状には叱る，キレるという対応をしがちであり，医療機関を受診したときには保護者自身が疲れきっていることがしばしばである．そして特に母親の場合には，こうした状況が育て方のせいであるという自責に駆られていることも多い．であるからADHDがどのような障害であるかを理解し，そこでの対応方法を練習し，練習した対応方法を家で実施する（ホームワーク）ことによって，子どもに対する回避感情を減らし，日常生活の安定を取り戻すようにしていく．

一方，子どものほうは叱られ，イラついて注意され，ほめてもらえず，せっかく望ましい行動をしても無視され，自尊感情（self-esteem）が低下する．低下すれば二次障害としての反抗挑戦性障害も，キレるという症状をはじめとして出やすくなる．

全体としては，こうした親子の悪循環を解消するために，望ましい行動を増加させ，望ましくない行動を減弱させ，破壊的行動をなくすことを目的としている．

PT のプログラム

保護者を対象としたプログラムは，医療機関や親の会では5～10回のコースを設定して行うことが多い．は過去に筆者が行政職であったときに，岩坂先生の教示を受けてADHDを抱えた小学生を対象として実施していたプログラムである．

参加者はADHDを抱える小学生男児をもつ保護者7人（いずれも母親），プログラムの時間は第1回のみ90分，あとは60分で，保健部門を利用した．第8回まで終了したあとに6か月後にフォローアップ教室を開いたが，7人中3人ではなんとか効果が持続して保護者の達成感が維持できていたが，残りの4人では効果がなくなっていた（その当時の筆者の技術レベルもあると思われる）．なお生活習慣の確立を第8回にしたのは2～7回で習得した技術を応用する目的であった．この当時は筆者が外来で診療している子どもたちの保護者が対象であったが，保健部門や親の会などで呼びかけて募集する場合には，児童の行動観察や，母子一緒のセッション，児のフォローアップなども必要となる．また上記は筆者の実施した一例に過ぎないので，参考文献なども参照されたい．

筆者は，現在はこのような小集団でのトレーニングではなく外来診療に関連して1対1で実際に保護者に対応を行って見せ，保護者に習得してもらうように努めている．

どこで PT プログラムを習得するか

最近では多くの療育センターや発達障害の支援

❶ PTプログラムの例*

第1回	ADHDとは何か，ADHDの予後と二次障害（講義），保護者の自己紹介 HW（ホームワーク）：ADHDミニレポート（保護者がまとめる）
第2回	多動への対応(1)少しのがまんをほめる HW：がまんノートを作り，砂時計を使ってがまんできたらシールを貼る．可能であれば学校にも協力してもらう
第3回	多動への対応(2)がまんを貯金する HW：トークンエコノミー（シールを貯めてご褒美に交換する）．まずはプチ成功体験を重ねる
第4回	不注意への対応(1)リストを作る，効果的に準備をする HW：時間割を見て一緒に準備する．教科ごとに持っていくものをリストにする．持って帰るもののリストを作る．連絡帳とランドセルを留める
第5回	不注意への対応(2)宿題などを小分けする，片づける HW：宿題などを小分けしてこまめにほめる．そこにトークンエコノミーも使う．バスケット法などで片づける練習をする
第6回	衝動性への対応(1)割り込まないで待てばほめられる HW：砂時計などで一定時間割り込みを防止する．好きなことでも待てばほめられることを学習する
第7回	衝動性への対応(2)衝動的行動を無視する HW：無視やタイムアウトの方法を教えて家庭で実行してみる（今から考えれば，切り替えるなどの方法論をもっていなかったので一番うまくいかなかった）
第8回	生活習慣の確立：規則正しい生活のために，ゲームやテレビへの対応 HW：ルールや時間を決めてゲームやテレビを見る（当時はスマホもタブレットもなかったので現在とはかなり異なる）
第9回	フォローアップと新たに発生した問題への対応

*第1回〜第8回は原則として週に2回．

センターなどで，PTプログラム習得のための2〜3日の講習会を，医師や心理職などを対象として開催している．インターネットでPTを検索するか，都道府県の発達障害担当課に問い合わせると，講習会についての情報が得られる．また，こうした講習を行っている施設では，実際に10回程度の保護者を対象としたPTプログラムを実施していることが多いので，問い合わせが可能である．親の会などが専門職を招いて行う場合には，親の会への入会が必要となることがある．

ADHDだけなのか

ADHDは高機能自閉症などをしばしば合併している．子どもの年齢や環境によってどの要素が一番強く，社会生活上の困難につながっているかは異なるので，ADHDのみに限らず，発達障害を抱える子どもたち全体が対象となる可能性がある．

薬物療法との関係は

PTやSSTなのか，それともメチルフェニデート（コンサータ®）やアトモキセチン（ストラテラ®）なのか，という質問を受けることがしばしばあるが，筆者は基本的にはPTやSST，LSTが優先されるべきであると考えており，それでも社会生活上の困難がカバーされない場合には薬物投与の適応となると考えている．

PTの今後

今後ともPTの需要は増加していくであろうし，需要に見合うだけの社会資源すなわちトレーナーを育成する必要もある．一方ADHDでは発達協調性運動障害が高率に合併することが知られているが，これに対する有効な対策は確立していない．筆者らはこれに対する運動トレーニングを試験的に行っているが，こうしたことも「座れるけれども座り続けられない」ADHD児に効果が出るようであれば，PTに加えてもよいのではないかと考えている．

● 参考文献
- シンシア・ウィッタム著，上林靖子ほか訳．読んで学べるADHDのペアレント・トレーニング―むずかしい子にやさしい子育て．東京：明石書店；2002.
- 岩坂英巳ほか．AD/HDのペアレント・トレーニングガイドブック―家庭と医療機関・学校をつなぐ架け橋．東京：じほう；2004.
- 平岩幹男．発達障害児へのライフスキルトレーニング：LST―学校・家庭・医療機関でできる練習法．東京：合同出版；2015.

療育とは

LST

平岩幹男

LST

　WHO（世界保健機関）では1997年に精神保健プログラムの一つとして「通学している学童や思春期の子どもたちのためのライフスキル教育」についての紹介とガイドラインを発表した（詳細は参考文献を参照）．ここではライフスキルとは「日々の生活において要求を適切に処理したり課題をこなしていくことができるようになったりするために必要な，社会適応や積極的な行動ができる能力」と定義されている．ライフスキルはコミュニケーションや行動をコントロールする能力から，日常生活習慣の獲得，運動能力の獲得まで多岐にわたる．発達障害を抱えた子どもたちはコミュニケーションや行動の問題から社会生活上の困難に直面することが多いので，それを習得するためのトレーニングとして筆者はLST（Life Skills Training：生活技術訓練）を位置づけた．

SSTと異なる点

　SSTが言語的なコミュニケーションを中心として，社会生活上の困難の軽減を目指していることに対して，LSTでは非言語的な対応も重視しているし，運動能力の向上も重要であると考えている．すなわちacademic skills，social skills，physical skillsの鼎立ということである．

　LSTでは以下のことを目指している．
① 現在抱えている問題点だけではなく，大人になって社会に出ることも視野に入れよう．
② 言語的なアプローチだけではなく，非言語的なアプローチも使おう．
③ 対人関係などだけではなく自立に必要な日常生活習慣，運動技能も習得しよう．
④ 困難があればあるいは予測されれば対応を練習しよう．
⑤ トレーニングはさせる側もする側も理論に基づく練習をしよう．

　LSTは技術的な裏づけが必要である．それは同じことができるようになるまで練習するということを意味する．ほめること一つをとっても口に出して練習することを続けていなければ，ほめようと思ったときに即時に口からは出てこない．

LSTにおける練習

乳児期

　たとえばKanner型のASD児の場合に，乳児期には声を出さない，母親の声に反応しない，視線が合わない，人物を視線で追わないなどの症状がみられることがある．多くのケースではそのまま様子をみることになるが，国際的には，おかしいかなと思ったら介入することが広がりつつある．そのときの介入の基本は，定型発達児であればなんの疑問もなく行っている手遊び歌を動作とともに見せることや，本の読み聞かせ，てのひらを合わせる，などの行動を意識して増やすことを課題にしている．

　発達課題を抱えていると感じると，保護者は児に対する回避感情をもちやすくなり，接触が減ったり，自分自身の気持ちの落ち込みをしばしば味わう．子どもとのつながり感がなくなり，悪循環に陥ることがある．そうした母子を見ているときに上記のような介入を時間を決めて行っていると，児の反応がよくなり，それと同時に母親の気持ちの落ち込みも改善してくることがある．発達障害において最初に必要なLSTは，つながり感がないときにそれを取り戻すことであると考えている．

幼児期以降

　行動とコミュニケーションの課題の多くは，言語的な対応ができるようになるとトレーニングがやりやすくなる．たとえば片づけることが苦手な場合には，散らかっているものを元通りに置くこ

とが困難であるが，そのときには散らかっているものをバスケットに入れる．入れたら，散らかっていたものがなくなってきれいになったことをほめる．次に，バスケットの中にあるものを本来の場所に置く．バスケットが空になったらほめる，ということが基本手順ではあるが，これをあたり一面が散らかっている場面ではなく，わざと数個のおもちゃなどを散乱させて回収し元に戻し，ほめられるというトレーニングを行う．

すなわち，こうした練習をすることによって，生活上の困難を抱える場面への免疫ができるようになり対応が楽になる．これを筆者は仕込みと呼んでいるが，この方法は立ち歩きに対しても，衝動的な割り込みなどに対しても，会話の順序がうまくできなかったり，質問にうまく答えたりできないような，さまざまな場面に応用可能であり，それによって子どもたちの自尊感情（self-esteem）も向上してくる．

どのように練習すれば困難な場面にうまく対応できるかは，なぜそうなって困難を抱えるのかという状況や時間経過をよく観察することから，多くの場合に判断可能である．

運動能力の獲得

運動能力は粗大運動や微細運動の獲得ももちろん重要であるが，発達障害を抱えている場合には，発達性協調運動障害（DCD）の合併がしばしばみられる．これに対しては感覚統合療法などが行われているが，効果が十分であるとはいえないし，実際に「座れる」けれども「座り続けることができない」子どもたちは，不注意症状によってそうなっているとは限らず，DCDによってその症状が引き起こされている可能性もある．

その訓練方法として神奈川県立保健福祉大学の笹田哲教授と共同で，静的ストレッチによる訓練を外来で指導して家庭で毎日実践してもらう試みも開始している．こうしたトレーニングもLSTに入る．

コミュニケーション能力の獲得

ASDの療育としてはABAなどが定着しつつあるが，保護者が回避感情をもって接している状況が続けば療育はうまくいかないことが多いので，その場合にはまず遊び動作とともにつながり感を取り戻すことから始める．

定型発達児は聞く，話すという音声言語から言語的コミュニケーションを獲得し，その後に読む，書くという文字言語を獲得する．しかしASD児の中には，話すことができなくても文字に興味を示す子どもたちが少なからず存在する．このような場合には音声言語よりも先にひらがななどの文字言語を理解させる試みも行っている．逆に文字言語を習得すると，そこから音声言語にフィードバックされてくることもある．

生活習慣の獲得

食事，着替え，トイレの自立は就学前に完成させたいが，これらもスモールステップ化し，焦らずに行っていく必要がある．繰り返し状況設定をつくって練習するというLSTの手法は生活習慣の獲得にも役立つと考えている．

療育との関係

リハビリテーションは週に1時間まとめて行うよりも毎日10分続けて行うほうが効果が出る．LSTも，たまに療育機関や医療機関で行うのではなく，家庭や保育所，幼稚園，学校などの日々の生活の場で少しずつ繰り返し行うことで効果が出やすいと考えているし，ABAなどの療育と併用していくことも十分に可能と考えている．

● 参考文献
- 平岩幹男．発達障害児へのライフスキルトレーニング：LST―学校・家庭・医療機関でできる練習法．東京：合同出版；2015．
- 平岩幹男．自閉症・発達障害を疑われたとき・疑ったとき―乳幼児期のLSTの活用を含めて．東京：合同出版；2015．
- アメリカ小児科学会編，岡 明，平岩幹男監訳．Autism 自閉症スペクトラム障害―一般小児科医・療育関係者のためのガイドブック．東京：日本小児医事出版社；2015．
- 平岩幹男．自閉症スペクトラム障害―療育と対応を考える．東京：岩波書店；2012．

療育とは
TEACCH

平岩幹男

はじめに

　TEACCH（Treatment and Education of Autistic and related Communication handicapped Children）はいってみれば最初の体系化された，そしてASDに特化した療育方法である．1950年代～60年代のアメリカではBruno Bettelheimらによる「自閉症は不適切な母子関係の結果としてもたらされた障害」という全米を席巻していた説に対抗して，Eric Schoplerが自閉症は脳の器質的な障害に基づくものであり，適切な対応によって症状に変化をもたらすことができると主張し，それに基づいた理論的な療育展開を主としてアメリカのノースカロライナ州で展開した．TEACCHの本質は環境設定と調節であり，それによってASDを抱えた子どもたちの社会とのつながりをつくり，より生活しやすくすることを目的としている．その主眼は後述する「構造化」であり，これはTEACCHの代名詞ともなっている．

　わが国には佐々木正美先生が中心となって導入され，1990年代～2000年代にかけての自閉症療育の中心であった．また国際的にもTEACCHは広く導入されてきた．TEACCHによって展開された構造化は自閉症療育にとっては欠かせない部分を構成しているとも考えられ，その有用性は今後も続くと考えられる．

TEACCHとは何か

　TEACCHは基本的には対応と環境の構造化を進めるアプローチであり，言語的，非言語的コミュニケーション能力の発達が十分ではないASD児が理解しやすい道筋を提示し，環境を設定することで望ましい行動を導くものである．TEACCHで強調されるのは構造化（Structure）であり，構造化とは環境や対応方法などの道筋を一つにする，目で見てわかるようにするなどの方法によって理解しやすくすることでもあり，4つの原則がある（）．

物理的構造化

　物理的構造化とは，環境を目的別に設定することや，視野を限定することにより，目の前の作業に集中しやすくすることなどである．ASDは同じテーブルで食事をしたり，勉強したり，絵を書くというように「多目的に使われる」ということがしばしば理解できない．いったん食事をする場所として理解してしまうと，そこで勉強をさせようとすると混乱して抵抗する．しかしこれでは実際の生活面ではきわめて不自由である．そこで食事のときには特定のテーブルクロスをかける，勉強のときには教科書などがセットできるようなマットを準備しておき，その上で行う，絵を書くときにはテーブルに大きな紙を広げてその上に画用紙や絵の具をおいて行うなど，同じテーブルを使うのであっても用途によって対応を限定することにより，混乱を防ぐという考え方である．

　また並んで作業をする場合に，隣が気になって作業がうまく進まない場合には，隣との間に板やダンボールなどで仕切りを作り，そちらに視線が向かないようにして集中させるなどである．学校などの座席でも，窓際であると外を鳥が飛んだだけでも集中できなくなることがあり，そのようなときにはカーテンを取り付けたり，外の状況が目に入らない場所に席を移動させるなどを行う．

スケジュールの視覚化

　スケジュールの視覚化とは，本来，時間軸に沿っているが目に見えず，抽象的なものであるスケジュールや手順を，写真や絵などを用いて視覚的に表示することでわかりやすくするものである．幼児の場合には，主に絵を使ってこれから行うこと（歯磨き，着替え，朝食，出かける準備など）を

❶ TEACCHの4原則
- 物理的構造化
- スケジュールの視覚化
- ワークシステム
- 視覚的構造化

時間軸に沿った手順を明示してわかりやすくし，実行しやすくする．文字が読めるようになれば，文字を使って時間割などのスケジュールを目で見てわかりやすいようにする．

また通常の予定と異なる行事が入るなどスケジュールの変更が起きる場合には，写真の場合には別の色の台紙を使う，文字カードなどの場合には色を変えるなどを行って混乱を防ぐことも重要である．

ワークシステム

ワークシステムは，5W+1H(Who, What, Where, When, Why, How)などとも言われるが，誰が何をどこでいつどのように行うのかをわかりやすくすることである．たとえば食事の場面を例にあげてみると，①食事の合図や声がけをする，②テーブルクロスをかける，テーブルを拭く（誰がするかも明示する），③皿やコップを並べる（誰が誰の分を並べるかもわかりやすくする），④箸やスプーンを置く（留意点は前項と同じ），⑤決められた自分の席に座って食事が出てくるのを待つ，という流れを写真や絵や文字を使ってわかりやすく示し，実行しやすくすることである．

このように誰が何をどこでいつどのように行うかという手順は，歯磨きや顔を洗う，手を洗う，トイレに行く，着替える，おもちゃを片づけるなど日常生活のさまざまな部分で応用できる．であるから家庭内や学校内などでも洗面所やトイレなどにはあらかじめこのようなワークシステムを表示しておき，それに沿って行動するようにすれば手順の混乱は減少する．

この場合に，手順をこまかく決めれば決めるほどその通りになる場合の混乱は減るが，逆に細かく決めれば決めるほど予期せぬ出来事が発生し，混乱が生じるリスクもあるので，子どもたちの成長段階も考慮してシステムを設定する．

視覚的構造化

視覚的構造化は，アイコンや写真，イラストなどを使って，状況を見ただけでわかるようにすることである．視覚的構造化の例としては国際空港や大きなターミナル駅などの看板があげられる．どこが出口で，トイレで，荷物の受け取りで，両替で，タクシー乗り場でということが，その国の言葉がわからなくても視覚的に表示されているのでとりあえずタクシーに乗るまではなんとかなることが多い．しかしタクシーに乗れば言語的な対応が必要になるので，ここでは視覚的構造化は使えなくなる．

TEACCHでは視覚的構造化のみが強調される傾向があるが，視覚的構造化は国際空港の例にもあげたように，ASD児だけではなくすべての人に役立つユニバーサルデザインにもつながるので，ASD児への対応では使い道が広い方法である．

最近では特別支援学校などでも，入口から教室に至るルートがデザインされた標識で視覚的構造化されている状況を見かけることがある．

わが国におけるTEACCH

わが国でTEACCHが普及した最大の理由は，集団対応が可能なアプローチであることによる．ASD児に対する公的な療育施設はASDに特化したものはほとんどなく，知的障害児を対象とした施設において主に小集団で行われてきた経緯もあるし現状でもある．ASDの症状は一人ひとり異なるので，それぞれの特性に合わせた個別のプログラムを作成してそれに合わせた療育を行うべきであるということが国際的な潮流ではあるが，わが国では公的な通所施設においてはマンパワーの面でも療育者に対する教育という点においても個別に適切なプログラムを作成して評価を行うことが事実上困難であるために，小集団での療育をせざるをえない状況が続いてきている．

となれば環境調整によって混乱を防ぐことが可能であるTEACCHは採択されやすいプログラムでもあったと考えられる．ABAなどが個別療育の主軸となったとしても，構造化を主体としたTEACCHは幼稚園や小学校だけではなく，社会一般にも応用できる部分が大きいので，その意味での有用性は今後とも続いていくと考えられる．

● 参考文献
- エリック・ショプラー著，佐々木正美訳．自閉症の治療教育プログラム．東京：ぶどう社；1985．
- 佐々木正美．自閉症のすべてがわかる本．東京：講談社；2006．

療育とは
PECS

平岩幹男

PECS とは

PECS（Picture Exchange Communication System：絵カード交換式コミュニケーションシステム）も自閉症児の療育方法の一つであり，アメリカの Andy Bondy（ボンディ博士）らによって始められた．言語というコミュニケーション手段をもたない子どもたちに対して，代替コミュニケーションとしての絵カードからコミュニケーションをとることができるように療育していくことを目的としている．わが国では視覚的なトレーニングであることから TEACCH と結びつけられることが多かったが，実際には適切な行動を誘導してほめることが療育の主軸であり，方法論的には ABA に近い部分も多い．

代替コミュニケーションは，AAC（Augmentative and Alternative Communication：拡大代替コミュニケーション）の一部として位置づけられる．AAC には大きく分けて，non-aid system と aid system があり，non-aid system とは機器や道具を必要としないシステムで，代表的な手法として身振りや手指サインなどがある．non-aid system には PECS よりも前に開発されているサイン言語もあり，その代表は Makaton 法で，わが国では旭出学園教育研究所日本マカトン協会（http://homepage2.nifty.com/makaton-japan/）が講習会などを開催している．

aid system は何らかの機器や道具を用いるシステムで，代表的なものに PECS，コミュニケーションブック，音声出力装置（Voice Output Communication Device：VOCA），最近では iPad やタブレット PC なども，使い方によっては，このシステムに含まれる．PECS のわが国での普及についてはピラミッド教育コンサルタントオブジャパン社が多くのライセンスを保有しており，講習や器具などについては同社のホームページから手配可能である．

PECS の内容

PECS は全体を 6 つのフェーズ（phase）に分けている．あくまで言語的なコミュニケーション手段をもたない ASD 児に対して，視覚的な情報から aid system としてのコミュニケーションを習得することを目的とする．PECS においては基本的にはセラピストが療育を行い，家庭ではそれを補完的に行うこともできる．

Phase Ⅰ

まず要求を学習する．例としては，チョコレートが好きだがそれを声に出すことができない場合に，チョコレートの絵（写真）を見せて，それを子どもが取り，セラピストの手の上に置くことができたら小さなチョコレートが入手できるという状況をつくる．この場合には最初はチョコレートの絵だけであるが，ジュースの絵を持って冷蔵庫の前に行くことによって，ジュースが手に入るという応用もできる．

実際には Phase Ⅰ はきわめて多岐にわたり，その応用範囲も広いので，詳細は参考文献などを参照されたい．

しなければいけないことは，適切な要求行動ができたときに強化する（ほめる，物をあげるなど）ことと，理解できていようといまいと言語的な声かけをしておくことである．日常生活の行動において，要求は指示の理解よりも優先されるので，まずは要求を学習させる．

Phase Ⅱ

PECS の代名詞ともいうべきコミュニケーションブックが登場する．マジックテープが各ページについたルーズリーフ帳のようなもので，そこにマジックテープが裏についたカードを貼り付けることができる．要求を絵カードを使うことによって示すことができるようになったら，今度は，セ

ラピストと離れても行動が維持できるようにする必要がある．たとえばブックの表紙に子どもが興味をもつようなカードを貼っておき，それを子どもが自分で剥がしてセラピストのところに持っていき，要求を行う．実際にはブックの中にはそれ以外の多くのカードも隠されており，セラピストが選択したカードでうまくいかない場合には，カードを変える．

この phase では強化についてさまざまな方法が導入されることも求められている．言語的な手段がなくてもより日常生活での実際の要求場面に近づけようとすることである．

Phase Ⅲ

子どもが選択することを学習する．Ⅱでは1枚のカードがブックの表面に貼られていたが，Ⅲでは複数のカードが貼られており，子どもがそのときの要求に合ったカードを選択してセラピストのところに持っていき，その行動がさまざまな方法で強化される．この phase からはうまくいけば単語の発音につながることもあるし，その場合には発音することも強化される．

実際にはⅢまでは基本段階であり，Ⅳ以降は高度な段階と考えられる．療育を開始する年齢，子どもの知的能力や環境などさまざまな要素が影響を与えるが，Ⅲまでなんとかたどり着くがそこからは先へ進めない，Ⅲで単語の発音につながらない，などの場合も現実にはしばしばみられる．

Phase Ⅳ

単語の要求から2語文での要求へと進展していく．ABA の中の VB を音声化ではなく，可視化することによって進めていくと考えていただきたい．すなわち名詞（食べ物，おもちゃ，スマートフォンなど）のカードと要求語のカード（ちょうだい，とって，あけてなど）をブックに2つ貼り付けることによって，要求の2語文を視覚的に作成する．そして作成したシートをセラピストのところに持っていき，適切に選択できていれば強化される．

Phase Ⅴ

Ⅳの文章での要求行動に対してセラピストから言語的な質問が発せられ，Ⅳの要求を適切に伝えるということに加えて，そこに質問が加わることにより，会話の原型を形成する．しかしⅣの構造をきちんと維持しつつ，ある程度，定型的に質問を行うことが現実的であり，それでもうまくいっているときには強化を行う．文章作成には要求だけではなく，状況の説明，たとえば「テレビ」「見ている」なども入ってくる．

Phase Ⅵ

いわば完成の段階であるが，Ⅴでの比較的定型的な質問に加えて日常生活におけるさまざまな場面がそうであるように，さまざまな質問に対して絵カードの組み合わせで答える．うまく phase が強化されながら進んでいる場合には，この段階では絵カードは使うとしても言語を使えるようになっていることも多くなってくるので，PECS を卒業して言語的なコミュニケーショントレーニングに移行する．しかしこの場合にも，non-aid system に相当する非言語的なコミュニケーションのサポートは必要である可能性が高い．

絵カードの応用法

PECS では名詞から始まり，動詞，形容詞などさまざまな言葉を絵カードにして使用するので，相当数のカードが必要となる．保護者に相談された場合には，最初は購入するとしても，そのうちに慣れてきたら家庭内の実際にあるものをデジタルカメラなどで撮影して印刷し，カードに貼って使うことも勧めている．

また最近ではインターネットで多くの無料のカードも公開されており，PECS カード作成用のパソコンプリンター適合用紙も発売されている．また iPad やタブレット PC などでも使用可能なソフトウェアが多数開発，市販されており，これらを使うことで，従来の PECS のイメージとは多少異なる療育も可能になっていくと考えられる．

● 参考文献

- アンディ・ボンディ，ロリ・フロスト著，園山繁樹，竹内康二訳．自閉症児と絵カードでコミュニケーション PECS と AAC．二瓶社；2006．
- ピラミッド教育コンサルタントオブジャパン．http://www.pecs-japan.com/

療育とは

ABAとは

松田幸都枝

ABAとは

Applied Behavior Analysis(ABA；応用行動分析学)は，行動原理から導き出された原理や方法を，社会的に重要な行動の改善のために組織的に応用して，人間の行動を改善し理解する科学である[1]．B.F.スキナー(1938)が行動分析学の一つである実験的行動分析学(EAB)を創始した後，さまざまな専門家が応用分野に取り組むようになった．1968年には，ベアー，ヴォルフ，リズリー[2]が，ABAが備えているべき基本的条件を次のように明らかにし，応用行動分析誌(Journal of Applied Behavior Analysis, JABA)を創刊した．

「アプローチは応用，行動，分析の3つに分けられ，技術として確立され，諸概念が系統立てられていて，有効性が明確に確認されていなければならない，そして結果がきちんと般化を示さなければいけない」

ABAは，行動分析学の中で，行動主義，実験的行動分析学(experimental analysis of behavior)と並ぶ3大部門の一つとして確立された．ABAは，発達障害や自閉症への指導と限定されがちであるが，教育現場での応用，スポーツ，企業のコンサルティング，リハビリテーション，交通安全などの社会での環境システムの改善，セルフモニタリング，エイズ予防，老年学，薬物・アルコール・喫煙などの常習へのアプローチなど，幅広く活用されている科学でもある．

米国では，2015年，ABAが発達障害や自閉症への「科学的根拠のある治療法」として保険適用になった州が全国の半数を超え，カナダでも早期療育には，必ずABAが導入されている．

ABAの原理

「強化」「弱化」「消去」

ABAの行動原理の例として「強化」「弱化」「消去」がある．ただしこの原理を利用する際には，社会的妥当性ということを念頭におき，それぞれの手続きを取った場合に，好ましくない起こりうる可能性のある影響に備え計画する必要がある(BACBタスクリスト第4版，2014)．発達障害または自閉症児に対するABAプログラムは，問題行動の軽減，スキルの向上，コミュニケーションの増加などを目的として用いられる．

たとえば，5歳で，すでに音声器官も発達をしている子どもが，絶叫して母親からジュースをもらっている場合，絶叫の「代わりになる行動(代替)」でかつ「ジュースが手に入る行動」を指導することにより，絶叫によるコミュニケーションを軽減し，適切なコミュニケーションスキルを習得することができる．叫ぶ行動よりも，より簡単でより早く要求が満たされるような環境設定を実施することで，絶叫する行動は，「消去」される．もちろん絶叫を「弱化」つまり，叱責することもできるが，それで一時的に行動が軽減したとしても，ABAが本来目指す，子どもが何か有益なスキルを「学習」して「別の行動」をすることでコミュニケーションが増加したとは言い難い．

オペラント行動に焦点を当てる

ABAでは，オペラント行動，つまり「行動の結果によって選択される行動」に焦点を当てて考えていく．医学，教育の考え方では，「この5歳の子どもは，自閉症だから叫ぶんだ」と解釈することもできる．ABAでは，行動を観察して，その行動で得をしたことは何かを測定し，介入し，環境要因を分析する．もしこの子どもが，「要求を音声で伝える」スキルをもたなかったり，指さしやその他の叫ぶ行動以外での「コミュニケーション方法」を知らなければ，その場合もさまざまな行動変容プログラムを使って指導をしていくことができる，とABAでは考えていく．

●「弱化」は限定的に使用する

　ではこの子どもを叱ってはいけないのか？ABAは科学であるため，叱ってはいけないとする専門書はない．叱ってはいけないのではなく，叱ってもその行動は変わらないことが多いと述べている．「弱化（罰と使う場合もある）」に関しては，国際行動分析学会や行動分析士資格認定協会®（BACB）でも，最初に「強化」（行動が増加する）システムを用い，はじめから「弱化」は使わず，その対象者と周囲に危険がある場合のみ使用する，と明確にその利用に関して推奨している．

社会的妥当性を考慮した行動改善戦術

　ちなみに，原理を1つか複数用いて実践に利用する行動改善戦術は，原理とは区別される．リサーチに基づいた一貫性のある行動改善の方法は数多くあり，その方法も多岐にわたっている．ABAを使って発達障害や自閉症の子どもに教える際には，その手法は「科学的根拠がある」「エビデンスベースである」ことが大前提になる．これは，各ケースの行動を一つ一つ観察して測定をして，介入をして，さらに分析をして……というステップの先に，ベアらが述べているように，これらすべての手続きがABAでは必要になる．

　例にあげた5歳の子どもがうるさいからといって「お母さん，無視してください」としてしまうと，叫ぶという行動自体は，確かに「軽減」するかもしれないが，ABAのApplied（応用）の「社会的妥当性」をまったく無視した「対応」になってしまう．このケースでの社会的妥当性とは，子どもがジュースをほしいときに，叫び続けるという行動よりも，より簡単に要求を満たすことが可能な行動を習得することであり，その行動を使うことにより子ども当人と保護者，さらには関わるすべての人の生活を改善することを目標としている．

行動理論と伝統的理論

　ロヴァス（Lovaas, 2003）は，行動理論（ABA）と伝統的理論（医学関連の理論家と力動心理学の臨床家）の対比をその著書で説明している．「行動分析治療の核心は，強化性制御，つまり行動の後に起こる結果を操作することによって行動を変化させ……，それとは逆に伝統的治療は刺激性制御が軸になる．」[3]

　ABAの指導では，その場で起きている行動，その先行刺激，その直後に起きた事象を操作することで，ターゲットである行動を増加したり，減少したりすることを実施し，習得していないスキルに関して効果的に指導を進めることができる．

ABAの可能性と将来性

　ABAにはまた付加的特徴もある．「結果に責任をもち」「公共的で」「人々に自信を与え」「楽観主義の立場」に立つアプローチとされている（Heward, 2005）．「結果に責任をもつ」とは，行動を定義し，アセスメントおよび介入を実施してもうまくいかない場合は，その失敗からさらに問題を解決する，ということをさす．また「公共的な」とは，ベアらの唱えた「テクノロジー」とも重なるが，「秘密の技」でも「魔法」でもない．それは多くの人にとっても実現可能な手続きであるべきで，「コツ」ともまた異なるものである．発達障害をもつ子どもや，教育不能とされた子どもたちがABAを用いることにより，多くの成功例がでている．

　B.F.スキナーの「ネズミのせいじゃないよ」という名言がある．動物実験で思うようにネズミが結果をださない学生に言及したものとされている．ABAを使っても，人，特に発達障害や自閉症の子どもたちが「いうことを聞かない」場面に直面するときは，おそらくアセスメント，介入，強化スケジュールなどに問題があると考えられる．

　発達障害や自閉症の子どもたちを「学習できない」と決めつけてしまわないで，「まずはやってみよう」という，楽観的でかつ科学的根拠のあるABAの実践は，世界中に広がりつつある．

●文献
1) Cooper JO, et al. Applied Behavior Analysis. 2nd edition. New Jersey: Pearson; 2007.
2) Baer DM, et al. Some current dimensions of applied behavior analysis. J Appl Behav Anal 1968; 1: 91-7.
3) イヴァ・ロヴァス著，中野良顯訳．自閉症児の教育マニュアル．東京：ダイヤモンド社；2011．p.59.

●参考文献
- O'Donohue W, Ferguson KE. The Psychology of B.F. Skinner. Califonia: Sage Publications, Inc; 2001.

療育とは

ABAの資格―BCBAとBCaBA

松田幸都枝

ABAは，これまで多くの専門家が，さまざまな国や州で指導のための資格を発行してきた．それぞれの専門家が発行している各指導法に特化した資格やライセンスは，有効なものではある．ただしABAが科学に基づくという点で，欧米などではABAの国際資格である協会認定行動分析士®(BCBA)の有無が，保険適用や倫理規定の点で一つの基準になりつつある[1]．

ABAの協会認定行動分析士®(BCBA)に関して

資格発行元は，行動分析士資格認定協会®(BACB)という独立非営利団体で，1998年5月に設立され，本部は米国にある．BACBが認定する国際資格である協会認定行動分析士®(BCBA)は，2015年現在，世界に約2万人存在し，さまざまな分野で活躍している．

ABAが発達障害，特に自閉症の患者に対して盛んに実施されるようになった1970年代～1980年代，倫理観から外れた指導により事件にまで発展するケースが米国内で多発するようになった．そこで，ABAを受ける消費者を保護するために，当時，米国フロリダ州で自閉症指導資格の認定を行っていたFlorida Association for Behavior Analysis(FABA)から発展し，現在の国際機関が設立されるに至った．

BACBのグローバルなミッションは，行動分析サービスを受ける消費者の保護を，専門家の増加，その専門性の確立と普及とともに系統的に実施することである[2]．BACBのグローバルなビジョンは，資格をもつ行動分析士を世界中に輩出することによって，多種多様な社会的に重要な問題を解決することである．近年の国際行動分析学会の発表の場では，「この地域にBCBAが何人いる」ということがABAの浸透度の一つの目安として発表されることも多くなった．日本では，まだ

❶ BACBが発行する協会認定行動分析士資格

BACBが発行する資格の種類	日本語訳	受験資格のための最終学歴
BCBA-D	協会認定行動分析士	博士号
BCBA	協会認定行動分析士	修士
BCaBA	協会認定準行動分析士	学士
RBT	登録行動テクニシャン	高等学校

だ資格保持者は少ないが(2015年現在14人)，2015年に初めてBCBA育成コースが認定され，2016年春から開講される予定である．BACBは，協会認定行動分析士資格を4レベルで発行している(❶)．

米国では，BCBA-D，BCBAの資格所有者が保険適用の基準とされる州が多い．

BACBが定めている倫理コードでは，基本的に困難なケースに関しては，BCBAやBCaBAは，BCBA-Dのスーパービジョンを仰ぐように推奨されている．特に行動機能分析(functional analysis)は，BCBA-D/BCBAの指導の元で実施するよう役割が分けられている．また，RBT資格保有者は，BCBA-D，BCBAの作成したプログラムを実施する，スーパービジョンを常に受けていることが必須要綱になっている．

BCBA・BCBA-D/BCaBAの資格認定のための資格要件

協会認定行動分析士(BCBA)または協会認定準行動分析士(BCaBA)になるためには，行動分析士資格認定協会(BACB)試験に合格しなければならない．試験資格を得るためには，学位とは別に，行動分析で要求されるカリキュラム課題(コースワーク)，および最低時間数のスーパービジョンつき実地研究と実習経験(field work and practicum experience)を修了することが必要であ

る．

BCBA試験資格の資格要件は，大学院またはそれに準ずる認定高等教育機関から，心理学，教育学，または行動分析学の修士号を取得していること（❶参照）．また，大学院レベルで，BACBタスクリストと専門職の倫理基準を網羅するための270時間の行動分析で要求されるカリキュラム課題（コースワーク）を修了していることも，要件の一つである．そして，1,500時間のスーパービジョンつき実地研究と実習経験を実施，そのうち5％（75時間）をBCBAにより直接指導を受け，完了しなければならない．

BCaBA試験資格の資格要件は，大学の学士であること（❶参照）．また，180時間の行動分析で要求されるカリキュラム課題（コースワーク）を修了．そして，1,000時間のスーパービジョンつき実地研究と実習経験を実施，そのうち5％（50時間）をBCBAにより直接指導を受け完了しなければならない．

適切なスーパービジョン，適切なクライアントなどの詳細の記述に関しては，BACBのウェブサイト（www.bacb.com）参照されたい．

BCBA/BCaBAの協会資格認定試験

BCBAまたはBCaBAの資格を得るための適格基準を完了後，資格試験に合格する必要がある．資格試験は，英語，スペイン語，イタリア語，ヘブライ語，中国語（簡体字，BCaBAのみ）で受けることができ，現在もより多くの言語で受験できるよう準備を進めている（2018年に日本語試験実施予定）．

BCBA/BCaBAの資格更新制度・登録

BCBAとBCaBAは，取得後2年ごとに，継続教育単位（CEU）を取得して資格を更新する必要がある．またBCaBAは，BCBAによってスーパービジョンを受け，資格を維持することも必要になる．

RBTの登録・試験

新しい資格制度であるRBTは，2014年から米国内でその役割がだんだんと認められ，人数も増加している[2]．40時間のトレーニングを受ければ，保護者でも比較的容易にとれた資格であったが，受講者人口の増加に伴いその質の向上と保持のため，制度の見直しが行われ，2015年12月からは筆記試験が必要になった．

● 文献
1) Hughes JC, Shook GL. Training and certification of behavior analysts in Europe: past, present, and future challenges. Eur J Behav Anal 2007; 8: 239-49.
2) Martin N. BCBA credential. BACB; 2015. ／ニール・マーチン著，松田幸都枝（協会認定行動分析士®〈BCBA〉）訳．BCBA資格認定に関して．BACB；2015.

● 参考文献
・Martin NT, Shook GL. The Behavior Analyst Certification Board and International Credentialing for Behavior Analysts. Eur J Behav Anal 2011; 12: 41-7.

療育とは
ABA/VB(Verbal Behavior)

松田幸都枝

スキナーによる「言語行動」

スキナー(Skinner, 1957)[1]は、言語は学習される行動であり、そして言語以外の行動を制御する環境変数と原理(刺激性制御、動機づけ操作、強化、消去)と同じ環境変数と原理によって獲得され、拡張され、維持されるという『言語行動(Verbal Behavior)』を発表した(Sundberg, 2008)。スキナーは、「話し手」の行動は、「聞き手」の行動を介して強化されると考え、その形態よりも機能によって言語行動を定義した。『言語行動』が出版された直後、言語学の分野、心理言語学の分野から反論を受けた*。

基本的言語オペラントの種類

スキナー[1]は、言語オペラントを7つの種類に分けた。① マンド(mand)、② タクト(tact)、③ エコーイック(echoic)、④ イントラバーバル(intraverbal)、⑤ テクスチュアル(textual)、⑥ トランスクリプション(transcription)、⑦ オートクリティック(autoclitic)。

ただし、⑦のオートクリティック(autoclitic)に関しては、「発達障害や自閉症への指導に用いられる初歩的言語介入には、オートクリティック訓練を含めるべきではない」とされている[2]ため、ここでは、6つの「1次的」言語オペラントの説明を行う。

マンド(mand)

要求する(demand)、命令する(command)という単語の元であるマンドは、一時的に制限をされている状態(例:空腹であったり、誰かに声をかけてほしいのに、誰も見てくれない)または、一時的な嫌悪刺激がある状態(例:虫にさされてかゆい、日差しが強くてまぶしい)などに対する反応が、特定の結果によって強化される言語オペラントと定義される(Michael, 1993)。マンドは、話し手に直接的に利益をもたらす唯一の言語行動でもある。

たとえば、お祭りに出かけたとする。「ラムネが飲みたい」「抱っこして」「お腹がすいた」と子どもが親に訴えたとき、要求が聞き手に伝わることによって、ラムネがもらえたり、抱っこしてもらえたり、たこやきを買ってもらえたりする。よって、この子どもの行動はマンドである。もちろん、買ってもらえなくても「以前に買ってもらったことがある」経験・学習から子どもが「○○ほしい!」と言うのであれば、その行動もマンドといえる。

タクト(tact)

タクトは、非言語的弁別刺激(nonverbal discriminative stimulus)によって自発される一定の言語反応と定義される。たとえばお祭りで、誰かが「こんにちは」と言ったことへの反応ではなく、お祭りの屋台でソースのにおいをかいで「たこやきだ」と言ったり、盆踊りの曲が聞こえてきて「お祭りやっているね」と言ったり、金魚すくいをしているのを見て「2匹つかまえたね」と言ったりするような、対象物、人間、出来事との感覚的接触(形、音、臭い、触覚、味など)で生じる言語反応である。

エコーイック(echoic)

「話し手」が別の話し手の言語行動を繰り返すことをさす。お祭りで、店の売り子が「焼きそばいかがですかー」と言っているのを聞いて、子どもが「焼きそばいかがですかー」とその場で繰り返す行動をさす。形態をまねる行動が、30分後自宅

---

*言語能力は生まれたときからの遺伝の産物であると主張するチョムスキーを代表とする言語学者は、行動主義の哲学全般を批判した(Chomsky, 1957)

に帰ってからの反唱である場合は，エコーイックとはいわない．エコーイック行動は，言語に遅れがある子どもに，より複雑なスキルを指導する際に重要な役割がある(Lovvas, 1977)．

イントラバーバル(intraverbal)

話し手が他者の言語行動に対して，別の言語行動で応じることをさす．たとえば，「ママ，お腹すいた，綿菓子食べたい」と言う子どもに対して親が「さっきご飯食べたでしょう！」と言う会話も，妹が「私は盆踊りにいきたい」と言ったのに対して兄が「でも僕は水風船がほしい」と言うやりとりも，言語刺激と言語反応が重ならないため，イントラバーバルと定義される．

テクスチュアル(textual)

読み手が声を出して読む行動について，内容の理解は問わないことを，テクスチュアル行動という．たとえば，お祭りの屋台で「Raman Burger」と書いてあり，英語が読める子どもが「ラーメンバーガー」と声に出して読んだ場合，それが何かわからなくても，この行動はテクスチュアル行動という．

トランスクリプション(transcription)

話した言葉をそのまま書くことをさす．これは，ノートなどに話した言葉を書く行動，携帯やPCでタイプする行動，空書きをすることなども含む．たとえば，お祭りで「ラムネとジュース」と注文した際に，屋台の人が「ラムネとジュース」とメモ書きをしたら，この行動はトランスクリプションという．

言語行動の応用

スキナー[1]による「言語行動」の分析は，ABAの臨床と研究において言語に関する問題へのアプローチと改善に劇的な変化をもたらした．発達に遅れのある子どもに対し，言語査定，マンド訓練，エコーイック訓練，タクト訓練，イントラバーバル訓練など，言語オペラントのレベルで査定し，指導をしていくABAで用いられる指導方法を，Verbal Behavior Analysis(言語行動分析)という．BCBAなどのABAの実践家の中でも「Verbal Behavior」と略されて使われることがあるが，あくまで行動改善戦術の一つとしてとらえる必要がある(行動改善戦術の例は，p.219参照)．

● 言語査定

市場に出回っている標準検査は行動査定に貢献することは少なく，万が一，知能テストのスコアだけによってABAによる発達障害または自閉症の子どもの伸びを発表しているところがあるとすれば，それはABAの測定や査定とは言い難い．

言語行動を基盤にして作成された査定ツールおよび指導プログラムとしては，VB-MAPP[3]，ABLLS-R[4]が代表的である．

● マンド訓練

要求言語を出させる環境設定をつくり，言語をプロンプト(介入)していき，さらには，その介入をだんだんと減らしていく(フェーディング)訓練である．

これまで叫ぶことでラムネをもらっていた子どもに，しばらくラムネを与えずに，一時的な要求を高める設定を行い，指導者は「ラムネ」を見せるだけ(非言語刺激)で，エコーイックプロンプト(言語刺激)を提示して，ラムネをあげるとき(指導者の模倣をして「ラムネ」と言ってみたらラムネがもらえた)を分化強化していく．

● エコーイック訓練

最初に言語の反復を求められたときに，その発音を模倣する練習をする．音声行動の頻度が少なく，音を日常的に出さない子どもの場合は，音の種類にかかわらず，どんな音でも強化する．

● タクト訓練

発達障害や自閉症の子どもには，「要求」自体がとても少ないタイプがいる．言語行動を基盤にした訓練は，「要求」があることだけを練習するのではなく，コミュニケーションにつながる言語オペラントを増やすことを目標としている．事物やカードを提示して，視覚刺激によってその物の名前を回答する練習をする．

● イントラバーバル訓練

言語オペラントの習得は個々に存在する．そのため，いくらマンドやタクトができたからといって，イントラバーバルができるようになるとは限らない．

発達障害や自閉症の子どもがいて，指導者がカードで物の名前を言わせる訓練に一生懸命になっている一方で，その子どもが保護者や友達と話をしないというのは，その子どものイントラバーバルレパートリーが極端に少ないからだとも考えられる．これらのレパートリーを増やす訓練をしなければ，タクトやマンドがイントラバーバルとして使われたとはいえない．

● 文献
1) Skinner BF. Verbal Behavior. Massachusetts: Prentice-Hall, Inc; 1957.
2) Cooper JO, et al. Applied Behavior Analysis. 2nd edition. New Jersey: Pearson; 2007.
3) Sundberg ML. Verbal Behavior Milestones Assessment and Placement Program. California: AVB Press; 2008.
4) Partington JW. The Assessment of Basic Language and Learning Skills. California: Behavior Analyst, Inc; 2006.

● 参考文献
- O'Donohue W, Ferguson KE. The Psychology of B.F. Skinner. California: Sage Publications, Inc; 2001.

Column

☑ 夏でも手が赤い

コミュニケーションが上手くとれない，不注意な行動が強いなどという主訴で外来に登場した中学生が夏にもかかわらず手首から先が赤くなっていた．これまでに5回ほど経験したシーンであるが経験したのはいずれも男児で，Tourette障害がもともとあり，それに続発した強迫性障害（OCD）による長時間の手洗いの結果ではないかと考えた．発達障害では関連領域を含めて一見してわかるものは珍しいが，これはその一例と考えられる．

もちろんOCDでは手洗い以外の症状も見られるが，筆者の経験では手洗いは男児に多い．ドアノブを拭く行動を繰り返す，鍵をかけてもかかっているかどうか心配で何度も確認する，トイレでいくら拭いても綺麗にならない気がして1回の排泄でトイレットペーパーひと巻きを使い切ってしまうなどは女児にみられる．

Tourette障害にOCDを合併しているときには社会生活上の困難を抱えていることになるので治療的な対応が必要になるが，OCD症状を強化する環境や周辺の因子を子どもとの話のなかで考えていくことは，かなり時間はかかるものの症状を減らすための手がかりにもなることが多いし，単純型のチックの治療法の一つであるself-controlを獲得することにもつながる．もちろんこうした手法で症状が改善するとは限らないし，Tourette障害の症状は定期試験の最中の声だしなど周辺から阻害される要因になる場合もあり，薬物治療が必要になることも多い．

当然のことながら，手が赤い中学生を診たときに「どうして」と聞くことはその後のコミュニケーションをとりにくくするので，あかぎれやただれがあるときには「痛かったら軟膏でも出そうか？」という程度の話に止めている．

〈平岩幹男〉

療育とは

ABAのティーチング・ストラテジー
―DTTとロヴァスの研究に関して

松田幸都枝

ABAにはさまざまなティーチング・ストラテジーがある．発達障害や自閉症をもつ人に対してそれぞれの問題行動への対応や，スキル習得のために実施されるアプローチの一つが，DTT（Discrete Trials Training）である．DTTは，指導をする側が「環境の調整」を実施する．そのため対象者を椅子に座らせる指導者が多く，「椅子に座らせるのがDTT」「1対1で指導する」ものと誤解されることが多いようだが，それは必須ではない．

DTT（不連続試行）とは

DTTはABAのティーチング・ストラテジーの一つで，6つの要素が含まれている必要がある．

たとえば，自閉症の6歳の子どもに，初めてひらがなの「あ」という指示が出た後に，カードをとるスキルをDTTを使って指導する場合：

① まず，その子どもが，教える先生の顔を見ていたり，机上にある「あ」と「お」のカードを見ているなど，指示がでたら行動をする参加姿勢が必要である（参加する行動の確立：establish attending behavior）．
② 次に先生が「『あ』のカードを取ってください」と指示を出す（弁別刺激：discriminative stimulus）．
③ 先生は子どもが間違える前に，すぐに，子どもの手をとって「あ」のカードを取らせる．このプロンプト（介入）は，徐々に減らしていく．
④ 子どもの反応を確認する．子どもが「あ」のカードを持って先生に渡そうとするのか，それとも，叫んでせっかく手に取らせてもらった「あ」のカードを投げるのか，確認する．
⑤ ④の子どもの行動に合わせて，先生は「後続条件」を提示する．子どもが「あ」のカードをくれたら，強化子（注：反応に随伴して頻度増加の原因となる出来事やもの）として，おせんべいなどをあげる．あるいは，子どもがカードを投げてしまったら，「それはあっていないよ」などと言う．
⑥ トライアルのインターバル：新しい指示を出す前に数秒，時間をおく．その後，①に戻り①〜⑥までを繰り返す．

これらの6つの要素が含まれていることが，DTTの指導では必要である．

ロヴァス博士の研究

自閉症の子どもに対するDTTを用いた指導の効果

ABAと発達障害や自閉症に関して，おそらく最も周知されているのが，ロヴァス博士の研究であろう．1987年，イヴァ・ロヴァス（Ivar Lovaas）と彼の同僚は，UCLAヤング・オーティズム・プロジェクトの研究を発表した[1]．自閉症の小さい子どもたちを2群に分けて，2〜3年，ABAの指導を実施した．その結果として，週10時間の介入グループ（第1群）と，週40時間のDTTを中心とした指導を実施したグループ（第2群）との対比では，第2群の49％が「通常級」に進学をして，IQが高くなった結果を報告している．

また1992年には，キャサリン・モーリスという自閉症と診断された子どもの母親が，週40時間のDTTトライアルを実施した結果，子どもたちが成長したと綴った本，『Let Me Hear Your Voice（あなたの声を聞かせて）』が出版され全米で話題になった（注：訳書『わが子よ，声を聞かせて―自閉症と闘った母と子』〈河合　洋監修，山村宜子訳〉

日本放送出版協会，1994）．

ロヴァス博士の功績

発達障害や自閉症に対して，DTTを用いたABAの指導が効果的である，特に子どもへの指導（早期介入）と集中介入が効果的であるといったイヴァ・ロヴァス博士の研究は，社会に大きな反響を呼んだ．そのためABAイコールDTT，または，ABAはロヴァス博士が始めた，DTTは早期介入（年齢の小さい子ども）にのみ有効，と誤解されることもあるようである．1987年以前は，多くの自閉症の人が施設に収容されていたが，ABAによる介入により，発達障害や自閉症であっても学習ができ，問題行動も介入をいれることによって軽減することが可能であることを，また家族とともに学習ができることを，世界の多くの人々が知ることになった．

UCLAプロジェクトは，学生が指導をしていたため，大学院生が学部学生をスーパーバイズ（監督・指導）するという教育システムを構築するきっかけにもなった．しかしながら，発表当初は，外部はもちろん，ABAの研究者からも懐疑的な意見が多く，その後ロヴァス博士とその学生たちは，フォローアップ研究を発表している．

●文献
1) Lovaas OI. Behavioral treatment and normal educational and intellectual functioning in young autistic children. J Consult Clin Psychol 1987; 55: 3-9.

●参考文献
- Cooper JO, et al. Applied Behavior Analysis. 2nd edition. New Jersey; Pearson; 2007.
- McEachin JJ, et al. Long-term outcome for children with autism who received early intensive behavioral treatment. Am J Ment Retard 1993; 97: 359-72.

Column

☑ DTTとロバース法

Bruno Bettelheimの「自閉症は母親の愛情不足である」という説が1950～60年代にかけて全米を席巻していたが，これに疑問をもつ人たちも出てきた．スキナーの行動理論の研究は1950年代から着々と進んでおり，その行動理論の体系が「自閉症が脳の機能的障害」であれば可能なのではないかという考え方が1960年代後半から出始め，そこから自閉症への理論的な療育が始まった．その意味で1970年代はアメリカではいろいろな療育の方法が出ていたが，わが国ではまだ自閉症＝知的障害＝治らないという考えが強かった．

DTTはABAの中でも療育方法としてすぐれているが，治療者との関係性が築けてもそれが他者との関係性の中で展開できるかどうか，すなわち般化が困難であることが以前から指摘されており，それを補完する意味でいろいろなABA療育が広がってきた．

わが国の療育はたとえABAを謳っていたとしても十分なトレーニングを受けないまま療育に従事している場合があるし，保護者にDTTを行わせている場合もある．保護者のみがDTTを行っている場合には，保護者は子どもとの関係性の充実よりも，療育的対応によって成果を上げることを目指しがちになる．そうなると適切な助言や指導が得られない場合には落とし穴にはまり，子どもも療育全般に拒否的な態度を示すようになってしまう．DTTのようなデスクトレーニングは熟練していなくても，モチベーションが高くなくても1日に2時間でも3時間でも続けることは可能であり，実際にそのように指導されている家族を診ることもある．家族が生活の中で療育を行うのであれば，「義務感」ではなく「子どもとの関係性を楽しみながら」子どもの能力の向上を目指すようにとお話ししている．いうまでもなくそのほうが療育の効果は得られやすい．

●参考文献
平岩幹男．自閉症・発達障害を疑われたとき・疑ったとき．東京：合同出版；2015．

（平岩幹男）

療育とは
NETの種類とDTTとの比較

松田幸都枝

ABAには，発達障害や自閉症の子どもや大人に実施するさまざまなアプリケーションや，プログラムがある．ABAのアプリケーションには大きく分けてDTT（Discrete Trials Training：不連続試行．p.215参照）とNET（Natural Environment Teaching：自然環境指導）がある．NETには，さまざまな実施方法があり，多くの研究者が独自の指導法を発表し，独自の資格証明書を発行している（例：PRT〈機軸行動トレーニング〉，デンバーモデル，CABS®）．またVerbal Behaviorアプローチ（AVBまたはVBといわれる手法）では，DTTとNETの両方を実施する方法として，プログラムとアセスメント（査定ツールおよび指導プログラム．代表的なものにThe ABLLS®-RやVB-MAPPがある）が活用されている．

行動分析士資格認定協会®（BACB）の設定するBACBタスクリスト（第4版）をもとに指導する協会認定行動分析士®（BCBA）は，Verbal Behaviorの言語オペラント（p.212参照）を熟知し，DTTとNET（最もシンプルなものとしてincidental teaching〈機会利用指導〉）の，どちらの指導方法も利用できることが必須となっている．

NETとは

NET（Natural Environment Teaching）は別名，NTA（Naturalistic Teaching Approaches）ともいわれる．NETの特徴は，子どもの自然な環境を言語習得やコミュニケーション習得に使用していることである．NETは子どもの即時の興味と活動にガイドする形で実施するので，構成的に緩い印象を与えるかもしれない．通常の生活環境下で実施され，教材や応答のバリエーションを増加することを重要視する．しかしながら，これもABAの指導法であるため，特定の結果があり，後続条件を提示することで，行動は強化され，または指摘して直されていく．

従来のDTTでは，指導を開始して2～3年経過しないと，般化訓練（注：ある1つの条件づけされた刺激や条件に対する反応が，類似した別の刺激や条件に対しても適用されるように訓練すること）が行われなかった．しかしNETやAVBなどでは，確率操作によって環境設定を変えることで，より自然により早く言語習得が進むことがあり，NETはそうした研究に基づいて進化していった指導法といえる．DTTとNETの違いを❶に示す．

NETの種類

PRT（機軸行動トレーニング：ピボタル・レスポンス・トレーニング）

NETの一つで，最も研究され検証されている手法の一つに，PRT（Pivotal Response Training）がある．ピボタル・レスポンス（Pivotal Response：機軸行動）とは，一度学習されると，訓練されていない他の行動にも，応じた修正や共変化を生み出すような行動のことである．カリフォルニア大学サンタバーバラ校で，教育心理学者ロバート・ケーゲル博士，およびリンカーン・ケーゲル博士によって1970年代に開発された．

発達障害や自閉症の子どもの発達において，社会的・環境的刺激に応答するための動機を使い，また増加させ，自主規制／自己監視の行動を学習する，複数のキュー（合図）への応答性を増加させ，社会的相互作用に対して自分から行動をする，などの目標に対して個別にプログラムを立てる．

ESDM（早期開始デンバーモデル）

ABAの手法を使い，他に認知や感情面などを盛り込んだ指導法もある．ESDM（The Early Start Denver Model）は，12か月から指導が可能な行動介入プログラムである．（注：カリキュラム自体は，7～9か月から実施でき，指導年齢の中心は1歳～3歳，その後4，5歳まで継続できる）．心理学者であるロジャース（Rogers & Pennington,

❶ DTT と NET の違い

ABA のアプローチ	DTT（不連続試行）	NET（機会利用型指導や AVB〈VB〉を含む）
主導権	・指導者主導型	・子ども主導型
環境設定	・学習環境を構成する	・自然な環境
進め方	・指導者が教材と強化子を選択する	・子どもが使用したいものを選択する
適している指導内容	・スキル習得や学習スキル	・要求言語の練習，会話の練習，遊びのスキルの練習，社交スキルの練習 ・DTT で習得したスキルを般化
般化の進め方	・般化の困難さ	・般化しやすい
指導の進めやすさ 指導する側の訓練のしやすさ	・比較的指導しやすい	・機会利用ができる環境を設定することが難しい ・指導側の訓練に時間がかかる
指導例：発達障害や自閉症の子どもに「ジュース」という言葉を教える（「ジュース」と話す）スキル	例： ・ジュースのイラストのカードをジュースの写真のカードと同じ場所に置けるか？（マッチング） ・次に，指導者が「ジュース」と言ってジュースのカードが取れるか？（受容） ・その次に，指導者が「これ何？」とカードを提示した際に「ジュース」と子どもが言う（実際にジュースを見せて，「これ何？」にも正答する）ように促す	例： ・水分を普段よりも少しとらせないでおき（指導1時間前ぐらいから），のどが渇くようなもので，子どもが好んで食べそうなものを，先に食べてもらう（動機づけ操作） ・指導が始まったら，指導者は子どもにジュースを見せる ・すぐには手にはとらせず，子どもが「ジュース」と言ったら，指導者も「ジュース！」と言って，あげる
指導例の中での共通点	・いずれも指導目標を細かく分けて，個々に分析を実施する（タスクアナリシス） ・子どものスキルに応じて難易度を変更していく ・スキルによっては，何回も介入（プロンプト）を入れながら，目標行動に達成する ・データを記録する	

1981）らの2～5歳までの自閉症の幼児を対象に発表された研究が，デンバーモデルとして1980年代に広まり，2010年に ESDM として改めて発表された．「認知」「社会性」「情動面」「言語」の全般的な分野にわたり ABA の手法の一部である，ABC 分析，プロンプト，強化，弱化，シェイピング，チェイニングなどを実施して発達を促すことを目的としている．また，ABA のティーチング・ストラテジーである PRT なども指導手法として盛り込んでいる．

ESDM は，広い範囲にわたる発達領域に対応できるように多職種の専門家チームと連携することを前提として設定されている．ESDM 独自の指導免許なども発行している．ESDM 指導者は，ESDM カリキュラムチェックリストを用いて，発達の段階をアセスメントした後，12週間以内に達成できるプログラムを設定する．

● 参考文献

- Behavior Analyst Certification Board. Fourth Edition Task List. 2012. Retrieved from http://www.bacb.com/Downloadfiles/TaskList/BACB_Fourth_Edition_Task_List.pdf
- Cooper JO, et al. Applied Behavior Analysis. 2nd edition. New Jersey: Pearson; 2007.
- Greer RD, Ross DE. Verbal Behavior Analysis: Inducing and Expanding New Verbal Capabilities in Children with Language Delays. Boston: Pearson; 2008.
- Fenske EC, et al. Incidental teaching: a not-discrete-trial teaching procedure. In: Maurice C, et al, eds. Making a Difference: Behavioral Intervention for Autism. Austin, TX: PRO-ED; 2001. p.75-82.
- Korgel LK. Teaching the Pivotal Behavior of Initiation to Children with Autism. Santa Barbara: Special Needs Project; 2011.
- LeBlanc LA, et al. Behavioral language interventions for children with autism: comparing applied verbal behavior and naturalistic teaching approaches. Anal Verbal Behav 2006; 22: 49-60.
- Rogers SJ, Dawson G. Early Start Denver Model for Young Children with Autism. New York: The Guildford Press; 2010.

療育とは

ABAの教育的ストラテジー
―学校での利用と積極的行動支援

松田幸都枝

ABAの教育的ストラテジー

ABAは「どのように人は学習(行動)をするのか」という科学であるため,学校環境や集団でも利用できるティーチング・ストラテジー(教育戦略)が数多く研究されており,特に特別支援の環境下では多く活用されている.日本でも,トークンエコノミー法[*1]などABAを基盤においた指導法を利用している特別支援教育の現場も増加しつつある.

日本ではあまり知られていない,集団でも実施できる指導法としては,Precision Teaching(PT:プリシジョン・ティーチング),Direct Instruction(DI:ディレクト・インストラクション),個別化教授システム(PSI:Personalized System of Instruction)などがある.欧米には,これらの指導方法だけを実施する特別支援学校や公立校も存在し,また個人の教員や授業ユニットに組み込むことも可能である.

PT(プリシジョン・ティーチング)

B.F.スキナーに指導を受けたO.リンズレイ博士(Ogden Lindsley)によって発表された,ABAを基盤においた教授法である.PTは,他のティーチング・ストラテジーと合わせて利用する.以下の4つのガイドラインがある.

① 学生はいつも正しい――学生が間違えるのは指導側に問題があるからだということを忘れずに教授するというのが基本理念である.

② 行動を観察する――指導をしている内容や教材はすべて,観察できるもので即答できるものに限定した.従来の教育はある程度指導をしてから,テストをして習得率を測るが,PTでは,常に行動が起きているかどうか,を測定する.

③ 学習行動を「流暢さ:fluency」と「スキルツール(当該のスキルをこなすための手段)をもっているか」ということに分けて,習得率は,率や頻度で測定をする.

④ 記録には,スタンダード・セラレーション・チャート[*2]を使う.

DI(ディレクト・インストラクション)

S.E.イングルマン(S.E. Engelmann)が開発した,ABAを基盤においた指導法である.米国では1960~70年代にかけて「Project Follow Through」という比較実験で,どの指導法が学習を進める際に効果的なのかを検討し,その結果,DIがその中で最も効果が科学的に証明されている方法とされた.発達障害や自閉症などの個々の発達に問題がある場合はもちろん,貧困であることや,外国語を母国語にもつことによって学習に遅れがある児童への指導方法としても効果を上げている.

指導には,まず綿密にカリキュラムをデザインし,小グループで実施,迅速な指導ペースを守り,指導自体はすべて記述されシナリオ化されたテキストを利用する.実際の介入は指導者が質問をして回答を求める「サイン」を出すと,全員が一斉に同じ答えを声に出して回答するという方法を使う(コーラル・レスポンディング).

個別化教授システム(PSI)

別名,Keller Plan(ケラープラン)ともいわれる個別化教授システム(PSI:Personalized System of Instruction)は,ハーバード大学時代,B.F.スキナーの同級であったF.ケラーによって1963年に発表された.ABAの手法を利用して大学の授業のために提案されたものである.現在では,PCシステムなどの普及により,大学はもち

ろん小学校などでも利用されている．個別化教授システムは，現在ではPCシステムを使うことが一般的であるが，その技術が発達する前から次の5つの特色がある．

① 自己ペースによる学習．
② 単元ごとに通過テストを設け，完全に学習．
③ 記述されている教材を利用する．
④ 指導者はプロクターと呼ばれ，テストの成績をつける．
⑤ 講義は，それぞれの単元の動機づけのみに利用される．

ABAから派生した積極的行動支援（PBS）

積極的行動支援（Positive Behavior Support：PBS）は，ABAを基盤におき，環境の調整を行うことで，発達障害や自閉症の子どもや学生が個人の行動を変えることが可能であるとする行動介入法である．従来のABAについて，1対1指導が基本だという思い込みや，発達障害のなかでも，言語習得，問題行動，コミュニケーションが問題になりがちな自閉症だけに有効な指導だという誤解，就学前の児童にのみ行われているというイメージがまだまだ強いなか，欧米では学校や行政に取り入れられる機会が増加している．

150年以上欧米の学校環境が求めている「ノーマライゼーション」[*3]や「人間中心（Person-Center）」[*4]と共鳴している点や，また，従来の教育で行われているアセスメント（評価・査定）の仕方に限りなく近い形でのアセスメントやチーム

[*1] トークンエコノミー：token economy（トークン強化システム：token reinforcement system）
学習指導と行動の管理のシステム．目標行動を達成するとトークン（○の数でも，シールの数でも）を獲得して，一定量がたまると，事前に準備した報酬のメニュー（本人がほしがっていたキャラクターシールや，1日クラスリーダーで列の一番になる，など）から自分が選んだ活動や品物と交換するシステム．

[*2] スタンダード・セラレーション・チャート（Standard Celeration Chart）
反応率が時間とともに変化したかどうかを表す測度をセラレーションという．リンズレイ博士やペニーパッカー博士が開発したセラレーション測度を図示する標準書式．

[*3] ノーマライゼーション（normalization）
1960年代に北欧諸国から始まった社会福祉をめぐる社会理念の一つで，障害の程度や種類のいかんにかかわらず，物理的にも社会的にも，社会の主流に最大限統合されるべきであるという信念．

[*4] 人間中心（Person-Center）
クライアント中心・家族中心・家族と周囲の協働を促すコミュニケーションを中心に考えていく方法．

[*5] IDEA（Individuals with Disabilities Education Act）
1990年，米国連邦法で「障害のある個人への教育法」（IDEA）が改正され，① 障害があっても排除することはできない，② 偏見のない多次元な評価方法，③ 無償で適切な公教育，④ 最小制約の環境の提供，⑤ 適正手続きによる保護，⑥ 親と子どもの参加と共同意思決定が6大原則としてあげられている．

[*6] 個別教育計画（individualized education program：IEP）
これを作成することが公法で決定されている米国では，① 現在の遂行水準，② 年間計画，③ 短期指導目標，④ 必要とされる特定の教育サービス，⑤ 関連日時，⑥ 通常教育プログラムへの参加，⑦ 評価の手続きの7項目が必要とされている．

[*7] 機能的行動アセスメント（Functional Behavior Assessment：FBA）
PBSのプロセスの重要な部分は，問題行動がその行動をとる子どもまたは大人に提供する機能について詳細を学ぶことである．FBAプロセスにおいては，子どもや大人の問題行動が何によって維持されているかに関する情報を収集していく．個人が「問題行動」をとるのは，それが機能しているからなのであり，それらの行動により，彼らは強化子を何らかの形で得ている（たとえば，彼らは望ましいか楽しい何かを得る，または望ましくないまたは不快な何かを避ける）．FBAでは，外部環境の状況（すなわち，先行する刺激）が問題行動を誘発するか，あるいはそれが生じる"舞台設定"をするため，問題行動が生じると考える．FBAは，確実に問題行動の誘因となり，維持させている環境要素を，識別するためのプロセスである．

作りなどがあり，教育者には特に理解しやすく，実践しやすいことも要因になっている．米国では，IDEA[*5]の連邦法の中に，個別教育計画（IEP）[*6]と，科学的に根拠のある指導のための機能的行動アセスメント（FBA）[*7]を実施することが義務づけられていることも，PBSが発展した理由の一つともいわれている．PBSの目標は，クライアントまたはその周囲のすべての人々に関係したライフスタイルとその生活の質の向上である．

PBSは近年ではABAとは独立した形での学会や勉強会が実施されていることが多くなっているが，PBSの創始者たちは，認定行動分析士®（BCBAまたはBCBA-D）の資格をもっている．

PBSの計画には，問題行動の機能を識別することと，社会的に適切なコミュニケーションや社会的スキルに問題行動を置き換えるために役立つ新しいスキルを教えることが盛り込まれており，問題行動を触発するような出来事が回避されるように，作業や日課，状況および環境を変える操作が組み込まれる．

PBSの進め方

PBSの計画を作成するにあたり，クライアントをサポートするためにチームが形成される．保護者や療育者，全員がクライアントの生活の状況や設定すべてを共有する．課題となる行動の設定とデータを収集し，その後，機能的行動アセスメント（FBA）[*7]を実施して，行動機能を明確にした後に，介入方法が検討・実施され，その介入が適切なものか評価を実施する．

PBSの計画には，状況や環境に幅広く応用することができる多くの介入が含まれている．問題行動を刺激するような要素を取り除くように環境を変更するための予防的なストラテジー（戦略）や，問題行動に代わる新しいスキルを教える，問題行動への自然な強化子（特定の行動の生起頻度を増加させる因子）を最小限に減らし（または可能であれば与えずに），適切な行動への強化子を最大限に増やすことなどを検討する．

PBSの計画の特徴は，行動支援の統合部分として全体的なライフスタイルの質を，「関係」「活動」「健康」といった観点において向上させることに重点をおいている．

● 参考文献
- Carr EG, et al. Positive Behavior Support for People with Developmental Disabilities. Washington, DC: American Association on Mental Retardation; 1999.
- Carr EG, et al. Positive Behavior Support: Evolution of an Applied Science. J Posit Behav Interv 2002; 4: 4-16.
- Dunlop G, et al. Prevent-Teach-Reinforce: The School-Based Model of Individualized Positive Behavior Support. Maryland: Paul H. Brookes Publishing Co; 2010.
- Heward, WL. Exceptional Children: An Introduction to Special Education. 7th edition. New Jersey: Pearson; 2003.

認知行動療法（CBT）

石川信一

CBTの源流

認知行動療法（Cognitive Behavioral Therapy：CBT）は，2004年に神戸で開催された世界行動療法認知療法会議を境に大きく取り上げられるようになった．うつ病や不安症に対する医療保険収載の動きに伴い，多くの医療関係者の耳に届くようになったことが大きな要因の一つであろう．CBTは多義的に用いられている用語である．最も狭義には，先に述べた医療保険の対象となる個別の心理的支援プロトコルのことを指す．

CBTの源流は，行動療法（behavior therapy）にある．1950年代，心理学における学習理論（古典的条件づけやオペラント条件づけ）を活用した支援方法が生み出された．この行動療法は，70年代以降の心理学の学問的展開と歩みを共にして人間の情報処理活動を統合した形で発展を遂げる．そして，90年代以降，これらの技法は，さまざまな心理的問題に対する心理的支援プロトコルとしてまとめられることとなった．これらが現在のエビデンスに基づく心理社会的技法の潮流を生み出すことにつながっている．この領域に特化してCBTという用語が使われていることもある．

その一方で，時を遡って，学習心理学を源流としたもう一つの発展があった．それが，重度の入院患者や発達障害に対する応用行動分析（ABA）である．ABAは一事例の実験デザインを中心として，データを地道に積み重ね発展を遂げてきた（詳細は本書p.208参照）．それだけではなく，ペアレントトレーニング（PT）に代表されるように学習理論を活用した技法は，さまざまな形で今日でも活用されている．

このように行動療法を軸として，包括的プロトコルを開発する前者の流れと，引き続き行動的側面に重きをおく後者の知見の蓄積が両輪となって，この領域はめざましい発展を遂げることとなった．以上のことから，最も広い意味では，これまで述べてきた心理社会的技法の集合体をCBTと呼ぶ．社会的スキル訓練（SST）やPTなど，療育の現場で使われている技法の多くについても，その源流と理論を加味すれば広義のCBTであるといえる．

CBTとは何か

それでは，CBT全体に共通する要素は何であろうか．ここでは3つ取り上げたい[1]．第1に，実証性があげられる．CBTが包括的・統合的であると同時に，多様な専門性を堅持しながら協働することができるのは，エビデンスを重視するという共通姿勢のためである．心理社会的技法の主要な目標は，ユーザー（患者やクライエント）に対して恩恵をもたらす確率の高いサービスを提供することである．そのように考えると，さまざまな心理発達的問題に対して効果が証明されているCBTの果たす役割は大きい．この実証性こそが，CBTを世界水準へと引き上げた要因といえるだろう．

第2に，柔軟性があげられる．数多くのプロトコルが出版されているために，CBTでは"マニュアル偏重"であるという誤解が生じがちである．しかし，CBTでは，ケースフォーミュレーション（事例定式化）に基づき，支援内容をテイラーメイドのようにピッタリ仕立てることを重視する．多様な心理社会的技法の集まりであるということは，それだけ多くの選択肢が存在することを意味する．個々のプロトコルは，むしろ心理的支援サービスの水準を保つ役割や，社会に対する説明責任としての役割を果たしているのである．

第3に，現実性があげられる．CBTでは，面接室や相談室の中での変化は，日常生活の中で活かされなければ意味がないと考える．言い換えれば，CBTのセッションは，現在や未来に向けて

の生活の活性化のために用いられるということである．そのため，CBTではセルフコントロールを重視することになる．成人の場合，自身で自分の生活を活性化するための方略を教えることになるが，子どもの場合は，家族を通じて(PTなど)，あるいは学校の活動として(SSTなど)，身につけていくこともある．

子どもに対するCBT

今日，わが国では成人のCBTのほうが普及しているかもしれないが，その他の選択肢の少なさを考えると，むしろ子どもにおけるCBTの役割を見逃すことはできない．上記にあげた3つの特徴を考慮しても，CBTは子どもに対する支援と親和性が高いことがわかる．現時点において，広義のCBTに含まれる技法は，不安症，強迫症，注意欠如・多動症(ADHD)，抑うつ障害，自閉スペクトラム症(ASD)，秩序破壊的・衝動制御・素行症，および薬物乱用と依存に分類される問題に対して有力な支援方法である．これほどまでに数多くの心理発達的問題に有効性が証明されている心理社会的技法はCBTのほかには存在しない．❶は子どものCBTにおいて使用されることの多い技法の一覧である．

わが国においては，SSTを中心とした教育場面における活用や，発達障害の親に対するPTを中心として，子どものCBTの技法も普及を見せ始めている[3]．今後は医療・福祉場面における普及が求められるところである．特に，不安症や強迫症に対するCBT，トラウマ焦点型認知行動療法(Trauma Focused Cognitive Behavioral Therapy：TF-CBT)といった不安やトラウマをターゲットとしたプロトコルの効果研究が進められている．また，PTについても，予防的取り組みが進められるとともに，虐待に対する親子相互交流療法(Parent-Child Interaction Therapy：PCIT)の適用が報告されている．教育場面においても，子どものメンタルヘルスの予防の重要性が注目されている．学級全体の児童生徒を対象としたユニバーサル介入の実践研究とプログラムが報告されており[4]，今後の発展が期待される．

先に述べたように，多様な技法を有していることはCBTの特徴の一つではあるが，これらの技法は機械的に適用すれば効果を発揮するというものではない．どのようなカウンセリングサービスにおいても重要視される関係性の構築と，問題の詳細な分析から導きだされる事例定式化に基づいて各技法は積み上げられるべきであり，その逆ではない．先人達が積み重ねてきたCBTの技法は，目の前の子どもとの信頼関係を築き，子どもを理解しようと努めるセラピストにとって大きな手助けとなるだろう．

❶ 子どものCBTにおいて主に用いられる技法

- 心理教育
- 随伴性マネジメント
- ペアレントトレーニング
- 行動活性化
- リラクセーション
- エクスポージャー
- 曝露反応妨害法
- 認知再構成法
- 社会的スキル訓練
- 問題解決訓練

普及している技法名を優先しているため，理論的には重複するものも含まれる．
(石川信一．2013[2])を参考に作成)

●文献

1) 石川信一．不安症状をもつ子どもへのCBTプログラム．神尾陽子ほか著．不安症状のある自閉症児のための認知行動療法マニュアル．京都：ミネルヴァ書房．2016.
2) 石川信一．子どもの不安と抑うつに対する認知行動療法—理論と実践．東京：金子書房；2013.
3) 石川信一．認知行動療法．稲垣佳世子ほか編．児童心理学の進歩 2015年版．東京：金子書房；2015．p.161-94.
4) 佐藤正二ほか．学校でできる認知行動療法—子どもの抑うつ予防プログラム[小学校編]．東京：日本評論社；2013.

療育とは

療育と医療の探し方

平岩幹男

どんなときに専門医に紹介するか

　発達障害が疑われた場合，すぐに専門医療へつなぐことが考えられがちであるが，発達障害を抱える子どもが全人口の1%を超えると推定される現在，発達障害の多くはプライマリケアの範疇に属する．さらに発達障害においては根本的な治療がいまだ存在しないことから，診断よりも社会生活上あるいは発達上の困難さに対応することが優先される．これらは特に専門医ではなくても，いわゆる医学的検査(脳画像を含む)が診断や予後判定に多くの場合には寄与せず，SST(Social Skills Training)，PT(Parent Training)，LST(Life Skills Training)などの基礎がプライマリケアの場でも可能であることを考えれば発達障害を疑ったらすぐに専門医を紹介するということは，専門医資源が十分ではないことを考え合わせると，システムとしては実際に多くの地域で破綻している．

　発達障害について，現状で専門医を紹介すべき場合は，①言語発達の遅れを中心とするいわゆるKanner型のASDで，個別の療育プログラムとそれに基づいた療育が必要と考えられる場合，②知的状況にかかわらず二次障害を呈している場合，③ディスレクシアが疑われるがトレーニング方法がわからない場合と考えられる．それ以外はプライマリケアでの対応が望まれる．専門医は日本小児神経学会の発達障害診療医リスト，日本児童精神学会の専門医リスト(いずれも筆者は入っていないが)などが参考になるが，何よりも患者自身による口コミが大きい．都道府県などの療育センターの多くは予約が数か月待ちであり，診断で終わり療育的対応につながるところは多くない．

どんな療育を求めるか

　療育は基本的に個々の子どもの状況を見極め，その時点での社会生活上の困難さ(コミュニケーションがとれない，多動など)に加えて将来の展望(就学や就労)も考慮に入れることが重要である．

　言語発達の遅れのあるKanner型のASDでは，ABA(Applied Behavior Analysis)による当初は個別の後には小集団での個々に合わせたプログラムに基づく療育が第1選択であるが，費用面も含めた社会資源は地域によらず十分ではない．したがって次善の策としての家庭での療育としてのLSTやABA，地域の療育資源によるTEACCHによる環境調整と生活習慣の獲得，PECSの応用などが考えられる．なお大学の研究室(医学部以外)でもASDの研究を行っているところは増加しており，そうした場所で個別のプログラム設定に基づいた療育を受けている場合もある．基本は同じであっても現状の質はさまざまである．

　ADHDでは特に衝動性や多動性に対して，高機能自閉症では特にこだわりや対人関係の困難さに伴う社会生活上の困難を減弱させるためにPTやSSTなどが行われる．個別に行われることも多いが，PTやSSTではロールプレイや対人関係調整(待つなどのトレーニングを含む)を含めて小集団で行っている場合もある．多くは医療機関や教育機関の付属施設などで行われている．心理職が担当している場合も多く，5〜10回のシリーズで行う場合も多いが，その後のフォローアップの状況を含めて内容も質もさまざまである．

　ディスレクシアでは，まず未診断例がきわめて多く，診断することから始まる(診断についてはp.46参照)．疑われた場合には単音を正確に読む，文節を読む，文法に沿って理解するなどの対応が必要であるが，これらが可能である医療機関や療育機関が現時点ではきわめて限られている．

個別か集団か

　繰り返すがKanner型のASDの初期は可能であれば個別の療育が望まれる．それは一人ひとり

症状も発達段階も，また親子関係の状態も異なることによる．しかし実際には個別療育の資源があまりにも少ないことから，療育としては公的療育を含めて集団での療育を選択せざるをえない場合が多い．また医療機関や市区町村の保健部門において個別療育に対する知識の不足から，無条件に集団での療育を勧められていることも多い．最近では都道府県が関与して児童発達支援センターが各地に設置されているが，多くは民間の療育への委託であり，その質のばらつきはとても大きい．

高機能自閉症やADHDでは，適切な設定があれば小集団での療育も可能であるが，社会資源が少なく，療育的対応を受ける機会そのものが現状ではまだ少ない．ディスレクシアについては個々の状況によって読字などの困難さが著しく異なるので個別療育以外にはない．

公的療育と民間療育

公的療育

公的・半公的療育の多くは，児童福祉法上の知的障害児の通所施設が発達支援通所施設に法改正に伴って内容をほぼ維持したまま変更されている．もう一つは児童発達支援センターである．前者は知的障害児が対応の中心であるがASD児が増加している現状をふまえて，TEACCHによる構造化を行っているところが増加している．これは特別支援学校でも同様である．PECSのphase Ⅰ，Ⅱを実施しているところもある．一部の施設では生活習慣やコミュニケーションについては個別対応を行うところも出てきているし，理学療法士，作業療法士，言語聴覚士など専門職による療育は個別で行われることが多いが，頻度は少ない．多くの施設では，市区町村ごとに月別の利用回数や自己負担上限額が定められており，その範囲での自己負担となる．公的療育は市区町村の保健センターなどに問い合わせれば教えてくれるが，どのような療育を行っているかは数回にわたって見学し，納得してから利用することを勧めている．内容やレベルは場所によりさまざまである．

民間療育

民間療育の場合には，発達支援事業として行っている場合とそうでない場合がある．規制緩和に伴って発達支援事業を掲げる事業所は急増しているが，個別のもの小集団のものなどが混在しており，筆者の知る限りでは質的に十分と考えられるところは非常に少ない．これは学童以降の放課後児童デイサービスも同様である．しかし数は多くはないものの質の高い療育を提供している施設も存在するが，希望者が殺到しており，利用は容易ではない．

発達支援事業として行っていない場合には，費用が高額になりやすい．以前は年間に数百万円を要するところもあったが，現状では月に5〜10万円程度のところが多いと考えられる．BCBAやアメリカでトレーニングを受けたセラピストがいる療育施設はその多くがこのタイプである．児童の観察とそれに基づく個別のプログラムの作成，療育の実施と途中での評価による修正などは多くの施設で行っている．多くは首都圏や関西地区に偏在している．さらに多くの療育機関ではホームページがあるが一般に公開されているとは限らず，インターネットでの検索もヒットしないことがしばしばである．療育について詳しい医師に相談するか，親の会などの口コミを利用するか，インターネットなどで探索を続けるかになる．

家庭では何ができるか

このように述べてくると悲観的に思われるかもしれないが，発達障害における療育はASDであってもADHDであっても家庭でできることも少なくない．ADHDにおけるPTはそのためであるし，ASDにおけるLSTもそれが目的でもある．発達障害のレッテルを貼られてそれで打つ手がないと絶望するのではなく，できることは必ずあるので，それをどうやって見つけるかが子どもの生活基盤でもある家庭の役割であるし，医療はそれを支える存在であるべきと考えられる．

● 参考文献
- 平岩幹男．自閉症・発達障害を疑われたとき，疑ったとき．東京：合同出版；2015．
- 宍戸恵美子．平岩幹男監修．発達障害を抱えた子ども・幼児期のABA．東京：少年写真新聞社；2011．

ディスレクシアの療育的対応

関あゆみ

ディスレクシアの指導にあたって

　ディスレクシア（発達性ディスレクシア）とは，読みに困難を示す学習障害のうち，読みの正確性や流暢性に問題を示すものをいう（診断や症状の詳細は「疾患としての学習障害」〈p.50〉を参照）．通常，「療育」とは学校以外の医療・療育機関で行われる指導や支援を指す場合が多いが，本項では学校，医療・療育機関を問わず，ディスレクシアの病態をふまえて行われる指導・支援について述べる．また，近年，学校を主体とする支援モデルとして注目されている，RTI（Response to Instruction：指導に対する反応）モデルによる支援についてもふれることとする．

　本来，ディスレクシアと診断された子どもたちは知的な能力には遅れがなく，会話や学習内容の理解には困難を認めない．しかし，読み書きは学習における中核的スキルであるため，病態をふまえた早期からの指導と支援がなければ学習全般に困難をきたし，やがて心身症や不登校などの不適応をきたす場合もある．ディスレクシアにおける療育の目的は，読字・書字能力の向上のみでなく，学習・生活上の困難を軽減し，二次的な学業不振や不適応を防ぐことである．このためには，読字・書字能力の向上を目的とする直接的な指導と，困難を軽減するための補助的方略の活用の両方が必要である．一般に低学年のうちは読字・書字能力の向上に主眼をおき，学年が上がるにつれ補助的方略や支援機器の活用についても指導していく．あわせて，読字や書字の困難が学習や生活における不利とならないよう合理的配慮が重要となる．

　個別の指導の場としては，通級指導教室をはじめとする教育機関と，言語療法などの医療・療育機関が考えられる．いずれの場合も，ディスレクシアを抱えた子ども（以下，ディスレクシア児と表記）の困難は月〜週数回の指導で改善するものではなく，学級内での学習や家庭学習との連携が不可欠である．

　教育機関で対応を行うために医学的診断は必ずしも必要ではないが，合併する神経発達障害の有無の確認や認知能力の特性の理解のため，医療機関での評価が望ましい．ディスレクシアに注意欠陥多動性障害が合併する頻度はきわめて高く，約40％とされる．注意欠陥多動性障害の合併は，学習効率を下げ指導効果を減弱させるため，必要に応じて薬物治療を検討する．自閉症スペクトラム障害，発達性協調運動障害などが合併する場合もあり，それぞれの障害特性をふまえた指導を行う必要がある．語彙力や音声言語能力が低い場合には，読み書きの指導に加えて言語能力そのものへの介入が必要となる．言語能力の低さの背景に，養育環境の問題や言語環境の問題（養育者の日本語能力の不足や国外での養育歴など）がある場合もあり，注意が必要である．

　他の発達障害と同じく，社会福祉制度の利用や進学・就労における特別措置を受ける際には医師による診断書が必要となることが多い．指導・支援の主体が教育機関となる場合でも，医療機関は最初の診断に関われば終わりではなく，長期的視点で関わることが求められる．

かなの指導

読字の指導に重点をおく

　ディスレクシアの指導において忘れてはならないのは，「読字」の指導の重要性である．学校教育では「文章の読み」と「文字の書き」が指導の中心となることが多く，各文字や単語を正しくスムースに読めているかが注目されることが少ない．これは，大部分の子どもが小学校入学までに拗音以外のひらがなが読めるようになるためでもある．ディスレクシア児では読み・書きの両方に困難を認

めるが，その本質は文字や単語の読みの困難であり，ここにターゲットをおいた指導を行う必要がある．ひらがなを正しく書く指導だけでは読めるようにはならないのである．学校でよく行われる「音読」の練習も，知的能力の高いディスレクシア児では「暗記」になってしまっていることがあり，読字指導としては必ずしも効果は高くない．

2段階方式による音読指導

ひらがな・カタカナのような表音文字の習得過程においては，初期には文字を1つずつ音に変換する非語彙経路の読みが中心であるが，習熟に伴い，親密度の高い語については，語をまとまりでとらえて音声化する語彙経路での読みが行われるようになる（「疾患としての学習障害」❷〈p.51〉参照）．小枝らが提唱している「2段階方式による音読指導法」[1]においては，それぞれの段階における指導を①解読指導，②語彙指導として行う（❶）．

ここでの解読指導とは文字と音の対応関係を習得し，単文字の読みを十分に速く行えるようになることを指している．習熟した読み手では，文字の音声化はほぼ自動的に，意識することなく行われる．解読指導においては，単にひらがなが誤りなく読めるだけでなく，文字から音への変換が苦労なくスムースに行えるように，ひらがなカードや音読指導アプリなどを用いて繰り返し練習を行う．また誤って覚えている文字や間違えやすい文字については丁寧に指導を行う．文字から音への変換が誤りなく楽にできるようになったら，語彙の指導を行う．

語彙指導はよく知った単語を増やすことで語をまとまりでとらえる力をつけるとともに，読んだ文章を理解するための支えとなる語彙力を高めることを目指して行われる．指導においては，単に語の意味を教えるだけでなく，十分に使える語彙とするため，その語を使った「例文づくり」が推奨されている．

拗音の指導

ひらがなのなかでも，ディスレクシア児では拗音の習得が特に困難であることが知られている．拗音の指導については，50音表を使って表記ル

❶ 2段階方式による音読指導法

解読指導の手順

(1) 清音46文字を一つひとつのカードにし，スムーズに読めるように音読を繰り返す．具体的には，よどみなく音読できたものをA，音読できたが思い出すのに努力性であったり，一度言い間違えたりしたものをB，読めなかったものをCとして分類し，BとCの音読練習をする．その日の学習の終わりに，BとCの文字カードがどれだけ減ったかというその日の学習成果を子どもに示して，学習意欲の維持と強化を図る

(2) 濁音，半濁音の文字カードの一つひとつがスムーズに読めるように音読を繰り返す．実施の仕方は①と同じである．音読の定着が思わしくない場合は，「ぬはぬりえのぬ」のように親密度の高い単語と組み合わせるキーワード法を取り入れる

(3) 促音，撥音は単独では音読できないので，親密度の高い単語を使って音読の練習を行う

(4) 拗音，拗長音の文字カードの一つひとつがスムーズに読めるように音読を繰り返す．拗音，拗長音は単独で音読できるが，やはり親密度の高い単語をキーワードとして指導を行う

語彙指導の手順

(1) 対象児が学年で使っている国語の教科書の中から単語や語句を選び，指導者の範読に続いて音読をさせる

(2) 次にその単語や語句の意味を教えた．また，それらの意味が理解しやすいように写真やイラストを見せるといった補助的な手段も取り入れる

(3) その単語や語句を使った例文を作成させた．本児が例文を思いつかないときは，指導者が作成して示し，作り方を教示するという補助も行う．これは学習した単語や語句の定着を図ることと文章の中での使い方を習得することを目的として行うものである

(4) 最後に作成した例文の音読を行う

(小枝達也ほか．2011[1])

ールを教える，音を引き伸ばすようにゆっくり言わせて母音の違いに気づかせる，別々に言わせてから徐々に合成させる（「き」「や」→「き や」→「きゃ」），キーワードを決めて教える（「きゅうり」の「きゅ」）などが行われている．この場合も，時間をかければ読めるという段階でとどめるのではなく，繰り返し読む練習を行い，十分に速く読めるようにしておくことが大切である．

カタカナの指導

読字・書字能力につまずきを認めない定型発達児においても，カタカナの習得度はひらがなよりも低い．ディスレクシア児ではカタカナの習得の

遅れが目立つ場合が多いが，ひらがなとカタカナの混同も起こりやすいので，ひらがなが十分習得されるまではカタカナの指導を急がないほうが良いと思われる．一方，カタカナのなかには「ウ」「タ」など，漢字のパーツとなっているものもあるので，漢字の書字指導を行う際には，先に指導を行っておくとよい．

漢字の指導

読字を重視する

漢字の指導においても，ディスレクシア児への指導においては「読字」の指導をきちんと行うことが重要である．一般に漢字の書字は読字よりも難易度が高いため，学校教育では書字の指導の比重が高い．読みに困難のない子どもたちは学校で習う前からその漢字が読めている場合も多く，「読める字」について書いて覚える練習をしている．一方，ディスレクシアを抱えた子どもたちは，学校で読みを習うと同時に書いて覚えることを求められているのである．また，学習や生活を行ううえで，漢字が書けないことよりも，読めないことの不利のほうがはるかに大きいことも，漢字の指導においても読字を重視する理由である．

漢字の読字―単語の意味とあわせて指導する

漢字においては，読字の難易度が高い文字と書字の難易度が高い文字は異なることが知られている．書字の難易度は画数の多さが関与するが，読字の難易度には単語の出現頻度（どのくらいよく見るか），親密度（よく知っているか），心像性（イメージしやすいか）などが関与する．定型発達児にとっても，意味をよく知っていてイメージしやすい単語は読みやすく，意味を知らない単語は読みにくい．さらに，文字と音との対応関係の学習に困難のあるディスレクシア児では文字から読み（音）を類推することが難しく，単語全体の意味を知らなければ読めない，ということが起こりやすい．漢字の読字の指導においては，いかにその単語の意味を理解しイメージしやすくするか，という点が重要となる．漢字熟語の意味を教え，その語を使った例文をつくったりイメージ画を描いたり，といった，ひらがなにおける語彙指導と同じ方略が利用できる．また，頻度も重要な要因であり，カードを作って繰り返し読む，など，何回も書かせるよりも読むことを繰り返し行えるようにする．この場合も文字だけよりも，例文やイメージ画を一緒に確認できるほうがよい．

漢字の書字―まず能力を評価する

漢字の書字については，読字以上にいろいろな能力が関与するため，まずアセスメントを行って強い能力と弱い能力を評価しておくことが重要となる．評価すべき能力としては，視覚認知能力，視覚記憶，聴覚記憶，構成力などがある．

● **聴覚記憶の評価**

漢字の書字が困難な場合に行われる方法に，漢字をパーツに分け言語化して記憶する方略（聴覚法，口唱法）があり，ディスレクシア児への指導法としての有効性が報告されている[2]．パーツとしては，偏や旁などの部首，カタカナ，などその子にとって言語化しやすいものを用いる．言語化できるパーツの知識が少ない場合には，部首やカタカナの指導を先に行っておくとよい．市販の教材もあるが，その子にとって覚えやすいものを作るほうが有効なようである．

この方法が利用できるためには，まず聴覚的な記憶力に問題ないことを確認しておく必要がある．聴覚的な記憶力を評価する方法としてはRey's Auditory Verbal Learning Test（AVLT）が利用できる．

● **視覚認知能力，視覚記憶，構成力の評価**

視覚的な認知能力，視覚記憶，構成力をみる簡便な検査としては，レイの複雑図形（Rey's Complex Figure Test）がある（❷）．模写，直後再生，30分後再生を評価する．模写が難しい場合には，線の重なりや向きを見分けることが困難な場合（視覚認知の障害）と，視覚的には見分けられているが描く段階でうまく配置できない場合（構成の障害）が考えられ，それぞれを評価する検査を追加する．

模写はできるが，直後再生が困難である場合には，模写時の構成方略が未熟であることが多い．小学4年生以上になると大部分の子どもが長方

❷ レイの複雑図形(Rey's Complex Figure Test)

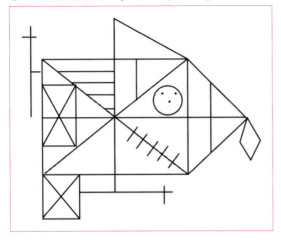

形，対角線など大まかなまとまりをとらえて模写をするようになるが，漢字書字が困難な事例のなかには各部分を一定の方略なく描いていく場合がある．このような事例のなかには，大まかなまとまりを指示して順に描かせると，直後再生の成績が改善することがある．漢字の書字においても，視覚的なまとまりを色分けするなど，わかりやすく示すことが学習の手助けとなる．

書字の習得目標と支援機器の活用

ディスレクシア児にとって漢字書字の負担は大きく，学年相当の漢字の習得は難しいことが多い．先に述べたように「読めること」を優先し，書字については読字よりも低めに習得目標を定め，それ以降については電子辞書やパソコンといった支援機器を活用できるように指導するほうが実際的である場合が多い．

文章の読みのための指導

年齢が上がるにつれ，音読の正確性や流暢性を上げるための指導から，黙読での意味の理解に関する指導が中心となる．

黙読での読解能力には，読字の正確さや流暢性に加えて，語彙力が重要なポイントとなる．ディスレクシア児では幼児期の語彙力(生活語彙)には問題はないが，読書経験の不足のため，文章のなかだけで使われるような形容表現や抽象語については習得が不十分であることが多い．語彙力向上のためにも年齢相当の本の読み聞かせ，オーディオブックの活用，ふりがな付きの本を利用した読書を勧める．また，タイトルや見出し，挿し絵を利用して内容をおおざっぱにつかむ，前後の文脈から読めない漢字単語の意味を推察する，といったいわばトップダウンの読み方略についても指導する．

なお，年齢が上がると音読をする機会が減るため，「文章の理解力の問題であって読みには問題がない」ととらえられている場合があるので注意が必要である．日本語のディスレクシア児の場合，音読の正確性は改善しても流暢性(速度)に問題を残すことが多い．音読速度が遅い場合は，黙読でも同様であると考えてよい．「黙読でも時間がかかり，同じ時間内に読もうとすると理解が不正確になるので，方略を使って補う必要がある」ととらえて指導を行う必要がある．

英語の指導

英語の読み習得の難しさ

音韻認識障害によるディスレクシアでは，文字と音との対応関係が悪い(透明性〈transparency〉が低い)ほど，また，文字と対応する音韻単位が小さい(粒性〈granularity〉が小さい)*ほど，読みの習得が困難であることが知られている(粒性と透明性の仮説[3])．仮名(ひらがな・カタカナ)は，文字と対応する音韻単位はモーラであり，1モーラが1文字とほぼ1対1で対応する．一方で，英語は文字と対応する音韻単位は音素(母音，子音のそれぞれ)であり，この音素と綴りの対応関係はきわめて複雑である(例：/k/の音がc，k，

---

*粒性(granularity)
　書き言葉における最小単位がどの程度の大きさの音声言語の単位を表すかということ．英語では1文字(a, b, c…)または2文字(ch, th)が音素(母音または子音)を表す．かなでは1文字(あ, い, う…)または2文字(きゃ, ちゃ…)がモーラ(母音または母音＋子音)を表す．

ck, ch など異なる綴りで表される）．このため，音韻認識障害によるディスレクシア児の場合，英語の読み書きの学習も困難であることが多い．

フォニックスを用いた指導

英語圏でのディスレクシア児への読みの指導にはフォニックスが有効であるといわれている．フォニックスとは，綴りと読みの対応を明示的に教える方法である．多数例での報告はないものの，日本人ディスレクシア児の英語学習でも有用とする報告が散見される．本人がフォニックスの有効性を実感できるためには，音声で示された英単語の意味がある程度理解できているほうがよい．また，中学1年生で習う英単語にはフォニックスの基本ルールに従わない例外的な読み方をする単語が多いことにも留意する．フォニックスのルールで読めない例外語はsight wordと呼ばれ，英語圏でも語全体から判断して読む語として学習する．フォニックスを用いて教える場合，ルールに従う語かそうでない語かについても明示的に教える必要がある．

その他の指導

ローマ字学習が英語学習に与える影響については賛否があるが，ディスレクシア児の場合，ある程度ローマ字が習得できているほうがまったく習得できていない場合よりは手がかりとなるようである．また，学校での英語学習における読み書きの比重が大きいために英語が全般に苦手なディスレクシア児が多いが，「リスニングならできる」「会話は嫌いではない」ということもある．比較的良好なリスニングや会話の力を伸ばすことで，英語学習への苦手意識を下げておくことも重要であろう．

合理的配慮とユニバーサルデザイン

ディスレクシアへの療育的対応においては，本人への直接的な指導・支援に加えて，学校やその他関連機関へ合理的配慮に関する助言を行っていくことも重要な役割となる．学校における合理的配慮とは，教育における本質的な目的を達するために，学びや活動への参加を阻害する要因を取り除くために負担の多すぎない範囲で行う，個別の状況に応じた配慮をいう．一方，特定の子どもを対象とせず，多くの子どもにとって有用な方法を用いることをユニバーサルデザインという．

普段の授業における合理的配慮

ディスレクシア児の場合，「理解すること」や「考えを深めること」が学習の目的である場合でも，「漢字が読めず問題が理解できない」「読むのに時間がかかり考える時間が足りない」といったところでつまずき，本来の目的を達せないことがある．このような場合に，個別に問題文を読み上げたり，時間延長を行ったりすることは合理的配慮にあたる．

また，「板書を写すのに精一杯で理解する余裕がない」といったことも多い．このような場合には，板書のための時間をつくる，写すべき重要な箇所を明示して書く分量を減らす，といった配慮を行うことができる．授業や板書の構造化はディスレクシア以外の子どもたちにとっても授業内容の理解を助ける，ユニバーサルデザイン化の取り組みである．その上でその子どもに，レジメを用意して渡したり，タブレット端末の使用や音声録音を許可することは合理的配慮にあたる．

タブレット端末などを活用すれば，辞書機能で漢字の読み方を確認する，読み上げ機能で問題文を音声化する，カメラで板書を写真に撮る，メモやノート代わりに録音するといったこともできる．年齢の高い児では，パソコンを使った文書作成やノートテイクも考慮する．

デジタル機器の活用は，ディスレクシア児への合理的配慮として有効な方法の一つではあるが，それ以外にも方法はありうるし，どの子どもにも同じ方法が適応できるわけではない．どのような支援方法，支援機器が有効か，各自の能力や特性に合わせて吟味し提案することも療育の重要な役割である．

学校での評価における合理的配慮

学校における重要な合理的配慮に評価における配慮がある．普段の授業で支援や配慮を受けていたとしても，評価において合理的な配慮が行われないのであれば，真の学力や学習成果を評価したことにはならない．試験時間の延長，ひらがなで

の回答の許可（漢字の書き取り問題を除く），問題文の漢字へのふりがなの付加，問題文の読み上げなどが考えられる．ペーパーテスト以外での評価も考慮すべきであろう．

また，試験問題や解答用紙を構造化して読みやすくすることも重要である．学校で作成される定期試験の試験問題は文字が詰まっていて読みにくいことが多く，一目で読むことのできないディスレクシア児にとっては，「わかる問題」を探すことも容易ではない．解答用紙にマス目やガイドラインがないことが書字の困難を増強させている場合もある．試験問題や解答用紙の構造化は他の子どもにとっても答えやすくなり，結果的に教師の採点も容易になるためユニバーサルデザイン化ともいえる．

なお大学入試センター試験においては，特別措置として，別室受験，試験時間の延長（1.3倍），英語のリスニング試験の時間延長（連続方式・音止め方式）などが認められている．センター試験で特別措置を受けるには，医師による診断書に加えて高等学校での支援の実績が必要となる．

RTI（指導に対する反応）モデルによる支援

RTIモデルとは

RTI（Response to Instruction：指導に対する反応）モデルとは，学習障害の診断や判断を行ってから個別支援を行う従来の支援モデルではなく，通常の学級での指導のみではつまずく子どもたちにまず指導を行い，その指導への反応に応じて指導の強度や頻度を変える支援モデルである．

全児童を対象とする指導（第1層），補足的な指導（第2層），より個別的な指導（第3層）の3層モデルで構成されることが多い．学習障害の診断/判断を待つことなく早期から支援が行えること，従来の支援モデルでは指導対象とならない周辺群（経験不足，環境的要因，知的に境界域の児など）にも指導が行えることが利点とされる．

T式ひらがな音読支援（旧鳥取大学方式）

筆者らは，RTIモデルによる早期発見，2段階方式の音読指導[1]（❶）を組み合わせた支援モデル「T式ひらがな音読支援（旧鳥取大学方式）」を提案している[4]（❸）．この支援モデルは小学1年生を対象として行われる．

学級内での通常の指導を第1層とし，各学期ごとにすべての児童にひらがなの習得段階に合わせた評価を行い，第2層の指導対象となる児童を抽出する．第2層の指導としては，音読指導アプリまたはひらがなカードを用いて21日間の解読指導が行われる．第2層の指導を受けても十分な音読能力のない児童を第3層の個別指導の対象とし，2年時に語彙指導を中心とする週1回の個別指導を行う．第3層の指導によっても十分な効果が得られない児については，認知能

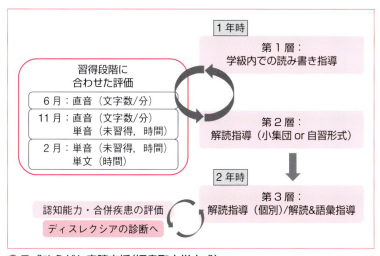

❸ T式ひらがな音読支援（旧鳥取大学方式）

（関あゆみ，2015[4]）

力・合併疾患に関する個別の評価を行ったうえで継続的な個別指導(通級指導教室など)の対象とする.

約1,760人の児童を対象とした実践[4]では,導入前に比べて1年時末時点の音読困難児を約半数に減らせており,主として周辺群の音読能力が標準域内に改善したものと考えられた.最終的にディスレクシアと診断される児童については,第3層以降の継続的な個別指導の対象となる場合が多いが,指導による伸びはみられていた.早期から指導を開始することで自己効力感と指導への肯定的な態度を育てることができると考えられる.

多層指導モデルMIM

海津らは,多層指導モデルMIMを用いた指導を提案している[5].アセスメントテストとして,① 正しい表記(拗音や促音を含む)の語を認識する力と ② 語を視覚的なかたまりとして素早く認識する力,を評価するMIM-PM(Multilayer Instruction Model-Progress Monitoring)を用い,指導においても特殊音節の表記や単語を視覚的なまとまりとして認識する力に着目して指導を行う.RTIモデルによる指導をふまえてはいるが,評価・指導とも学級内で行うことを想定している点が特徴である.アセスメントによって分けられたそれぞれの層に対する指導を学級内で平行して行うが,より個別の対応を必要とする児に対しては別の対応が必要となる.

RTIモデルの普及への期待

RTIモデルによる支援は,診断を前提とせず,すべての児童を対象とすることから,学校にとっては取り入れやすく,効果を実感しやすい.また,保護者にとっては,支援を受けるために診断を受けることを迫られるのではなく,一定の指導を受けたうえで継続指導の必要性が示されるため理解しやすく,次の段階の支援につながりやすい.今後の普及が期待される.

おわりに

ディスレクシアの療育的対応として,病態をふまえて行われる指導・支援について概説した.ディスレクシアへの療育においては,① 読字・書字能力の向上を目的とする直接的な指導,② 困難を軽減するための補助的方略の活用,③ 読字や書字の困難が学習や生活における不利とならないための合理的配慮,がある.それぞれの優先度は,年齢,症状の程度,本人のニーズなどにより異なるが,どれか1つだけでよいというものではない.学校・家族と連携しながら,そのバランスを検討することも療育を担当するものの役割であろう.

最後にRTIモデルによる支援についてもふれた.学習における困難が症状の主体となるディスレクシアにとって学校が支援の主体となることの利点は大きいが,一方で医学的視点からの評価・診断の重要性や学校卒業後も続く長期的支援の必要性も忘れてはならない.RTIモデルが普及している米国では,支援が学校のなかだけで完結することへの批判もある.RTIモデルのような学校ベースの支援と,医療機関を中心とする個別的・継続的支援との連携が重要である.

●文献
1) 小枝達也ほか. 小学1年生へのスクリーニングによって発見されたディスレクシア児に対する音読指導の効果に関する研究. 脳と発達 2011;43:384-8.
2) 春原則子ほか. 発達性読み書き障害児における実験的漢字書字訓練―認知機能特性に基づいた訓練方法の効果. 音声言語医学 2005;46:10-5.
3) Wydell TN, Butterworth B. A case study of an English-Japanese bilingual with monolingual dyslexia. Cognition 1999; 70: 273-305.
4) 関あゆみ. 鳥取大学方式の紹介―RTIを活用した発達性読み書き障害の子どもへの気づきと対応. LD研究 2015;24:324-8.
5) 海津亜希子. 多層指導モデルMIM 読みのアセスメント・指導パッケージ―つまずきのある読みを流暢な読みへ. 東京:学研教育みらい;2010.

補充代替療法

平岩幹男

補充代替療法とは

補充代替療法(complementary and alternative therapy：CAM)は現時点では既存の医療の範疇とみなされていない代替医療や製品の総称であり，アメリカでは「いくつかの薬剤，健康法，技術，食品などで障害や疾患に対する直接の医療的対応ではない治療法」とされている．高額の料金を請求している場合もあり，いわゆる障害者対象のビジネスではないかと疑われる場合もある．またASDを含む発達障害への治療的対応は療育も含めて発達途上であり，藁をもつかむ思いでCAMに頼る場合もあると考えられる．アメリカではASD児の50％以上がCAMにトライしたという報告もある．

CAMには数百種類があり，日々増え続けているのでそれらについての網羅的評価は不可能である．漢方治療は証に基づいて行われるので，西洋薬とは異なり，CAMと考える研究者もいれば，そうではない正統的な医療としている臨床医も存在する．漢方薬以外のCAMについては，2015年時点で共通点がある．

① エビデンスレベルAの論文，すなわちRCT (randomized controlled trial)で評価された論文は見当たらない．
② 効果があったとする報告が中心であり，有効群と無効群を分けた比較対照試験，すなわちエビデンスレベルBの論文も見当たらない．無効群，失敗群の報告も見当たらない．
③ 有効であった症状が漠然としている．すなわち自閉症に有効であったという記載がしばしば見受けられるが，ASDの症状は個々によってさまざまであり，何にどのように効果があるかという明確な説明はない．
④ 現時点で科学的に推奨されるCAMはない．

なお単純な除去食など，副作用が考えにくいものについては，ASDをはじめとする発達障害診療が開発途上であることを考えれば許容範囲かもしれない．

除去型のCAM

GFCF(gluten free casein free)

小麦に含まれるグルテンと牛乳に含まれるカゼインを摂取しないという食事療法で，小麦製品と乳製品を食事から除去する．イライラが減り落ち着き，入眠がスムーズになるなどとしてアメリカで流行し，日本でも試す人が増えてきた．完全除去の場合と不完全除去の場合があるが，これには牛乳アレルギーや小麦アレルギーの存在も関連する．GFCFを試した人には相当数遭遇したが，明らかに効いたと回答した保護者は1人のみであった．

わが国では小麦を食べなくてもコメもあるし，乳製品を除去しても豆乳など代わりになるものがあるので，トライしてみたいと考える保護者には「ご自由に」と答えている．なおアメリカの報告では有効例のほとんどは開始後1か月以内に効果が出た(3日目というものもあった)としているので，「2か月試してみて効果が感じられなければそれ以上続けても効果は出ないかもしれない」と伝えている．このほかにもトウモロコシの除去や人工着色料などの除去で効果がみられたとする報告はあるが，エビデンスレベルは低い．

キレート療法

予防接種のワクチンに防腐剤として含まれている微量の水銀について，その使用開始の時期と自閉症の増加の時期が一致するのではないかというWakefieldの論文が発表されたことをきっかけ(Lancetからは取り下げられた)として，ASDの増加と予防接種に含まれる水銀との因果関係が取り沙汰されるようになった．しかしその後の検討

で，アメリカ小児科学会も日本小児科学会も「自閉症は，水銀の蓄積が原因で発症するという考え方には科学的根拠は乏しく，キレート療法が有効であるという科学的根拠はない」ことを発表した．

水銀除去は当初はキレート剤の点滴が中心であったが，後には経口薬も出ている．対象となる金属は当初は水銀のみであったが，予防接種との関連が否定されてからは，マンガンなど他の金属の除去を謳っている宣伝もみられる．キレート療法については，関連死亡例が報告されていることや，キレートに伴って必要な補充を行わなければならないがその適量が判断できないことなども相まって，受診中に相談された場合，肯定的な返答をすることはない．しかしインターネットで自閉症（自閉症スペクトラム障害）を検索すると，いまだにキレート療法の宣伝や，髪の毛の水銀を調べるなどの宣伝がみられるし，検査結果を持参して相談する保護者もみられるが答えは上記の通りである．

そのほかの除去型

腸内細菌の除去と補正を目的としたバンコマイシンの投与も報告があるが，効果は不明である．

投与型のCAM

ビタミン

B群やC，金属との複合投与など，実に多種多様なビタミンやその組み合わせがASDなどを対象に投与されている．わが国でも保険外診療でビタミンの血中濃度の測定やその結果に合わせた投与をしているとされる医療機関もあり，アメリカでも療育の一環として実施しているところもあるようである．費用が高額であるにもかかわらず，エビデンスレベルは低く，客観的評価はできないし，投与前後の変化についての信頼できる報告もない．

サプリメント

自閉症に対して使われているサプリメントは，それこそ定番のセントジョンズワートに始まりアメリカでは300種類以上あるといわれており，日々増え続けている．しかしエビデンスレベルの確かなものは見当たらない．最近では魚油などもサプリメントとしてあるいは療育と併用して使われているようであるが，魚油に含まれる重金属や添加物が明らかではないという懸念もあり，エビデンスレベルの高い報告も見当たらない．

プロバイオティクス

腸内細菌とASDの関連を考えてヨーグルトなどの摂取（GFCFとは逆であるが）などを勧めるものであり，市販品が利用できるので簡単ではあるが，エビデンスレベルの高い報告もなく，診療中に効果を実感したこともない．しかしたとえばヨーグルトの摂取であれば，その他の栄養学的な問題などがない限り，推奨もしないが中止を示唆することもない．

代替医療のCAM

抗ウイルス薬

ASDの原因が慢性のウイルス感染症であるという仮説から，一時アメリカで行われたが，効果は明らかでなかった．保険適用もなく，副作用も懸念される．

医療的侵襲

わが国で行われているのは三角頭蓋の手術と全腸検査が代表である．これらは保険診療で行っている場合もあるようであるが，いずれも対象児のほぼすべてがASDを抱えているにもかかわらず，治療前後の症状や発達などについての客観的な評価は報告されていない．三角頭蓋の手術は限定的になりつつあるが，全腸検査とそれに引き続く薬剤投与は依然として行われている．

● 三角頭蓋手術

三角頭蓋については，頭蓋の指圧痕を脳圧亢進の根拠としているようであるが，特異性は低いと考えられるし，指圧痕のみで脳圧亢進と断定することは科学的にも無理がある．手術を受けたASD児を相当数診療してきたが，効果を実感したことはない．

● 全腸検査

全腸検査は上部消化管，下部消化管は内視鏡で，小腸はカプセル内視鏡で検査を行うようであるが，これらの消化管における定型発達児のデータもなく，異常の判定は現時点では容易ではな

い．ASD 以外でもさまざまな疾患モデルで脳腸相関（自律神経系などが密接に関係しているので脳の機能と腸の機能は互いに関連する）という考え方も出てきているものの，全腸検査の後の薬物投与が，ASD の直接の治療に結びつくという根拠はまだないと考えているし，ASD の症状を前後で比較した報告もまだ目にしていない．

● 参考文献
- アメリカ小児科学会編，岡 明，平岩幹男監訳．Autism 自閉症スペクトラム障害——一般小児科医・療育関係者のためのガイドブック．東京：日本小児医事出版社；2015．

Column

☑ 感覚統合療法，漢方薬，鍼灸

わが国では作業療法士が中心となって発達障害を抱えた子どもたちへの感覚統合療法が盛んに行われている．しかしこの療法はアメリカでは科学的根拠の乏しい CAM に分類されていることもある．本書の「発達性協調運動障害」の項目でも説明されているように，発達障害を抱えている場合には運動機能が十分ではないことが散見される．この場合には，体幹筋の筋力や拮抗筋のバランスがうまくとれないなどの場合もあるが，末梢での調節能力の問題である場合もある．たとえば書字がうまくできない場合には前者の場合も後者の場合もそして両方が絡んでいる場合もある．もちろん苦手なことがトレーニングを通じてできるようになることはとても大切なことであるが，現在行われている感覚統合療法のかなりの部分が，画一的な方法を用いて小集団などで行われており，個々の子どもたちの状況に合わせたプログラムづくりとそれに基づいたトレーニングが行われていることは多くはない．そのあたりがアメリカで CAM に分類されている原因と推測される．確かにトレーニング効果のみられる子どもたちも少なくないので，個々の子どもたちの状況に基づいた個別のプログラムの開発と，家庭でも実践できるプログラムの開発が望まれる．

もう一つは漢方薬による治療である．漢方は病名ではなく「証」に基づいて使われるので，たとえば自閉症に対して普遍的に使うものではないが，実際には抑肝散や柴胡剤などがしばしば用いられている．評価の検討は簡単ではなく，どのようなスケールを用いて判定するかも今後の課題である．やはりアメリカでは CAM に分類されていることが多く，サプリメント扱いの場合もある．

鍼灸治療については有効性を謳っている鍼灸院がわが国にもあるが，効果は不明といわざるをえない．

（平岩幹男）

> **Column**
>
> ### ☑ 藁をもつかむ
>
> 　ASDを抱えている子ども，それもKanner型で通常級への就学も危ぶまれると感じている保護者のなかには，日々の療育的対応の積み重ねよりも一気になんとかならないかと考えていることもある．そうなると時には補充代替療法(complementary and alternative medicine：CAM)のオンパレードとなり，三角頭蓋の手術に始まり，全腸検査，ビタミンの処方を求めて米国に行く，さまざまな食事制限を試してみるなどがわずか1〜2年の間に一人の子どもに対してなされていることもある．
>
> 　筆者はASD，特にKanner型に対しては日々の療育的な対応の説明と実演を主とする対応をしているが，もちろんそれでも十分な発達が保証できない子どもたちも存在するので，保護者がやってみようということに対しては，基本的には反対はしないようにしている．三角頭蓋については全身麻酔下の手術でもあり，また行われるようになってからの年月や手術を受けた子どもたちが相当数に上ると考えられるにもかかわらず，信頼できる科学的評価の報告がみられないことから勧めていない．また全腸検査では，まだ子どもの正常所見が確立されているとはいえないので，評価や，もし治療的な対応をするのであれば慎重にしましょうと伝えている．
>
> 　なんとかしようと藁をもつかむ保護者の周りにはさまざまなCAMの情報が集まってくる．これはわが国特有の現象ではなく，聞くところによれば北米ではより多くのCAMが出回っているとのことであった．藁をもつかもうとする保護者に対して，特に療育的対応で効果が十分に出ていないと感じるときには，「もっと丁寧に日々の療育をしましょう」とは言いにくい場合があることも事実である．このあたりがASD診療においても悩みの一つでもある．
>
> 　　　　　　　　　　　　　　　　　　　　　　（平岩幹男）

付表 乳幼児の定型発達の目安（生活・運動領域を除く）

年齢	言語（音声）表現	言語（音声・知識・概念・統語・用法）理解	非言語的認知・行動・コミュニケーション[1]
2M→	・いろいろな泣き声を出す ・アー、ウーなど泣かずに声を出す ・喃語が始まる	・人の声がする方向に向く ・特定の人の声を聞き分ける（反応、表情で応じる）	・人の顔をじっと見つめる（注意の焦点化が可能になる）
6M→	・声を出して笑う	・大人が1、2、と言って間をとると、次の音声を期待する ・名前を呼ぶと振り向き、バイバイに応じて手を振る	・人を見ると笑いかける ・大人の視線の先と同じものを見る ・大人からの働きかけに応じる動作を示す
9M→	・ママ、ダダなどの声 ・発声の種類やイントネーションが豊富になる	・「だめ」に反応して、ちょっと手をひっこめる	・人見知りが始まる、あと追いをする ・視野内の指さしに反応（大人か指さしたものを見る） ・共同注視（視線と注意対象の大人との共有を子どもも意識）[2]の成立 ・オテテパチパチ、トントンなど身振りを模倣する
10M→	・音声をまねようとする	・自分の名前がわかり、呼名に対して笑顔などで反応する	・共同注視（大人の指さしをおいないで見たものの方向を追って、それを見る。見せることを喜ぶ (showing)） ・持っている玩具などを大人に見せびらかす ・視線の追従（大人が指さしをかんに指している方の後方の玩具を指さし振り返り、また大人の顔を見る） ・興味をもったものに、さかんに指さし（手さし）する ・後方への指さし（子どもが後方の玩具を指さし、それを見、確認の交互凝視（大人が見ているものを子どもが見る）
1y0m→	・言葉を1〜2語正しくまねる ・ママ、パパ、などの有意語を1語言える ・2語言える ・3語言える ・動詞の連用形：「あった」 ・「あっち」「こっち」「ここ」のうち1つ ・大人指さしで何？「どっち」の質問にワンワンと答える ・言葉だけで要求を伝えられる ・二語文：ババ カイシャ、ワンワン キタ	・大人が「ちょうだい」と言うと、持っているものを大人に差し出す（giving） ・簡単な日常指示の理解：「おいで」「ネンネ」 ・簡単な日常指示を理解：「○○もってきて」 ・絵本を読んでもらいたがる ・身体部位（目、耳、口など）を尋ねると指さす ・絵本を見て「ワンワンはどれ？」などを聞くと指さす ・お話や物語の本を聞かせると喜ぶ ・二語文（二要素の文）の理解	・子どもが自分から玩具などを大人に差し出して見せたり、手渡しをする ・要求の指さし、叙述の指さし（大人に教えようとする） ・指さしをして、確認するように対象（心配するような大人の顔を見る（共感の交互凝視、確認の交互凝視（大人が見ているものを子どもが見、大人の顔を見る） ・他者の苦痛への反応（心配するような言葉や表情を見せる） ・（お返事）の指さし ・所有の意識が明確になる（助詞「〜の」を用いた表現がさかんになる）
1y6m→	・三語文：ババ カイシャ イッタ ・質問：何？ どれ？ ドコ？ ・動詞の未然形、受身的表現ができる	・簡単な質問に答える：パパどこ？ ・2色以上の色がわかる、上下、大小がわかる ・日常的な動作語、形容詞の理解	・家族以外の大人（TVの登場人物など）のまねもするようになる
2y0m→	・「イツ？」「ドウシテ？」を用いた疑問文 ・同年齢の子どもと会話 ・自分の名前や年齢を言う ・二語文の復唱ができる	・赤、青、黄、緑の色を正しく指す ・三語文（3要素）から多語文の指示が理解できる ・あしたがわかる ・男女の区別がわかる	・ごっこ遊び、みたて遊びができる ・お手本を見て○が書ける
3y0m→	・多語文を言う、助詞が使える ・外であったことを家帰って話すようになる	・5個までの数がわかる ・左右がわかる、空間概念がわかる	・友達と順番におもちゃを使って遊ぶ
4y0m→	・4つの言葉からなる文が復唱できる ・物の概念を簡単に説明できる ・やさしい言葉のなぞなぞができる ・しりとりができる	・日にち、曜日がわかる ・用途定義、仮定の問題に答えられる ・じゃんけんの勝ち負け、10までの数がわかる ・指示に従って身体操作（右手を挙げる、左手を挙げるなど）可能	・「これ貸して」と相手に許可を求めることができる ・お手本を見て△が書ける ・円や三角形など単純な形をはさみで切って貼る ・人物画は、顔・胴体・手・足が書ける
5y0m→	・語音認知・記銘力・構音能力のほぼ完成 ・簡単な推理問題に答えられる	・時間、月、季節が正確にわかる ・反対語（熱冷、長短、軽重）、形概念（丸、四角、ひし形）の理解	・相手に譲ることができる ・人物画を詳しく描くことができる
6y0m→			

表中の太字は、前言語的コミュニケーション能力の獲得段階として特に重視されている行動。

*1 言語理解と分離できないものも含む。
*2 近年の研究では生後3〜4か月頃から、二項関係（ただ同じものを見る）にとどまらず三項関係の共同注視が成立するという立場もある。

あとがき
社会がかかわる障害

　以前は障害といえば身体障害，知的障害，精神障害の3障害であったが，そこに発達障害が加わってきた（わが国では法的には精神障害の一部であるが）．精神障害が社会的に認知されるようになるまでの特に西欧の19世紀から20世紀初頭にかけての動き，すなわち隔離されるべき「邪」から「うけいれられるべきもの」への変容は，20世紀後半からの発達障害においても，特に自閉症スペクトラム障害（ASD）において共通するものがあるように感じられる．これはつい半世紀前のBruno BettelheimのASDの冷たい母親病因論から，脳の機能的障害という見方による療育の発展への流れとも共通する部分がある．

　わが国においても「良い子」の定義は変わってきているように感じられる．これは平安時代の『梁塵秘抄』のころから「強くて元気な子」「人を思いやる子」が良い子像であったが，最近ではこれが「おとなしくて言うことをよく聞く子」が良い子の像に変わりつつあるように感じられる．それが発達障害を抱えている子どもたち，大人たちの生きづらさ，すなわち社会生活上の困難につながっているようにも感じられる．

　足柄山の山中で熊を友達にしていた金太郎は，江戸時代には健やかな男児の成長を願ってその絵が多くの家に飾られていたという．実際に勝川春朗（葛飾北斎），鳥居清長をはじめとする多くの浮世絵が今に伝わっている．しかし足柄山の山中ならばともかく，都会の小学校で似たようなことをすれば，場合によってはADHDと考えられてしまうかもしれない．自由闊達に動くことは，本来は望ましいことであろうが，許容性の乏しい，寛容度の低い環境ではそうはみなされないかもしれない．似たようなことは知的障害を伴わないASDにおいてもいえる．特殊な能力だけでも生活できていたはずなのに，なんでも一通りできるようにという今日の学校教育の中で本来は発揮できたかもしれない特性を失ってしまう可能性もある．

　なんでも普通に，少数派にならないように，あるいは自己の存在を確認するためであるかのように排他主義に陥ってしまう，これらは先に述べた社会の許容性，寛容度を低下させる．一方では文化や個人の多様性を謳いながら，他方ではそうなってしまえば「生きづらさ」を感じる人々が増加するようにも考えられる．

　しかしながら発達障害を抱えて社会生活上の困難に直面している子どもたちを前にしたときに，医療の場での私たちは，それを社会のせいであるとして逃げるわけにもいかないし，一挙に何とかする飛び道具はないので，どうすればその困難を減らすことができるかを考えることになるし，そうせざるをえない．そうした日々を繰り返している．

2016年4月

Rabbit Developmental Research
平岩　幹男

索引

配列は，頭語が，日本語・数字・ギリシア文字・アルファベットの順に並べた．

あ

アイコン	205
アカシジア	189
アトモキセチン(⇨ストラテラ®)	44, 89, 189, 192
アポトーシス	111
アリピプラゾール	138, 188, 195, 196

い

怒り発作	66, 74
育児困難	36
育成保育	156
いじめ	132
いじめ相談	133
いじめ防止対策推進法	133
異常運動・姿勢反射	110
異食症	21
異所性灰白質	55
一般診療での発達障害の発見	183
遺伝子検査	20, 112
糸賀一雄	178
遺尿症	21
居場所づくり	131
医療型児童発達支援	150
医療型障害児入所施設	151
イングルマン	219
イントラバーバル(intraverbal)	212, 213
——訓練	213
インフォーマル算数	54

う

うつ病	65, 74, 96, 134, 139
運動機能の特異的発達障害(SDDMF)	81
運動トレーニング	201
運動能力の獲得	203

え

英語の指導	229
絵カード交換式コミュニケーションシステム(PECS)	206
エクソーム解析	113
エコーイック(echoic)	212
——訓練	213
エコラリア	64, 66, 72
エピジェネティクス	35
エベロリムス	112
園医による発達障害のプライマリケア	157
遠城寺式乳幼児分析的発達検査	21

お

応答段階の指さし	105
応用行動分析学(ABA)	208
オージオメトリー	107
オーディオブック	229
オートクリティック(autoclitic)	212
オーバーラップ	4
オキシトシン点鼻療法	23
汚言症	64, 72
オペラント行動	208
オメガ3脂肪酸	89
重みづけ	42
親子相互交流療法(PCIT)	223
親面接式自閉スペクトラム症評定尺度テキスト改訂版(PARS-TR)	126
オランザピン	23, 195
おりものシート	176
音韻処理障害	48, 60
音声チック	72
音読指導	60, 227
アプリ	227, 231
——のゴール	60
2段階方式による——	227

か

外因性精神遅滞	46
解読指導	227
海馬硬化症	115
回避行動	95
外部記憶装置	42
会話および言語の特異的発達障害	104
かかりつけ医による発達障害診療	183
拡散テンソル画像解析	110, 111
学習言語	50, 60
学習障害(LD)(⇨ディスレクシア，ディスカリキュリアも参照)	
遺伝子研究	55
疫学	53
家族歴	53
検査	58
支援	57
自然経過	56
診断	46
治療と療育	60
定義(文部科学省)	46
拡大教科書	150
加減算	62
過食症	21
数の概念	51, 52
画像検査	110
家族ガイダンス	137
家族支援	179, 181
課題指向型アプローチ	88
カタカナの指導	227
学校教育法	166
学校教育法施行令	158
学校保健安全法	160
合併精神障害	19
カテゴリーシステム	31
かなの指導	226
加配	156, 157
カリフォルニア発達サービス局の発達評価データベース	17
感音難聴	108
感覚過敏	184
感覚現象	64
感覚統合療法	235
環境調整	36, 41, 42, 78, 99, 191, 205
漢字のイラスト化	63
漢字の指導	228
漢字の書字	228
漢字の読字	228
癇癪	186
漢方薬	235
かんもくネット	99
関連解析	34

索引 241

き

機会利用指導	217
機軸行動	217
機軸行動トレーニング（PRT）	217
気質	94
基数性	51, 52, 62
気になる子	178, 180
機能的行動アセスメント（FBA）	220
キャパシティー・オーバー	38
教育基本法	164
強化	208
協会認定行動分析士®（BCBA）	210
強化学習	98
強化子	140, 215
教科書のデジタルデータ	150
教科書バリアフリー法	150
協調運動	80
共同生活援助	151
共同注視	105
強度行動障害	146, 186
強迫行為	66, 136
強迫性障害（OCD）	65, 74, 137, 214
診断基準（DSM-5）	136
治療	137
居宅介護	151
巨脳	111
キレート療法	233

く

クールダウン	157
グッドイナフ人物画知能検査	97
クロニジン	196
クロミプラミン	138, 196

け

計算障害	49
計算手続き	62
計算メカニズム	51, 52
軽度障害	174
ケースフォーミュレーション	222
月経指導	176
結節性硬化症	14, 20, 34, 112
ゲノム編集	197
ゲノムワイド関連解析（GWAS）	34, 71
ケラー	219
原級留置	165
限局性学習障害/限局性学習症	47, 53
言語オペラント	212
言語行動	212

言語査定	213
言語指示応答行動	105
言語遅滞	
用語の分類と臨床像	103, 104
言語表出障害	91

こ

語彙経路	51, 227
語彙指導	60, 61, 227
抗ウイルス薬	234
効果のモニタリング	192
甲状腺機能亢進症	116
甲状腺機能低下症	116
口唱法	228
抗精神病薬	195
向精神薬	186
構成力の評価	228
構造化	204
公的療育	225
行動援護	151
行動機能分析	210
行動，興味，活動の限局	8
行動スクリーニング	21
行動抑制	94
行動療法	4, 5, 42, 98, 222
行動理論	209
広汎性発達障害（PDD）	6
抗不安薬	100
コースワーク	211
コーラル・レスポンディング	219
告知	141
こだわり	137
誤答傾向	121
言葉かけ	185
子ども相談室	183
子ども・若者支援地域協議会	153
コプロラリア	64, 66, 72
個別化教授システム（PSI）	219
個別給付	150
個別教育計画（IEP）	220
特別支援教育	150
個別療育	23
ごほうび	184, 198
コミュニケーション	17
コミュニケーション障害/コミュニケーション症	91, 104
いじめ	132
コミュニケーション症群	47
コミュニケーション能力の獲得	203
コミュニケーションブック	206
語用（論）性言語障害	103
コンサータ®	44, 192

さ

柴胡剤	235
最適予後	18
サイン	199
佐々木正美	204
サプリメント	234
三角頭蓋手術	234

し

支援機器	229
支援ツール	127
耳音響放射（OAE）	108
自我違和性	137
視覚障害教育	172
視覚提示	42
視覚的構造化	205
視覚認知能力の評価	228
自己紹介	199, 201
自傷行為	186
自然環境指導（NET）	217
四則計算	62
持続性（慢性）チック障害	67
自尊感情	200, 203
肢体不自由教育	172
疾患モデルハウス	14
実雇用率算定	153
失声	92
指定障害児相談支援事業者	151
指定特定相談支援事業者	151
指定特定相談支援事業所	152
児童相談所	152
児童発達支援	24
児童発達支援センター	181, 225
児童福祉	179
児童福祉法	23
——の改正	24
児童養護施設	157
自閉症（⇨ASD）	
「医学モデル」と「生活モデル」の対比	179
自閉症スペクトラム障害/自閉スペクトラム症（⇨ASD）	6
自閉症療育	25
社会生活〈技術〉訓練（SST）	198, 224
社会的コミュニケーション障害	8
社交不安症/社交不安障害	
DSM-5による診断基準	92
弱化	208, 209
就学時健康診断（就学時健診）	159, 160, 161

保育所・幼稚園と学校との連携	161
就学指導	162
就学指導委員会制度	162
就学相談	158
就学免除	164
就学猶予	164
周期性四肢運動障害(PLMs)	83
集団生活になじめない子ども	163
集団療育	23
重度訪問介護	151
就労移行支援	151
就労継続支援	151
就労準備支援・訓練	155
受容性言語障害	104
純音聴力検査	107
巡回指導	157
障害基礎年金	154
障害厚生年金	154
障害支援区分認定調査	152
障害指向型アプローチ	88
障害児支援	150
障害児手帳	156
障害児福祉手当	154
障害児保育	156
障害者虐待防止法	154
障害者雇用支援	152
障害者雇用促進法	153
障害者差別解消法	153
障害者自立支援法	24
障害者総合支援法	146
障害者年金	150
障害者優先調達推進法	154
紹介状作成	142, 143
障害年金	154
障害福祉サービス	151, 152
消化管運動促進薬	193
消去	208
条件詮索反応聴力検査(COR)	107
症候性 ASD	14
常同運動	66
衝動統制障害	66
小児期崩壊性障害	6
小児欠神てんかん	114
情報収集	187
職業教育	168
食欲低下	193
書字	56
書字障害	50
序数性	51, 52, 62
徐波睡眠時に持続性棘徐波を示す	
てんかん(CSWS)	114
ジョブコーチ	153

自立活動	174
自立(機能)訓練	151
自立(生活)訓練	151
自立支援事業	155
事例定式化	222
鍼灸	235
神経発達因子	95
神経発達症群/神経発達障害群	2, 6
心臓突然死	100
身体集中反復行動	65
診断の説明	141
心的外傷性緘黙	92
深部脳刺激療法	74
心理カウンセリング	98

す

水頭症	20
数字	51, 61
数詞	51, 61
——の処理	61, 62
数唱	121
数的事実	62
スーパーバイズ	216
スーパービジョン	210, 211
数量	51, 61
スキナー	208, 212, 216, 219
スクールカウンセラー	128
スケジュールの視覚化	204
健やか親子21	124, 148
スタンダード・セラレーション・チャート	220
ストラテラ®(⇨アトモキセチン)	44, 192
スペクトラム	6, 180
スモールステップ	42, 198, 203
スルピリド	195

せ

生活介護	151
生活技術訓練(LST)	198, 202, 224
生活言語	50, 60
生活語彙	229
生活困窮者支援	155
生活支援	150
生活習慣の獲得	203
生活保護	155
生活モデル	180
脆弱 X 症候群	14, 20, 34, 112
成人期の発達障害	3
精神保健福祉	130
精神保健福祉手帳	150

静的ストレッチによる訓練	203
成年後見制度	154
世界自閉症啓発デー	148
積極的行動支援(PBS)	220
セルトラリン	100
前駆衝動	73, 79
評価	77
全ゲノム関連解析(GWAS)	34, 71
染色体検査	112
染色体微細欠失症候群	112
選択性緘黙	102
疫学	94
自然経過	96
診断	90
病因	94
評価	97
DSM-5 による診断基準	91
選択的セロトニン再取り込み阻害薬(SSRI)	100, 138
選択的ノルアドレナリン再取り込み阻害薬	44
全腸検査	234
先天性サイトメガロウイルス感染症	20
専門医への紹介	224

そ

早期開始デンバーモデル(ESDM)	217
早期支援	19
早期スクリーニング	122
総合保育	156
促音	50
側頭葉てんかん	115
育てにくさ	148
粗点	121
操作的診断	110

た

退行	21, 110
大柴胡湯	23
代謝検査	116
対人	17
対人応答性尺度(SRS)	9
大頭症	20
タイムアウト	198, 201
高木憲次	178
タクト(tact)	212
訓練	213
多軸評価法	128, 130
多職種	10
タスクアナリシス	218

索引

多層指導モデル（MIM）	232
脱感作療法	98
脱焦点化コミュニケーション	98, 99
多動	40
多動性障害	26
田中ビネー式知能検査	119
単音連続読み検査	58
短期入所	151
単語形態処理	111
単語速読検査（無意味語）	58
単語速読検査（有意味語）	58
単純運動チック	64, 72
単純音声チック	64
単文音読検査	59
断薬の目安	193

ち

チアプリド	195
地域生活支援	179
地域生活支援事業	150
地域福祉権利擁護事業	154
地域若者サポートステーション	131
逐次読み	50
チック	64, 66, 137
コンサータ®	45
自然経過	72
診断分類	65
成人移行	73
薬物療法	195
チック関連 OCD	137, 138
知的障害	110
知的障害教育	172
知的障害者福祉法	2
知的能力障害群	2
知能検査	118
チャンキングの障害	50
注意欠陥多動性障害/注意欠如多動性障害/注意欠如多動症（⇨ADHD）	
中心・側頭部に棘波をもつ良性小児てんかん（BECCT）	114
聴覚記憶の評価	228
聴覚障害教育	172
聴覚法	228
聴性行動	107
聴性行動反応聴力検査（BOA）	107
聴性定常反応（ASSR）	108
聴性脳幹反応検査（ABR）	107
超低出生体重児	
就学猶予	165
重複障害学級	168
聴力検査	20, 107
聴力障害	102

直感的見立て	141, 143
チョムスキー	212

つ

追従反応	102
通過率の発達的変化	124
通級指導教室	174, 226
通常学級	159
粒性	229
津守稲毛式乳幼児精神発達診断	21

て

手洗い	214
デイケア	128
定型発達の目安	237
ディスカリキュリア	51
検査法	59
診断	49
治療と療育	61
ディスグラフィア	
診断	49
ディスレクシア	46, 48, 226
画像検査	111
検査法	58
初期症状	50
診断基準	48
治療と療育	60
療育的対応	226
ADHDとの併存	48
ディレクト・インストラクション（DI）	219
適応の問題	194
適正就学	162
テクスチュアル（textual）	212, 213
伝音難聴	108
てんかん	66
コンサータ®	45
てんかん性脳症	114
典型的特異的言語障害	103
点字	172
点字教科書	150
伝統的理論	209

と

動機づけ操作	218
動作性 IQ	97
透明性	229
トークンエコノミー	42, 201, 219, 220
特異的学習障害	
画像検査	111

特異的言語発達障害	103
特異的言語発達遅滞症候群	103
読字	56
読字指導	226
読字障害	50
特殊音節	56
特定子（specifier）	8
特別支援学級	167, 170
特別支援学校	172
特別支援教育	166, 169
特別支援教育コーディネーター	168
特別児童扶養手当	154
特別障害者手当	154
都道府県地域生活支援事業	149
ドパミンスタビライザー	196
ドパミン・ノルアドレナリン再取り込み阻害薬	44
トライアル雇用	153
トラウマ焦点型認知行動療法（TF-CBT）	223
トランスクリプション（transcription）	212, 213
トランプ	199

な

内分泌検査	116
難病の患者に対する医療等に関する法律	14

に

二次障害	128
二重経路モデル	50
二重診断禁止の撤廃	9
二重母音	50
二文字熟語	61
入試センター試験の特別措置	231
乳幼児期自閉症チェックリスト修正版（M-CHAT）	21, 122
乳幼児健康診査（乳幼児健診）	180, 183
認知行動療法（CBT）	137, 140, 222

の

脳炎後行動障害	29
脳外傷症候群	29
脳クレアチン欠乏症	117
脳腸相関	235
脳のタイプ名	142
脳波検査	20, 114
ノートテーキング	57
ノーマライゼーション	220

は

パーキンソニズム	195
白杖	172
曝露反応妨害法（ERP）	79, 138
恥ずかしがり	91, 94, 96
撥音	50
発達検査	118
発達支援	179
発達支援事業	24, 225
発達支援通所施設	225
発達障害	
治療の考え方	182
定義	2
発達障害者支援センター	146, 149
発達障害者支援法	2, 146
一般施策分野	148
発達障害者地域支援マネジャー	153
発達障害情報・支援センター	148
発達障害に関連する診療報酬	149
発達性協調運動障害（DCD）	80, 203
検査	85
自然経過	82
診断	80
治療と療育	88
発達性言語障害	104
発達性言語遅滞	103
発達性ディスカリキュリア	53
発達性ディスレクシア	53, 226
遺伝子	55
成人の社会適応	56
発達性トラウマ障害	38
発達全般スクリーニング	21
発達特性に基づく個	141
パニック	184, 186
パニック障害	139
母親の教育水準	19
ハビットリバーサル（HRT）	74, 79
場面緘黙	93
パリラリア	72
ハローワーク	153
パロキセチン	100
ハロペリドール	195, 196
般化訓練	217
反響言語	64, 72
板書	230
反復言語	72
反復行動	17

ひ

ピア・トレーニング	24
ひきこもり	130, 139
ひきこもり地域支援センター	131
非言語的弁別刺激	212
非語彙経路	51, 227
微細神経学的徴候（SNSs）	81
微細脳機能障害（MBD）	29, 46
微細脳損傷症候群	29
尾状核	73, 74
引っ込み思案	91
筆算	62
非定型抗精神病薬	188, 196
ヒプスアリスミア	115
ピボタル・レスポンス	217
ピボタル・レスポンス・トレーニング（PRT）	217
ピモジド	23, 188, 195, 196
病弱・身体虚弱教育	172
表出性言語障害	104
表出性言語遅滞	102
診断	102
標準出現率	120
標準的な治療介入	4
標的遺伝子	197
ひらがな音読検査	58
ひらがなカード	227, 231

ふ

不安	65, 74
不安症	91, 92
不安障害	139
プライマリケア医	4, 183
フェーディング	213
フォニックス	230
賦活化症候群	100
不器用さ	80
複雑運動チック	64, 72
複雑音声チック	64
副作用のモニタリング	192
福祉型障害児入所施設	151
副腎白質ジストロフィー（ALD）	113
不随意運動	66
物理的構造化	204
不登校	128
——の多軸評価	128
ひきこもり	130
プライマリケア	10
ふりがな付きの本	229
プリシジョン・ティーチング（PT）	219
フルフェナジン	195
フルボキサミン	100, 196
不連続試行（DTT）	215, 216
プロバイオティクス	234
プロンプト	213, 218
分離保育	156

へ

ペアレント・トレーニング（PT）	42, 200, 222
プログラム	200, 201
ペアレント・プログラム	149
ペアレント・メンター	149
偏食症	21
弁別刺激	215

ほ

保育所等訪問支援	150
保育所等訪問事業	181
放課後等デイサービス	24, 150
包括的領域別読み能力検査	59
ホームワーク	199, 200, 201
保健・子育て支援	149
母原説	6
保護者の気づき	143
保護者への説明	141
補充代替療法（CAM）	4, 233
本の読み聞かせ	60, 229

ま

マイクロアレイ検査	113
マンド（mand）	212
訓練	213

み

ミトコンドリア機能異常	117
ミトコンドリア病	21
民間療育	225

む

ムコ多糖症Ⅲ型	117
無視	201
むずむず脚症候群	83

め

メチルフェニデート（⇨コンサータ®）	44, 88, 188, 192
メランコリー親和型性格	135
面接アルゴリズム	123

索引

も

モーラ	229
モーリス	215
黙読	60, 229
もじゃもじゃペーター	29
模倣の障害	84

や

夜間の支援	151
薬物療法	
海外のエビデンス	187
標的症状	187
プライマリ医の役割	189
ADHD	191
ASD	186
Tourette 障害	195
夜尿症	21

ゆ

有病率の分子算出	11
指さし	102, 105

よ

拗音の指導	227
陽性的中率	122
要保護児童対策地域協議会	153
抑肝散	23, 197, 235
読み書きスクリーニング検査	59
読み書きの症状チェック表	47
読みの二重経路モデル	51
世論調査	
発達障害の理解促進	146

り

リスペリドン	23, 138, 188, 195, 196
六君子湯	193
療育	178, 224
医学モデルと生活モデル	178
療育手帳	150
療養介護	151
リラックス	98
「リンゴの樹」モデル	178
臨床的直感	141
リンズレイ	219

れ

レイの複雑図形	229
例文づくり	227
連鎖解析	34

ろ

ロヴァス	209, 215
ローマ字学習	230
ロールプレイ	198, 200
ロジャース	217
ロバース法	216

わ

ワーキングメモリ	121
ワークシステム	205
若者支援	150

数字

2段階方式による音読指導法	227
3-メチルグルタコニル CoA ヒドラターゼ欠損症	117
5W＋1H	205
5歳児健康診断	160
21-トリソミー	20
22q11.2 欠失症候群	34

A

AAC（Augmentative and Alternative Communication）	206
ABA（Applied Behavior Analysis）	208, 212
アプローチ	218
教育的ストラテジー	219
資格	210
ティーチング・ストラテジー	215
ABCD1 遺伝子	113
abnormal defect of moral control	29
ABR（auditory brainstem response）	107
academic skills	169, 202
ADC（Adult Developmental Co-ordination Disorders/Dyspraxia Checklist）	86
ADHD（attention deficit hyperactivity disorder）	65, 74, 88, 113, 137
遺伝子研究	34
疫学	32
画像検査	111
家族歴	32, 33
環境調整	42
環境要因	35
検査	39
自然経過	36
診断	26
成人移行	33, 38
専門機関での支援	41
治療と療育	41
治療の経過	43
年齢ごとの臨床像	37
薬物療法	42, 188
類似の症状	39
DSM-5	27
ICD-10	27
ADI-R（Autism Diagnostic Interview-Revised）	22
adrenoleukodystrophy（ALD）	113
aid system	206
Angelman 症候群	20, 112, 115
ANK2 遺伝子	14
aphasia voluntaria	93
ASD（autism spectrum disorder）	6, 65, 137
疫学	11
画像検査	111
家族歴	14
環境的危険因子の研究	13
ゲノム研究	14
検査	20
候補遺伝子	112
自然経過	16
症候性――	14
スクリーニング	21
性差	125
成人移行	16
治療と療育	23
脳波異常	115
有病率報告	12
予後に影響する要因	18
DSM-5 による診断基準	7
M-CHAT	122
PARS-TR	126
Asperger 症候群	6, 125
選択性緘黙	91
ASSR（auditory steady-state response）	108

B

BCaBA	210
資格更新制度・登録	211

BCBA	210, 221	
資格更新制度・登録		211
BCBA-D	210, 221	
behavior therapy		222
benign epilepsy of childhood with centro-temporal spikes(BECCT)		114
BOA(behavioral observation audiometry)		107
body-focused repetitive behavior		65
Bondy		206
brain damage syndrome		29
Bruno Bettelheim	204, 216	

C

CACNA1C 遺伝子	14
CACNA1D 遺伝子	14
CARS(Child Autistic Rating Scale)	22
CBCL(Child Behavior Checklist)	21
CBT(Cognitive Behavioral Therapy)	137, 140, 222
challenging behavior	186
CHARGE 症候群	14
Chess	29
Children's Yale-Brown Obsessive-Compulsive Scale(CY-BOCS)	77
Chomsky	212
CNTNAP2 遺伝子	70, 94
CNV(copy number variation)	14, 20, 34
common disease common variant(CV)仮説	34
communication disorders	91, 104
complementary and alternative therapy(CAM)	4, 233
coordination	80
COR(conditioned orientation response audiometry)	107
CRISPR/Cas9	197
CSWS(continuous spikes and waves during slow wave sleep syndrome)	114

D

DAMP 症候群(dificits in attention, motor control and perception)	83, 88
DBD(Disruptive Behavior Disorder)マーチ	38
DCD(developmental coordination disorders)	80, 203
DSM-5 診断基準	80
DCDQ(Developmental Coordination Disorder Questionnaire 2007)	85
decoding	111
defocused communication	98
de novo single nucleotide variants(SNVs)	14
developmental disabilities	2
developmental language delay(DLD)	103
developmental language disorder(DLD)	104
Direct Instruction(DI)	219
Distortion Product OAE(DPOAE)	108
Down 症候群	15, 108
DP-Gram	109
DSM-Ⅳ	
3 つの下位分類(ADHD)	30
DSM-5	
改訂点	9, 31
ADHD	26
ADHD に関する改訂点	31
ASD	6
DTT(Discrete Trials Training)	215, 216
NET の違い	218
DYX2 locus の遺伝子	55

E

ectopia	50
elective mutism	93
electrical status epilepticus in sleep(ESES)	114
endophenotype	35
Eric Schopler	204
ESDM(The Early Start Denver Model)	217
Exposure and Response Prevention(ERP)	79, 138
expressive language disorder	104

F

Florida Association for Behavior Analysis(FABA)	210
fluoxetine	100
FMR1 遺伝子	14, 112
Frostig 視知覚発達検査	105
functional analysis	210
Functional Behavior Assessment(FBA)	220

G

GFCF(gluten free casein free)	233
Gillberg	83, 84
granularity	229
GWAS(Genome Wide Association Study)	34, 71

H

Habit Reversal Training(HRT)	74, 79
HDC ノックアウトマウス	71
health-related quality of life(HRQOL)	88
hyperkinetic disorder	26

I

ICD-10	
ADHD	26
IDEA(Individuals with Disabilities Education Act)	220
incidental teaching	217
individualized education program(IEP)	220
IQ	18
ITPA(Illinois Test of Psycholinguistic Abilities)	105

K

K-ABC(Kaufman Assessment Battery for Children)	119
Kanner	6
Kanner タイプの自閉症	3, 23
Keller Plan	219
KIDS 乳幼児発達スケール	21
Kolvin	6

L

Landau-Kleffner 症候群	20, 114
LC スケール	105
『Let Me Hear Your Voice』	215
lexical route	51
Leyton Obsessive Inventory-Child Version(LOI-CV)	77
Little DCDQ(Little Developmental Coordination Disorder Questionnaire)	85
Lovaas	23
LST(Life Skills Training)	198, 202, 224

M

M-ABC2（Movement Assessment Battery for Children 2nd edition） 81, 86
Makaton 法 24, 206
MAP2K5 83
McCloskey の数処理および計算メカニズムのモデル 49, 52
M-CHAT（Modified Checklist for Autism in Toddlers） 21, 122
　項目別特徴 123
MCT8 遺伝子異常 116
MeCP2 遺伝子 113
Medical Advisory Board 195
microdysgenesis 50
Milwaukee Study 32
MIM-PM（Multilayer Instruction Model-Progress Monitoring） 232
minimal brain dysfunction（MBD） 29, 46
minor neurological dysfunction（MND） 82
Montreal Study 32
MOQ-T（Motor Observation Questionnaire for Teachers） 85
Moro 反射 107
MRI 20
mTOR 112
Multimodal Treatment Study of ADHD（MTA study） 33

N

NET（Natural Environment Teaching） 217
New York Study 32
NLGN4X 遺伝子 70
non-aid system 206
nonverbal discriminative stimulus 212
NOS（not otherwise specified） 6
NTA（Naturalistic Teaching Approaches） 217

O

OAE（otoacoustic emission） 108
OCD（obsessive-compulsive disorder） 65, 74, 137, 214
optimal outcomes（OOs） 18
OTC（オルニチントランスカルバミラーゼ）欠損症 116

oxytocin receptor 190

P

PANDAS（pediatric autoimmune neuropsychiatric disorders associated with streptococcal infections） 68, 76
　診断基準 68
Parent-Child Interaction Therapy（PCIT） 223
PARS-TR（Parent-interview ASD Rating Scale - Text Revision） 22, 126
Pathways in ASD Study 16
pathway 解析 35
PDD（pervasive developmental disorders） 6
PDD-NOS 9
PECS（Picture Exchange Communication System） 206
　カード 207
periodic limb movements（PLMs） 83
Person-Center 220
physical skills 202
Pivotal Response 217
Positive Behavior Support（PBS） 220
postencephalitic behavior disorder 29
Prader-Willi 症候群 112, 116
pragmatic language impairment 103
Precision Teaching（PT） 219
Premonitory Urge for Tics Scale（PUTS） 77
premonitory urges 73
Project Follow Through 219
PRT（Pivotal Response Training） 217
PSI（Personalized System of Instruction） 219
PT（Parent Training） 42, 200, 224
　プログラム 200, 201
PTEN 遺伝子 14
PVT-R（Picture Vocabulary Test-revised） 105

R

rage attack 74
rapamycin 190
RBT 210
　登録・試験 211
receptive language disorder 104
RELN 遺伝子 14
Rett 症候群 6, 113

RTI（Response to Instruction）モデル 231
Rutter 2

S

Sanfilippo 病 117
SCD（social communication disorders） 104
SCQ（Social Communication Questionnaire） 21
SDQ（Strengths and Difficulties Questionnaire） 21
selective serotonin reuptake inhibitor（SSRI） 100, 138
self-esteem 200, 203
SHANK3 遺伝子 14
Shapiro Tourette Syndrome Severity Scale（STSSS） 76
shyness 94
sight word 230
Skinner 212
SLITRK1 遺伝子 70, 71
SMIRA（the Selective Mutism Information and Research Association） 99
Smith-Magenis 症候群 112
SNAP（the Special Needs and Autism Project）コホート研究 19
SNP（single nucleotide polymorphism） 34
Social Responsiveness Scale（SRS） 9
social skills 169, 202
soft neurological signs（SNSs） 81
specific developmental disorder of motor function（SDDMF） 81
specific developmental disorders of speech and language 104
specific developmental language disorders 103
specific language impairment（SLI） 103
SST（Social Skills Training） 198, 224
　プログラム 199
Standard Celeration Chart 220
Still 29
Strauss 症候群 46
Structure 204
sub-lexical route 51
Swedish Study 32
syndrome of minimal brain damage 29
SYNGAP1 遺伝子 14

T

T式ひらがな音読支援 231
TEACCH(Treatment and Education of Autistic and related Communication handicapped Children) 204
Timothy 症候 14
token economy 220
Tourette 障害 137, 214
　　遺伝子研究 70
　　家族歴 68
　　環境要因 68
　　検査 76
　　自然経過 72
　　診断 64
　　治療と療育 78
　　併発症 65, 74
　　モデル動物 71
　　有病率 68
transparency 229
Trauma Focused Cognitive Behavioral Therapy(TF-CBT) 223
TSC1・2 遺伝子 112
tuberous sclerosis complex(TSC) 112
Turner 症候群 15
　　ディスカリキュリア 52
typical specific language impairment 103

V

VB(Verbal Behavior) 212
Voice Output Communication Device (VOCA) 206

W

West 症候群 20, 115
Williams 症候群 34, 112
Wing 125
　　——の自閉症連続体概念 8
WISC 知能診断検査 119
WPPSI 知能診断検査 119

Y

Yale Global Tic Severity Scale (YGTSS) 76

中山書店の出版物に関する情報は，小社サポートページを御覧ください．
http://www.nakayamashoten.co.jp/bookss/define/support/support.html

データで読み解く 発達障害

2016年5月31日　初版第1刷発行
2020年9月10日　　　第2刷発行 ©　　　　〔検印省略〕

総編集 ── 平岩幹男（ひらいわみきお）

専門編集 ── 岡　明，神尾陽子，小枝達也，金生由紀子

発行者 ── 平田　直

発行所 ── 株式会社 中山書店
　　　　　〒112-0006　東京都文京区小日向4-2-6
　　　　　TEL 03-3813-1100（代表）　振替 00130-5-196565
　　　　　http://www.nakayamashoten.co.jp/

装丁 ── 花本浩一（麒麟三隻館）
印刷・製本 ── 中央印刷株式会社

Published by Nakayama Shoten Co., Ltd.　　　　　Printed in Japan
ISBN 978-4-521-74371-4
落丁・乱丁の場合はお取り替え致します

本書の複製権・上映権・譲渡権・公衆送信権（送信可能化権を含む）
は株式会社中山書店が保有します．

JCOPY 〈(社)出版者著作権管理機構 委託出版物〉
本書の無断複写は著作権法上での例外を除き禁じられています．
複写される場合は，そのつど事前に，(社)出版者著作権管理機構
（電話 03-5244-5088, FAX 03-5244-5089, e-mail：info@jcopy.or.jp）の許諾を
得てください．

本書をスキャン・デジタルデータ化するなどの複製を無許諾で行う行為は，著作権法上での限られた例外（「私的使用のための複製」など）を除き著作権法違反となります．なお，大学・病院・企業などにおいて，内部的に業務上使用する目的で上記の行為を行うことは，私的使用には該当せず違法です．また私的使用のためであっても，代行業者等の第三者に依頼して使用する本人以外の者が上記の行為を行うことは違法です．

**別々に論じられてきた小児と成人を一つにまとめ
発達段階を追って的確な理解と適切な支援を教授**

子ども・大人の 発達障害 診療ハンドブック
年代別にみる症例と発達障害データ集

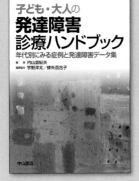

ISBN978-4-521-74568-8

◉編集
内山登紀夫
（大正大学，よこはま発達クリニック）

◉編集協力
宇野洋太
（ハーバード大学マクリーン病院，よこはま発達クリニック）

蜂矢百合子
（よこはま発達クリニック）

発達障害は疾病ではなく特性であり，子どもから大人まで，生涯を通して切れ目なく支援が必要とされる．これまで小児と成人とで別々に論じられてきた発達障害を連続するものとして一つにまとめ，発達段階を追って問題点を浮き彫りにし，的確な理解と適切な支援を教授するプラクティカルな書籍．

B5判／並製／2色刷／328頁／定価（本体7,500円＋税）

Contents

Part 1 総説編

A. 総論
1. 発達障害とは何か
2. 診断・評価の進め方
3. 支援の原則
4. 薬物療法

column："自閉傾向""様子をみましょう""グレーゾーン"が与えるもの

B. 年代別に発達障害を診る
1. 乳幼児期
2. 学童期
3. 思春期
4. 青年期
5. 成人期
6. 中年・老年期

column：親になって

C. 周辺の問題
1. 女性の発達障害
2. 養育者への支援
3. きょうだいへの支援
4. 学校・関係機関との連携
5. 就労の支援
6. 地域生活の支援
7. パートナーとの問題
8. 非行・触法への取り組み
9. 災害時の反応と対応

column：当事者団体の活動―日本発達障害ネットワークの活動を中心に

Part 2 症例編

1. 〔幼児期〕知的能力障害を伴う自閉症児における早期支援
2. 〔幼児期〕自閉症スペクトラム児における家庭への包括的支援
3. 〔学齢期〕知的能力障害を伴う自閉症スペクトラムの例
4. 〔学齢期〕知的発達に遅れのない複数の発達特性をもつ児の対応と学校との連携
5. 〔思春期・青年期〕カタトニアを伴った症例への対応
6. 〔思春期・青年期〕自己理解への支援
7. 〔青年・成人期〕対応困難だったケースが，安定した地域生活につながるまで
8. 〔青年・成人期〕自閉スペクトラム症を基盤としたひきこもりケースへの支援
9. 〔触法への取り組み〕放火事件で起訴された自閉症スペクトラムのある被告人に対する福祉的支援
10. 〔地域での取り組み〕特性理解にたったASD支援―地域連携を目指して

column：障害のある人と社会をつなぐ「トラブル・シューター」

Part 3 発達障害データ集

1. 法制度
2. 福祉制度（学齢期）
3. 福祉制度（成人期）
4. 福祉制度（高齢期：介護保健関係）
5. 成年後見制度
6. 疫学
7. 発達障害の発症機構
8. 発達障害の神経心理学的機構
9. 発達障害の脳画像
10. 発達障害のバイオマーカー
11. 診断・評価ツール

［スクリーニングツール］
a. M-CHAT
b. 質問紙（AQ, SRS）
c. PARS-TR

［診断ツール］
a. ADI-R
b. DISCO
c. ADOS-2
d. CARS2
e. ASDI
f. CAADID

［評価ツール］
a. Vineland-II適応行動尺度
b. PEP-3
c. TTAP
d. ADHD-RS
e. Conners3日本語版
f. CAARS日本語版
g. LDI-R
h. 読字の評価
i. 書字の評価
j. 算数の評価
k. 英語の読み書き障害

column：発達障がいと私―支援者に求めること

中山書店 〒112-0006 東京都文京区小日向4-2-6 TEL 03-3813-1100 FAX 03-3816-1015
https://www.nakayamashoten.jp/